卫生部"十二五"规划教材

全国高等医药教材建设研究会"十二五"规划教材

全国高职高专教材　供五年一贯制护理学专业用

护 理 礼 仪

第2版

主　编　刘桂瑛

副主编　王　燕　孙联伟

编　者（以姓氏笔画为序）

王　力（黑龙江护理高等专科学校）

王　燕（山东省临沂卫生学校）

刘桂瑛（广西医科大学护理学院）

孙联伟（黑龙江护理高等专科学校）

张红梅（大庆医学高等专科学校）

陈　文（安徽省皖西卫生职业学院）

柳　敏（安徽省阜阳卫生学校）

曾萍萍（广西医科大学护理学院）

秘　书　曾萍萍（广西医科大学护理学院）

人民卫生出版社

图书在版编目（CIP）数据

护理礼仪 / 刘桂瑛主编 . —2 版 . —北京：人民卫生出版社，2011.8

ISBN 978-7-117-14596-1

Ⅰ. ①护… Ⅱ. ①刘… Ⅲ. ①护理－礼仪－医学院校－教材 Ⅳ. ①R47

中国版本图书馆 CIP 数据核字（2011）第 128865 号

人卫智网	www.ipmph.com	医学教育、学术、考试、健康，购书智慧智能综合服务平台
人卫官网	www.pmph.com	人卫官方资讯发布平台

本书本印次封底贴有防伪标。请注意识别。

护 理 礼 仪
第 2 版

主　　编：刘桂瑛
出版发行：人民卫生出版社（中继线 010-59780011）
地　　址：北京市朝阳区潘家园南里 19 号
邮　　编：100021
E - mail：pmph @ pmph.com
购书热线：010-59787592　010-59787584　010-65264830
印　　刷：人卫印务（北京）有限公司
经　　销：新华书店
开　　本：787×1092　1/16　　印张：13
字　　数：315 千字
版　　次：2004 年 10 月第 1 版　2022 年 9 月第 2 版第 26 次印刷
标准书号：ISBN 978-7-117-14596-1
定价（含光盘）：34.00 元

打击盗版举报电话：010-59787491　E-mail: WQ @ pmph.com
质量问题联系电话：010-59787234　E-mail: zhiliang @ pmph.com
数字融合服务电话：4001118166　E-mail: zengzhi @ pmph.com

第二轮全国高职高专五年一贯制护理学专业卫生部规划教材

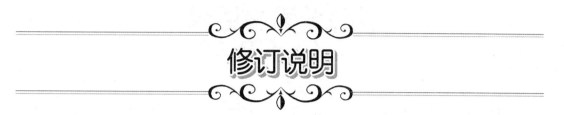

修订说明

第一轮全国高职高专五年一贯制护理学专业卫生部规划教材是由全国护理学教材评审委员会和卫生部教材办公室2004年规划并组织编写的,在我国高职高专五年一贯制护理学专业教育的起步阶段起到了非常积极的作用,很好地促进了该层次护理学专业教育和教材建设的发展和规范化。

全国高等医药教材建设研究会、全国卫生职业教育护理学专业教材评审委员会在对我国高职高专护理学专业教育现状(专业种类、课程设置、教学要求)和第一轮教材使用意见调查的基础上,按照《教育部关于加强高职高专教育人才培养工作的意见》等相关文件的精神,组织了第二轮教材的修订工作。

本轮修订的基本原则为:①体现"三基五性"的教材编写基本原则:基本理论和基本知识以"必须、够用"为度,可适当扩展,强调基本技能的培养。在保证教材思想性和科学性的基础上,特别强调教材的适用性与先进性。同时,教材融传授知识、培养能力、提高素质为一体,重视培养学生的创新能力、获取信息的能力、终身学习的能力,突出教材的启发性。②符合和满足高职高专教育的培养目标和技能要求:本套教材以高职高专护理学专业培养目标为导向,以护士执业技能的培养为根本,力求达到学生通过学习本套教材具有基础理论知识适度、技术应用能力强、知识面较宽、综合素质良好等特点。③注意与本科教育和中等职业教育的区别。④注意体现护理学专业的特色:本套教材的编写体现对"人"的整体护理观,使用护理程序的工作方法,并加强对学生人文素质的培养。⑤注意修订与新编的区别:本轮修订是在上版教材的基础上进行的修改、完善,力求做到去粗存精,更新知识,保证教材的生命力和教学活动的良好延续。⑥注意全套教材的整体优化:本套教材注重不同教材内容的联系与衔接,避免遗漏和不必要的重复。⑦注意在达到整体要求的基础上凸显课程个性:全套教材有明确的整体要求。如每本教材均有实践指导、教学大纲、中英文名词对照索引、参考文献;每章设置学习目标、思考题、知识链接等内容,以帮助读者更好地使用本套教材。在此基础上,强调凸显各教材的特色,如技能型课程突出技能培训,人文课程增加知识拓展,专业课程增加案例导入或分析等。⑧注意包容性:本套教材供全国不同地区、不同层次的学校使用,因此教材的内容选择力求兼顾全国多数使用者的需求。

全套教材共29种,配套教材15种,配套光盘12种,于2011年9月前由人民卫生出版社出版,供全国高职高专五年一贯制护理学专业师生使用,也可供其他学制使用。

第二轮教材目录

序号	教材名称	配套教材	配套光盘	主编	指导评委
1	人体结构学	✓	✓	杨壮来　牟兆新	赵汉英
2	病理学与病理生理学	✓	✓	陈命家	姜渭强
3	生物化学			赵汉芬	黄　刚
4	生理学			潘丽萍	陈命家
5	病原生物与免疫学	✓		许正敏	金中杰
6	护理药理学	✓	✓	徐　红	姚　宏
7	护理学导论	✓	✓	王瑞敏	杨　红
8	基础护理技术	✓	✓	李晓松	刘登蕉
9	健康评估	✓		薛宏伟	李晓松
10	护理伦理学			曹志平	秦敬民
11	护理心理学		✓	蒋继国	李乐之
12	护理管理与科研基础	✓		殷　翠	姜丽萍
13	营养与膳食			林　杰	路喜存
14	人际沟通			王　斌	李　莘
15	护理礼仪		✓	刘桂瑛	程瑞峰
16	内科护理学	✓	✓	马秀芬　张　展	云　琳
17	外科护理学	✓		党世民	熊云新
18	妇产科护理学	✓	✓	程瑞峰	夏海鸥
19	儿科护理学	✓		黄力毅　张玉兰	梅国建
20	社区护理学			周亚林	高三度
21	中医护理学	✓		陈文松	杨　军
22	老年护理学	✓		罗悦性	尚少梅
23	康复护理学			潘　敏	尚少梅
24	精神科护理学		✓	周意丹	李乐之
25	眼耳鼻咽喉口腔科护理学			李　敏	姜丽萍
26	急危重症护理学	✓		谭　进	党世民
27	社会学基础			关振华	路喜存
28	护理美学基础		✓	朱　红	高贤波
29	卫生法律法规			李建光	王　瑾

4

评审委员会名单

尚少梅　北京大学护理学院

王　瑾　天津医学高等专科学校

杨　红　重庆医药高等专科学校

杨　军　江汉大学卫生技术学院

姚　宏　本溪卫生学校

云　琳　河南职工医学院

赵汉英　云南医学高等专科学校

秘　　书：皮雪花　人民卫生出版社

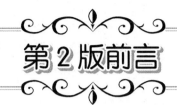

第2版前言

《护理礼仪》是全国高等职业技术教育卫生部规划教材。本书是在对前版教材进行调查和总结的基础上进行重新编写的。这次教材的重新编写，对教材的知识结构和具体内容进行了适当的调整，力求体现护理工作的职业礼仪特点，适当链接一些具有知识性、趣味性的案例，使理论和临床护理之间尽可能进行合理、有机的结合。本次修订还增加了大量真人实景的图片，并配套制作了内容丰富、贴近教学与临床实践的光盘，直观而形象生动，更突出了教材的实用性。教材可供五年一贯制护理专业用，也可作为临床护理工作人员素质教育培训的重要参考书。

《护理礼仪》全书共分为八章，较为全面系统地介绍了护理工作者应当掌握的礼仪常识。第一章绪论部分主要介绍礼仪的发展简史、基本概念及护理礼仪的重要意义等；第二章至第七章为本教材的重点内容，主要对护理职业人员的仪容、举止、服饰、言谈、交往、工作等方面的礼仪要求作了全面、详细的介绍，并进一步强化了实训操作内容，强调实践技能的重要性，注重职业礼仪的实用性和可操作性，使学习者能真正做到学以致用。第八章以介绍多元文化习俗礼仪为主，让学习者能初步了解不同国家、地区的不同礼仪习俗，以适应全球一体化国际发展的趋势，实现跨文化护理的目标。

教材还编写了本门课程的教学大纲，作为教师教学的指导性文件，各校可根据自己的实际情况参照执行。学习和掌握好本书所介绍的职业礼仪规范，对提高护理人员的整体素质，提高服务质量，提高医疗服务的社会效益和经济效益都具有十分重要的意义。

本教材在编写过程中，参考和引用了国内外礼仪方面的大量有关书籍，在此表示深切的谢意。本书的编写还得到人民卫生出版社及各参编单位的大力支持，也在此一并表示衷心的感谢！

本教材是全体参编人员共同努力的结果。由于我们水平有限，难免存有诸多不足之处，衷心希望广大读者提出宝贵意见。

刘桂瑛

2011 年 5 月

目　录

第一章 绪 论

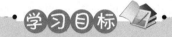

一、知识目标

1. 掌握礼仪的概念、作用及基本原则。

2. 熟悉护理职业礼仪培养的意义。

3. 了解礼仪的起源与发展。

二、技能目标

熟练掌握礼仪基本原则在护理职业工作中的应用。

中华民族是人类文明的发祥地之一,我们的祖先创造了灿烂的人类文明,文化教育历史源远流长。礼仪文化作为中华民族传统文化的一个重要组成部分,对中国社会历史的发展有着广泛而深远的影响,礼仪文化的传承,形成了中华民族固有的道德标准和礼仪规范,素有"礼仪之邦"的美称。礼仪是一个国家社会风气的现实反映,是一个民族精神文明和进步的重要标志。

随着社会的进步,礼仪文化对现代人类生活的影响越来越大。各行各业都把文明礼仪行为的培养,视为行业员工培养的一项基本内容。医疗卫生服务作为一个特殊的服务行业,不仅意识到职业礼仪规范对提高行业服务质量的重要性,更意识到充满人文关怀的礼仪服务对人类健康的重要意义。加强对医务人员,尤其是临床一线与病人接触最多的护理人员的礼仪修养教育,已成为护理人文关怀不可或缺的重要内容。

第一节 礼仪发展简史

一次,孔子问坐在身边的弟子曾子:"过去的圣贤之王都有非常高尚的德行,高深的学问以教化天下人民,所以君臣相安、人民安居乐业,你知道是为什么吗?"曾子听了,立即起身离席,恭敬地行礼答道:"学生愚钝,不知其中的深刻的道理,请老师指教。"

这便是"曾子避席"的故事。曾子知书达理,向老师求教时的礼貌、谦逊态度成为后世传颂的佳话。

一、礼仪的起源

(一) 礼仪起源于习俗

礼仪是由习俗演变而来的。人类相袭成俗的各种惯例,渐渐演变成了后来的礼仪。人类形成群体生活后,经过长期的朝夕共处,个体与个体的交流、群体与群体之间的交往,逐渐形成了一些共同生活的习惯和共同遵守的交往的惯例,这种习惯和惯例的延续就形成了约定俗成的习俗。习俗经长期沿袭自然地被人们自觉遵守,并统一规范形成了后来的礼仪。例如,最初人类是赤身裸体的,为了保暖遮羞而以衣蔽体,继之形成了穿衣的习俗;而后随着社会的进步,对穿衣有了不同的要求,或男女有别,或场合有分,这就逐渐形成了穿衣的礼仪。再如握手的礼节,最初也是原始的人类交往中,为表示不怀敌意,见面时互击右手,以证明自己未持兵器,久之这种互击右手的习惯便演化成了握手礼。其他各种不同形式的礼仪也都如此相袭而成。

(二) 礼仪起源于祭祀

在古代,由于缺乏科学知识,人们对许多自然现象无法做出科学的解释,人们在自然灾害面前束手无策,天地山川、江河湖海的自然灾害,常给脆弱的人类带来灭顶之灾,人们敬畏自然,猜想照耀大地的太阳是神,呼啸吹拂的风也是神,巍峨耸立的山中有山神,滔滔不绝的江河中有河神……认为一切成败得失皆神灵使然,人们敬天畏神,以各种各样的形式向天地神灵祭祀祈祷,祈求神灵赐福保佑,这些祭祀祈祷的种种形式逐步形成了“图腾崇拜”的仪式,这些仪式也就形成了最早的原始礼仪。可见,礼仪又是原始社会宗教的产物。正如《说文解字》所说“礼,履也,所以事神致福也”。

二、礼仪的发展

(一) 礼仪的形成与发展

正如我们前面所描述的,原始社会时期人类就已形成了早期的礼仪。在旧石器时代,生活在几万年前的山顶洞人已经懂得缝衣御寒、蔽体遮羞,用兽骨、贝壳制作成项链,既是祭祀祈福的工具,也是满足审美的需要。据我国考古发现,在新石器时期的仰韶文化时期就已经有了比较明确的礼仪规范,如在祭祀活动中规定长幼有序,长辈坐上席,晚辈坐下席;男女有别,男性坐右侧,女性坐左侧等。

夏、商、西周时期更是我国古代礼仪形成、发展和成熟的阶段。据史料记载,夏朝时期的礼制就已相当成熟并在社会的统治阶层中流行,而到了商代礼仪制度更是渗透到社会的各个阶层,周代时期的礼仪则达到了系统完备的阶段,此时的统治阶级便是以“礼”治国的。西周时代周公主持制定的《周礼》是我国第一部有关礼仪的著作,也是当时治国安邦的典籍。他制礼作乐,将人们的行为举止、心理情操等统一纳入一个尊卑有序的模式之中,它明确地规定了古代礼仪的规范,将“礼”分为吉礼、凶礼、军礼、宾礼、嘉礼等五类,成为当时管理国家、规范社会的重要手段,这些礼仪内容对我国后世的社会道德准则、礼仪规范都产生了深远的影响。

东周时期,王室衰落,诸侯纷起争霸,东周王朝已无力恪守传统礼制。至春秋战国时期,更是出现了“礼坏乐崩”的局面,传统的礼制受到新的挑战,学术界呈现出百家争鸣的现象。以孔子为代表的儒家文化主张“克己复礼”,恢复“礼治”,把“礼”视为治国安邦的根本,认为人们应当用礼的规范来约束自己的行为,主张"非礼勿视、非礼勿听、非礼勿言、非礼勿动",强调"不学礼,无以立"。倡导"仁者爱人",人与人之间要有同情心,要互相关心,彼此尊重等。孟子更继承发扬了孔子的"仁学",主张"以德服人"、"舍生取义",讲究"修身"和培养"浩然正气"等。荀子主张"隆礼"、"重法",提倡礼法并重,指出"礼之于正国家也,如权衡之于轻重也,如绳墨之于曲直也。故人无礼不生,事无礼不成,国无礼不宁。"更进一步指出了礼仪的重要性。

儒家重视礼教,推崇仁、义、礼、智、信的思想,最终发展成中国传统文化的精髓,几千年来一直影响着中国社会的进步和发展,足见"礼"对于国家和社会的重要意义。

(二)不同时期礼仪意义

不同时期的礼仪,有其不同的特点和社会意义。人类社会进入到奴隶社会,礼仪也从原始宗教仪式发展成为一套完整的伦理道德观念。奴隶社会的礼,主体就是政治体制,就是刑典法律。正所谓"礼,国之大柄也"。奴隶主用"礼"来维护自己在政治、经济、文化及社会各个方面的统治。

封建社会阶段,礼制的演变进入了礼仪时期,而且礼仪制度亦具有新的特点,即被打上了严格的等级制度的烙印,其主要作用仍是维护封建社会的等级秩序,为统治阶级的利益服务。西汉初期,叔孙通协助高祖刘邦制定了朝廷礼仪,突出发展了礼仪的仪式和礼节。董仲舒把儒家礼仪概括为"三纲五常"(三纲即君为臣纲,父为子纲,夫为妻纲;五常即仁、义、礼、智、信),他"罢黜百家,独尊儒术"的建议,使儒家礼教成为定制。宋代,礼制更进一步发展进入了"家礼"盛行的阶段,提出了"三从四德"的家庭道德礼仪标准("三从"即"在家从父、出嫁从夫、夫死从子";"四德"即妇德——一切言行都要符合忠、孝、节、义;妇言——说话要小心谨慎;妇容——容貌打扮要整齐美观;妇功——要把侍奉公婆和丈夫作为最重要的事情来做)。各代封建王朝都继承了上述礼制,且不断地深入发展,形成了一套完整的封建礼仪体制。

随着西方列强的入侵,中国沦为半殖民地半封建社会,中国的封建礼仪加上西方资本主义的道德观,形成了礼仪道德的大杂烩。直到清王朝土崩瓦解,孙中山先生组建"中华民国"政府,开始了破旧立新,移风易俗,普及教育的改革,正式拉开了现代礼仪的帷幕,一些传统的违背人性的封建"礼制"逐步退出历史舞台,现代文明的礼仪规范渐渐成为现代社会新的行为规范和道德准则。

改革开放以来,政府更是重视社会主义精神文明的建设,江泽民同志曾指出"弘扬中国古代优良道德传统和革命道德传统,吸取人类一切优秀道德成就,努力创建人类先进的精神文明",并提出了"以德治国"的管理思想,使礼仪道德教育再次成为社会主义精神文明建设不可缺少的重要内容。

现代礼仪通常被人们认为是国家政府机构或社会团体在正式活动中所采取的一种行为规范。各个国家的礼仪礼节,与本国的社会制度、民族的风俗习惯、人民的文化素质以及社会的物质文明和精神文明的程度等是密切相关的,它应当符合特定历史条件下的社会道德规范。随着全球经济一体化的发展,国际交往的日益频繁,我国的礼仪文化更是吸收和接受了世界上一些先进的文明礼仪,国际上通用的礼仪规则和惯例也融入我国的当代礼仪中,成为我国社会主义精神文明、社会主义公共道德中极其重要的组成部分,为我国的经济发展和社会的和谐稳定发挥了积极的作用。

第二节 礼仪概论

传说元朝初期，元世祖忽必烈欲广纳天下贤才，听闻一个叫胡石塘的书生饱读诗书，才华盖世，便诏见胡生。胡生喜出望外，赶忙进京面君。但胡生一向不拘小节，不修边幅，连面君时都忘记整理衣冠，歪戴着帽子就去见皇帝。元世祖见状心里就不高兴，再问胡有什么本事，胡答："修身齐家治国平天下。"元世祖听后冷笑道："你一帽不平，何以平天下！"便把胡生轰出了大殿。而胡生也因"一帽不平"失去了"修身齐家治国平天下"的机会。

一、礼仪的概念

礼仪是在人际交往中约定俗成的行为规范与准则，是对礼貌、礼节、仪表、仪式等具体形式的统称。

礼貌是指在人际交往中通过语言、动作等表现出的谦虚和恭敬。它主要表现出一个人的品质与素养。

礼节是指人们在社交场合表现尊重、友好、祝颂、哀悼等惯用的形式。礼节实际上是礼貌的具体表现，如行礼就是向人表示礼貌的一种具体表现形式。而这种礼貌的表现形式则反映了一个人良好的品质素养。

仪表是指人的外表，如容貌、服饰、姿态等。

仪式是指在一定场合举行的，有专门程序规范的活动，如发奖仪式、开幕仪式、签字仪式等。

护理礼仪，属职业礼仪范畴，是指护理工作者在进行医疗护理和健康服务过程中，形成的被大家公认的和自觉遵守的行为规范和准则。它既是护理工作者修养素质的外在表现，也是护理工作者职业道德的具体表现。

礼仪研究的领域是人类的行为活动，人的行为活动是随着社会经济的发展、意识形态的进步而不断发展变化的，因此礼仪所研究的行为活动也将是变化的、发展的。

二、礼仪的作用

1. 沟通作用 礼仪是人们交际生活中的礼节和仪式。热情的问候、友善的目光、亲切的微笑、文雅的谈吐、得体的举止等礼仪形式的表达，可使人们得以成功的交流与沟通，有利于扩大社会交往，促进事业成功。

2. 协调作用 礼仪是社会活动中的润滑剂，它对营造一个平等、团结、友爱、互助的新型人际关系起着不可忽视的协调作用。礼仪传达的意义是对他人的尊重，尊重可以使对方在心理需要上感到满足、愉悦，进而产生好感和信任。通过完备的礼仪，人们可以联络感情、协调关系，创造人与人之间和谐友善的关系。

3. 维护作用 礼仪是整个社会文明发展程度的标志，从某种意义上说，在维护社会秩序方面，礼仪起着法律所起不到的作用。人们往往能够通过礼仪这种不成文的规则自觉地约束个人的行为，保持人际交往的和谐和社会的稳定。对礼仪原则约定俗成的遵从，保证了人与人之间的相互尊重及家庭的和睦，也维护了社会的稳定。

4. 教育作用 礼仪是一种丰富的文化内涵,是一种高尚、美好的行为方式,能潜移默化地熏陶人们的心灵,影响人们的行为方式,它通过评价、劝阻、示范等形式教育人们纠正不正确的行为习惯,把人们培养成为通情达理的模范公民。同时,遵守礼仪原则的行为,客观上就是一种榜样,无声地影响着周围的人,人们在耳濡目染之中接受教育、净化心灵、陶冶情操、匡正缺点、端正品行。礼仪的教育作用润物无声地影响了人们的品行,促进了社会主义精神文明的建设。

5. 美化作用 礼仪是人类美好生活经验的总结。礼仪讲究和谐,重视内在美和外在美的统一,使美好心灵与美丽仪表、优美举止形成一个有机的整体,使人们注意塑造良好的形象,充分展现美好的风采。当个人重视了自身的美化,大家都能以礼相待时,人际关系会更加和睦,生活将变得更加温馨,这时,美化自身便会发展为美化生活。这也是礼仪所发挥的美化作用。

三、礼仪的基本原则

1. 遵守的原则 在社会交往应酬中,每一位参与者都必须自觉地遵守礼仪规则,以社会认同的礼仪规则去规范自己在交际中的言行举止。任何人,不论身份高低、职务大小,财富多少,都有自觉遵守、应用礼仪的义务,否则就会受到公众的指责,社会交往就难以成功,这就是遵守的原则。

2. 自律的原则 礼仪是一种社会交往中自然形成的公共规则,最重要的是要靠每个人自觉地自我约束、自我控制、自我反省、自我检点来实现,而不是依靠其他的强制力量来实施,这就是礼仪的自律原则。礼仪更强调的是律己,就是要求人们树立公共道德观念,规范行为准则,不断提高自我约束、自我克制的能力,自觉按礼仪规范行事,遵守信约,以礼待人。

3. 敬人的原则 敬人即尊敬他人,就是要求人们在交际活动中,要将对交往对象的重视、恭敬、友好放在第一位,要常存敬重他人之心,用友好的礼仪形式表达对对方的尊重和友善,以实现人际交往的良好沟通。

4. 宽容的原则 宽容的原则就是要求人们在交际活动中运用礼仪时,既要严于律己,更要宽以待人。要多容忍他人,多体谅他人,多理解他人,而不要求全责备,过分苛求。在人际交往中,每个人的思想、品格及认识问题的水平总是有差别的,我们不能用一个标准去要求所有的人,而应宽以待人,这样才能化解生活中的人际冲突。

5. 平等的原则 礼仪交往的核心是尊重,只有平等相交,才能体现出对人的尊重。以礼待人,对任何交往对象都一视同仁,给予同等程度的礼遇,这便是平等的原则。在社会交往中不允许因为交往对象之间在年龄、性别、种族、文化、职业、身份、地位、财富以及与自己的关系亲疏远近等方面的不同,就厚此薄彼,区别对待,给予不平等的待遇。

6. 从俗的原则 由于国情、民族、文化背景的不同,在人际交往中,实际上存在着"十里不同风,百里不同俗"的局面,必要时,应当入乡随俗,与绝大多数人的习惯做法保持一致,这也是对大多数人的一种尊重,这便是从俗的原则。当处于一种"少数"状态时切勿自高自大,唯我独尊,自以为是,指手画脚,随意批评,否定他人的风俗和习惯。

7. 真诚的原则 真诚是人与人相处的基本态度,是一个人外在行为与内在道德的统一,真诚的原则就是要求人们在运用礼仪时,务必以诚待人,表里如一。缺乏真诚、口是心非的人,即使在礼仪方面做得无可指责,最终还是得不到别人的尊重和信任。在社交场合中,并非每个人都能有优美的姿态、潇洒的风度、得体的谈吐,但是只要你真诚待人,让他人感受到你的诚意,也同样能赢得他人的尊重和礼遇。

8. 适度的原则 适度的原则是要求应用礼仪时必须注意做到把握分寸,注意技巧,合乎规范。因为凡事过犹不及,运用礼仪时,假如做得过了头或做得不到位,都不能正确地表达自己的自律、敬人之意。遵循适度原则应当注意感情适度,与人交往时,首先要彬彬有礼而又不低声下气,热情大方但不轻浮、谄媚;其次注意谈吐适度,在与人交谈时,要诚挚友好而不虚伪客套,坦率真诚但不言过其实;再次注意举止适度,在与人相处时要优雅得体而不夸张做作,尊重习俗而不粗俗无礼。

第三节 护理职业礼仪培养的意义

医学模式的转变,使人们对"护理"及护理模式的意义也有了新的认识。1980 年美国护理学会将护理定义为:"护理是诊断和处理人类对现在的或潜在的健康问题的反应"。护理定义的重新界定,也使护理的服务对象从"病人"扩大到"人",服务范围进一步扩大:①由生理服务扩大到心理服务;②由医院内服务扩大到医院外服务;③由医疗服务扩大到预防服务;④由技术服务扩大到社会服务。护士的角色功能也发生了很大的变化:从过去单纯的"疾病照顾者"转变为多功能的"健康促进者"、"疾病照顾者"、"病人权益维护者"、"平等合作者"、"健康教育者"等。护理工作者的个人修养素质成为影响护理质量的重要因素,其言谈举止,一颦一笑都会影响到服务对象的身心健康,因此护理工作者得体的举止,恰当的言谈等良好的礼仪行为已成为护理职业素质的基本要求,这种素质在工作中的具体体现将对服务对象的身心健康起到非医药所能及的效果。

礼仪教育是一种素质的养成教育,学习礼仪实际上就是培养人们养成良好的素质修养。护理工作者学习礼仪,也是培养良好的职业素质修养,是提高护理服务质量,树立良好的职业形象的重要手段。

一、加强职业道德修养

道德修养对一个人的行为有着十分重要的影响,礼仪是社会道德的一种载体,礼仪修养与道德修养是密不可分的。加强礼仪修养的培训可以强化其公共道德品质,而一个人的道德品质又常常从其礼仪修养行为中折射出来。个人的礼仪是受其道德修养水平影响的。优良的道德品质本身就是一种魅力,有德才会礼自到,无德之礼则是一种虚伪的表演,因此修礼必先修德。加强道德品质的培养与强化礼仪修养的培训是相辅相成,互为作用的。

修学护理礼仪也是培养护理职业道德的重要手段。护理工作者高尚的职业道德、良好的礼仪修养对于改善护患关系,塑造良好的职业形象,纠正行业不正之风,实现医疗卫生服务行风的根本好转起着重要的作用。每个护理工作人员都应当严格遵守护理职业道德规范,加强个人的礼仪修养,自觉维护"白衣天使"的崇高声望。

二、提高个人人格魅力

礼仪修养的培养也是个人良好个性的养成教育。个性往往又反映出一个人的涵养,这种涵养的表现也正是个人人格魅力的彰显。加强礼仪修养可以使个人个性进一步自我完善,从而提高个人的人格魅力。个性主要包括个人的气质、性格和能力。

气质是一个人真正魅力之所在。气质的美会在一个人的言谈话语、举手投足、待人接物中表现出来。这种美是自然而然地流露出来的，而不是刻意生硬地模仿。没有良好的气质，礼仪也就无从谈起。因此加强礼仪修养必须从培养良好的气质做起。

健康的性格是完美个性形成的基础，在待人接物时要做到大方得体，礼仪有加，必须有健康的性格。健康的性格应具备开朗、耐心、宽容、沉着、勇敢、顽强、富有幽默感等特征。

能力是交往成功的关键。能力主要包括应变能力、自控能力、表达能力等。在与人交往中发生意想不到的事情时，要做到不失礼，就需要有较强的应变能力。讲究礼仪，有效地调整和控制自己的情绪，能遇变不惊，有礼有节地处理问题也是一种能力的表现。

个性修养需经过长期的努力，是一个逐步熏陶、潜移默化的过程。护理职业的特殊性，要求护理工作者必须修炼出一种爱心、耐心、细心和责任心的完美个性。

三、培养良好的心理品质

护理职业礼仪的实施对护理工作者的心理品质提出了更高的要求。现代礼仪的施行要求人们具有良好的心理素质，保持积极的心态。没有健康积极的心态，就很难在待人接物时表现出主动热情，也不可能做到彬彬有礼、自尊自信。

现代护理学是研究如何诊断和处理人类对存在的或潜在的健康问题反应的一门科学。强调"人的行为反应"，表现在人们对一件事从生理、心理、社会、文化和精神等诸方面的行为反应。如心肌梗死病人的行为反应可以表现为：生理的——疼痛、胸闷、气急；心理的——害怕、恐惧；社会的——亲属、单位的关心；文化的——对疾病知识的认识和理解；精神的——是否被护士和医生重视与尊重。

从这一"人的行为反应"过程可以看出，护理服务的对象在心理上对护理工作者的依赖。要想帮助"病人"在心理上战胜疾病，护理工作者本身没有一种健康的心理素质和良好的心理适应状态，就很难谈得上为病人提供优质礼貌的服务了。护理礼仪的实施要求护理工作者必须培养出良好的心理品质。

四、丰富人文学科知识

注重礼仪还应当努力学习掌握丰富的人文学科知识。在社交活动中，具有较高文化修养的人，往往容易成为受人欢迎的人。广泛涉猎各种文化知识，不断充实自己，既是加强自身修养的需要，也是人际交往的要求。有了丰富的科学文化知识，才能使自己懂礼貌、讲礼节，才能思考问题周到，处理问题妥当，即所谓"知书"才能"达理"。

护理是我们这个社会不能缺少的职业，它是在社会科学、自然科学理论指导下的一门综合性应用科学。随着护理学科的不断发展，整体护理体系的建立，对护士的个人素质及人文、科学知识的掌握等都提出了更高的要求，要求护理工作者必须从人文科学、自然科学等方面全面地学习掌握新的科学文化知识，才能为人类健康提供优质服务。

总之，学习礼仪，不是单纯的动作的表演、姿态的训练及语言的规范化，礼仪必须以良好的素质为基础。慧于中才能秀于外，一个人无论其具有多么优越的先天条件，无论经过多么精心的打扮，或受过再多严格的训练，如果不努力提高自己的内在素质，那么礼仪也只能是一种缺乏内涵的机械模仿。所以加强礼仪修养必须在提高内在素质上多下工夫。

（刘桂瑛）

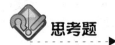 **思考题**

1. 何谓礼仪、礼貌、礼节、仪表、仪式？何谓护理礼仪？
2. 用你身边的事实说明礼仪有哪些作用。
3. 举例说明礼仪应当遵守的基本原则。
4. 护理人员修学礼仪有何意义？
5. 说说不良礼仪行为对服务对象有何影响。

第二章 仪容礼仪规范

学习目标

一、知识目标
1. 掌握表情的种类及作用。
2. 掌握微笑的作用及注意事项。
3. 熟悉头面仪容的礼仪要求。
4. 了解眼神的应用。
二、技能目标
1. 熟练掌握简易化妆法。
2. 熟悉笑容、眼神的应用。

　　仪容一般指人的外貌或容貌。在仪表礼仪中,注意仪容礼仪至关重要。仪容礼仪的首要要求是仪容美,它有3层含义:①自然美:指仪容的先天条件好,天生丽质;②修饰美:指依照规范与个人条件,对仪容进行必要的修饰,扬长避短,设计塑造出美好的个人形象,在人际交往中使自己显得有备而来,自尊自爱;③内在美:指通过不断的学习,提高个人的文化艺术素养和思想道德水准,培养高雅的气质与美好的心灵。仪容的内在美是人的最高境界。

　　在人际交往中,每个人的仪表都会引起交往对象的特别关注。护士的工作仪容有特殊的职业要求,其仪容仪表同样受到交往对象的关注,对对方的身心感受产生直接影响。

第一节 头面仪容

　　头面仪容指由面容、发式构成的外观容貌。无论从事什么职业,在人际交往活动的任何仪表礼仪中,头面仪容都是个人仪容的焦点。

头发的新陈代谢

　　人的头发有12~15万根,多者达20万根,每天长0.30~0.35毫米,头发的生长期为4~5年。每天要掉20~30根,多者可达50~100根,但又不断长出新的头发,大约每5年头发就要更换一次。头发对我们头面仪容的装饰起着至关重要的作用,所以古人有将头发戏称为"烦恼丝"。我们每天的修饰也是从"头"开始的。

一、头　发

现代社会,发型在一定程度上可表现出一个人的道德修养、审美情趣、气质魅力、精神状态、知识结构及行为规范。发型修饰,是指在头发保养、护理的基础上,选择并修剪一个适合自己的发型。修饰头发时应注意以下几方面的问题。

(一) 发型的选择

1. 发型与脸型　每个人的脸型不可能都长得非常标准,但是可以借助于发型的修饰来弥补脸型的缺陷。通常脸型可分为八类:椭圆脸、圆脸、方脸、长脸、三角脸、逆三角脸、菱形脸、大型脸。常见的有四种:

(1)椭圆脸:一般认为,椭圆脸是东方女性最理想的脸型,这是因为亚洲人的五官轮廓不是那么突出,只有椭圆脸圆润的曲线才能将五官的清丽、柔美最完美地体现出来。这种脸型长、短发型都适合,在修饰发型时可有较多的发式选择。

(2)圆脸:圆型脸应注意表现脸型的轮廓。①应将头顶部的头发梳高,避免前发遮住额头,这样会使脸部显得长些;②利用头发遮住两颊,可使脸颊宽度减少;③采用中分法比较合适,可分散圆脸的直觉,使脸型看上去显得更协调。

(3)长脸:长脸型的女性可选择蓬松、柔软的发型。①将前发剪成"刘海"遮住额头,使脸部显得丰满些;②两侧的头发要蓬松,以缩短脸的长度;③采用侧分法比较合适,可减少直长的印象。

(4)方脸:方型脸在选择发型时应注意掩盖突出的棱角,使脸部看上去协调些,以增加柔和感。①可让头发披在两颊,以掩饰棱角;②采用侧分法比较合适。

2. 发型与发质　人的发质不一,适合的发型也不同。一个高水平的美发师,能正确辨认顾客的发质,并根据发质修饰出完美的发型。

(1)直而黑的头发:这种发质宜梳直发,显得朴素、清纯。如果做卷发,先用油性烫发剂将头发稍微烫一下,使头发略带波浪而显得蓬松。发型设计尽量避免复杂的花样,以较简单而又能体现华丽、高贵的发型为好。

(2)柔软的头发:这种发质比较容易整理,不论做哪一种发型,都非常方便。由于柔软的头发比较服帖,因此俏丽的短发比较适合,能充分表现出个性美。

(3)自然的卷发:这种头发只要利用其自然卷曲,就能梳出各种漂亮的发型。留短发时卷曲度不明显,留长发才会显出自然卷曲的美。

(4)粗硬的头发:这种发质要想做出比较理想的发型不太容易。处理这类发质前最好用油质烫发剂烫一下,使头发不那么坚硬,发型设计应尽量简单,以中短发型为好。

(5)稀少的头发:这种头发缺少弹性,但比较伏贴,适合留长发、梳成发髻或做成轻柔、娇媚的发型。一般情况下,这种头发缺少质量感,可适当配上一部分假发加以修饰。

3. 发型与颈部　头部与颈部相连,发型的选择一定要与颈部相协调,否则会影响仪容的整体美。

(1)颈项粗短者:颈项粗短者不宜选择低发型和长发型,这样颈部会显得更短,应该选择高而短的发型。

(2)颈项细长者:颈项细长者不宜选择高而短的发型,可以选择发长至肩部,两侧头发向外舒展的发型。

4. 发型与体型　发型是体型的组成部分,选择的好坏对体型有着直接的影响。不同的体型应该选择与之相适合的发型。

(1)体型瘦高者:身材高瘦容易给人细长、单薄、头部小的感觉。要弥补这些不足,发型要求生动饱满,避免将头发梳的紧贴头皮、盘高发髻或将头发削剪得太短。长发、卷曲的波浪式发型对高瘦型身材有一定的协调作用。

(2)体型高大者:身材高大能给人一种力量美,但对女性来说,则缺少苗条、纤细的美感。为适当减弱这种高大感,选择发型以简洁、明快、线条流畅为原则。

(3)体型矮小者:身材矮小者给人一种小巧玲珑的感觉,不适合留长发或蓬松的发型。发型选择应以秀气、精致为主,选择精巧别致的短发型,或将头发盘高,使身材有拔高感。

(4)体型矮胖者:矮胖的人显得健康,要利用这一点造成一种有生气的健康美。发型整体应有向上的趋势,亮出颈部以增加一定身高。运动式短发型较为合适。头发应避免过于蓬松,不宜留长波浪、长直发等发型。

5. 发型与职业 发型能反映出一个人的文化修养、社会地位和精神状况。因此在选择发型的诸多因素中,职业也是选择发型的重要因素。

(1)学生:青少年学生及青年运动员性格开朗活泼,适合较轻松活泼的发型,发型一般不宜过分复杂,应尽可能使发型线条简洁、流畅、粗放,使其富于青春的活力。

(2)职业女性:职业女性梳理清秀、典雅的发型,能体现稳重、干练、成熟的特征,使人产生信任感。

(3)公关小姐:应梳理新颖、大方、秀美的发型。发型的优美、明快、生动能使人产生亲切感。

6. 发型与年龄 年龄是选择发型不可忽视的因素之一。

(1)少年发型:少年发型以自然美为主,不宜烫发、染发等。

(2)青年人发型:青年人发型可多种多样,一般应根据自己的喜好和职业而定。

(3)中年人发型:中老年人宜选择整洁、简单、大方、文雅的发型。

(4)年长者发型:年长者不宜梳长发,避免给人一种幼稚的感觉。老年女性最适合的发型是花型大而简单的短发,这种发型显得利索、精神,给人以思维敏捷、头脑清晰,很有韵味的感觉。如果留长发,应将发髻盘低,这种发型给人以高贵、典雅而又温婉可亲的印象。

7. 发型与服饰 发型与服饰相协调,能给人整体美的感觉。即使衣服、鞋袜、化妆都很得体,如果发型不协调,也会破坏整体美。如果留的是长发,可以随服饰的变化而变化。

(1)与西装相适应:无论直发还是烫发都要梳理得端庄、大方,不要过于蓬松。

(2)与礼服相适应:着礼服时,可将头发挽成低发髻,显得端庄、高雅。

(3)与运动装相适应:着运动装时,可将头发束起,给人以活泼、潇洒的感觉。

(4)与皮制服装相适应:可选择披肩发、盘发、梳辫子等,这样能使你倍添风采。

(5)与连衣裙相适应:可选择披肩发或束发。

(6)与棉麻服装相适应:可将头发梳理成一根发辫或双辫,并适当加一些头饰,这样使乡间的质朴与都市的现代感完美地结合起来。

(7)与丝绸服装相适应:可将头发盘起,用同色的或能与服装色彩协调的丝巾将头发包裹住,会显得有些异国情调且富有神秘色彩。

总之,长发可以变化的发型很多,只要肯动脑筋,就会与服饰配合得相得益彰。

(二) 护发

健康、秀美的头发要靠平时的保养和护理。健康头发的主要标志是:有自然的光泽;柔顺、易于梳理、不分叉、不打结;轻抚时有润滑的感觉;梳理时无静电;有弹性和韧性、不易折断和脱落。如何保护好头发应从以下几个方面入手。

1. 梳发 梳发是护理头发不可缺少的措施之一。经常梳理头发既可以理顺头发,还可以刺激头部神经末梢,通过大脑皮层,调节头部的神经功能,促进血液循环和皮脂分泌,增进头发的生长。

正确的梳头方法:头顶和后面的头发从前发际开始由前向后梳理;两边的头发向左右两边梳。梳头时要从发根慢慢梳理至发梢,防止用力拉扯,使头发拉断脱落。梳子要保持清洁,防止其传染疾病。

2. 按摩 按摩是保养头发的一个重要的方法。按摩头皮能刺激毛细血管与毛囊,有助于调节头皮油脂的分泌,并对油性和干性皮肤有治疗作用。没有健康的头皮,就不可能有健康的头发,要增进头皮的健康,就要经常用手指按摩头皮。

按摩的方法:手呈弓形,手指分开,手掌离开头皮,指腹放在头上,均匀用力下按,做环状揉动,每个部位揉动数次后换另一部位,顺序是:沿着发际线由前额向头顶,再由头顶到脑后,然后再由两鬓向头顶按摩。按摩时用力需均匀,要使头皮在手指的揉动下自然地活动。若按摩得法,头皮会发热且有紧缩的感觉。如果是油性头发,按摩时用力要轻,防止过度刺激头皮,使油脂分泌增多。如果是干性头发,按摩时可以使用发乳、发油等护发品,使头发光亮润泽。

3. 洗发 头发的洁净对护发是十分重要的。洗发应根据自身发质确定洗发周期和选择洗发护发用品。

洗发的方法:①水温不可过高,以 40℃ 为宜;②洗发前先将头发梳通理顺再将头发打湿,然后取适量的洗发剂于手心,加少量水揉搓至起泡后,才涂于头上,用手指轻揉全部头发,尤其是发根部分,要仔细揉洗;③用清水冲洗至无泡沫,无滑腻感后,施以护发剂,按揉数分钟再将其冲洗干净,如需再次清洗则重复以上步骤;④用干毛巾擦干,或自然风吹干,尽量不用吹风机吹干,以减少对头发的损伤。

4. 养护 头发是有生命的,经不起强烈的刺激。因此要保持健康的头发,在日常生活中就要注意养护,使头发免受不良刺激,保持其健康秀美。如果头发受到烈日和某些化学药物的刺激,或患某种疾病,头发会出现干燥、分叉、干枯、变色、脱落等现象。

(1)健康饮食:头发所需的主要营养成分,多来源于绿色蔬菜、薯类、豆类和海藻类等,因此多食用有益增加头发营养的食品,少食或不食不利于头发生长的食品。例如糕点、碳酸饮料、冰激凌等。

(2)选择洗发护发用品:洗发护发用品的选择应根据个人的发质确定。

(3)防止阳光暴晒:夏季外出最好戴夏凉帽或打遮阳伞。

(4)游泳后要立即清洗头发:不论是海水中的矿物质还是游泳池水中的氯气,都会对头发造成损伤,因此游泳后要立即清洗头发。

(5)延长烫发、染发周期:烫发、染发用的药水,都会对头发造成伤害,烫发间隔至少 3 个月以上,染发次数越少越好。

（三）美发

在日常生活中，为了维护自身的形象，很多人采用适当的方法来进行头发的美化。常用的美发方法有染发、烫发、做发、假发和发饰。不论选择哪种美发方法，一定要考虑自己的年龄、性别、职业、发质等特点，真正体现出职业人士健康秀美、端庄高雅的形象。

二、面　　容

修饰面容，首先应做到面部清洁，即勤于洗脸，使之干净清爽，无汗渍，无油污，无泪痕，无其他任何不洁之物。

（一）眼部

眼睛，是人际交往中被他人注视最多的地方，因而是修饰面容时首当其冲之处。修饰眼部时要注意以下几点：①保持眼睛清洁，及时清除眼睛内的分泌物；②眼睛患有传染病时，应自觉回避社交场合，以免失礼于人；③修饰眉毛，若感到自己的眉形刻板或不雅观，可进行必要的修饰，使之适合自己的面容，但不可剃去；④正确配戴眼镜，戴眼镜不仅要美观、舒适、方便、安全，而且还应经常对其进行揩拭和清洗。在工作场合或社交场合，如非眼疾等特殊原因，按惯例不能戴太阳镜，以免有拒人千里之外的感觉。

（二）耳部

耳朵也是面容修饰中容易引人注意的部位，同时耳朵又容易藏污纳垢，修饰时要注意以下几点：①保持卫生，在洗澡、洗头、洗脸时，不要忘记清洗耳朵，必要时，还要清除耳垢；②修饰耳毛，有些人耳毛长得较快，甚至会长出耳朵之外，应注意及时修剪，勿使招摇于外。

（三）鼻部

鼻子位于面部正中，对整个面容起着重要的作用，在修饰鼻子时需注意两点：①注意鼻腔清洁，不要让异物堵塞鼻孔，不要随处吸鼻子、擤鼻涕、在他人面前掏挖鼻孔；②及时修剪鼻毛，不要使其长出鼻孔，也不要当众剪拔。

（四）口部

口和眼、鼻一样是首先映入他人视线的面部器官，保持口腔清洁无异味是讲究礼仪的先决条件，因此口部修饰不容忽视。①定时刷牙，做到"3个3"，即每天刷牙3次，每次刷牙3分钟，饭后3分钟刷牙，以保持口腔清洁。②保护牙齿，经常用漱口液、牙线、洗牙等方式保护牙齿，养成良好的卫生习惯，但注意在清洁牙齿时千万不可当众进行。③注意饮食，在上班或应酬之前忌食气味刺鼻的东西，如烟、酒、葱、蒜、韭菜、腐乳等，以免口中残留异味，妨碍他人。④去除异味，口腔有异味时，与人交往要保持一定距离。注意闭口呼吸，可以用口香糖或口腔清新剂减少口腔异味。必要时应查明原因，及时治疗。⑤避免异响，在公众场合，人体发出的特殊声响，如咳嗽、哈欠、喷嚏、吐痰、清嗓、吸鼻、呃逆等都是不雅之声，统称为异响，在正式场合和礼仪应酬中是不应该出现的。⑥修饰口部，唇间长有胡须，是男子的生理特点，男士若无特殊宗教信仰和民族习惯，最好不要蓄须，而应把每天剃去胡须作为自己的一个生活习惯，不让胡茬抛头露面。女士在干燥季节可用一点唇膏，在社交场合使用浅颜色适宜的口红会显得精神而自信。

（五）颈部

颈部与头部相连，是面容的自然延伸，修饰时，首先要防止颈部皮肤过早老化而与面容产生较大反差;其次应保持颈部的清洁卫生。

三、化 妆

化妆是生活中的一门艺术,它是利用化妆品,按照一定技巧和方法对自己或他人进行修饰,使容貌变得更加靓丽的一种饰法。在人际交往中,修饰仪容体现了一个人自尊、自爱和对他人、对社会的尊重。女性适度的化妆,不仅可以保护皮肤的功能,衬托容貌的秀美,还能体现品位的高雅,增添生活的色彩。

(一) 化妆的原则

1. 掩瑕扬瑜 化妆意在使人变得更加美丽,因此在化妆时要注意修饰得当,避短藏拙,不要自行其是,任意发挥,寻求新奇。

2. 真实自然 化妆既要求美化、生动、具有生命力,更要求真实、自然、天衣无缝。化妆的最高境界是:"妆呈有却无"。

3. 适度得体 化妆是一门艺术,成功与否取决于个人的审美观和修饰技巧。化妆应根据不同的时间、地点、场合决定容妆的形式。

4. 整体协调 高水平的化妆强调其整体效果。所以在化妆时,应努力使妆面与身份、服饰、场合相协调,以体现出自己慧眼独具,品位不俗的气质。

(二) 化妆的方法

1. 物品准备 化妆品(爽肤水、护肤液或面霜、粉底、眼线笔、眼影膏或眼影粉、眉笔、唇线笔、口红或唇膏、胭脂)、化妆工具(化妆棉、眼影刷、面巾纸)。

2. 束发 为了不使散落的头发影响化妆,应先将头发向后梳拢。

3. 修眉 修眉是利用修眉工具顺着眉毛生长方向,将多余眉毛修除,使眉的线条清晰、整齐、流畅,为画眉打下基础。

4. 洁面护肤 用温水洗净脸部及颈部并擦干,用化妆棉蘸爽肤水,轻轻拍打脸部及颈部,再轻抹一层护肤液或面霜。

5. 上粉底 粉底可以遮盖瑕疵、调和肤色、改善面部皮肤质地,使面部皮肤显得健康、光洁和细腻。通常选用与自己肤色接近的粉底霜(液)或粉饼,用点、按、压、揉的手法,均匀的涂在面部和颈部。

6. 固定粉底(定妆) 用透明的蜜粉或同色的蜜粉固定粉底,减少粉底的油光感,防止妆面脱落、走形。

7. 画眼线 眼线应画的紧贴眼睫毛,画上眼线时,应从内眼角向外眼角方向画;而下眼线应从外眼角向内眼角画,并在距内眼角约 1/3 处收笔,内眼角不画,重点晕染眼尾。这样会使双眼显得大而充满活力。

8. 涂眼影 涂眼影意在强化面部立体感。用眼影棒或眼影刷蘸眼影色,沿着睫毛边缘,于眼尾向眼内角方向 1/4 处涂抹,注意靠近外眼角要涂得浓些,到眉端要逐渐涂得淡些。显现出眼影的层次感。

9. 描眉 一个人眉毛的浓淡与形状,对其容貌起着重要的烘托作用。眉毛化妆的关键是要选好眉头、眉峰和眉梢。一般描眉要做到两头淡、中间浓,最后用眉刷轻刷双眉,使眉毛显得自然。

10. 画唇线、涂口红 "眼取其神、唇取其色"。唇是面部最灵活的部分,具有表现个性魅力和风采的突出特征。可根据个人的五官比例,用唇线笔勾画出理想的唇形轮廓,然后涂口红。上唇应从两侧向中间涂,而下唇则从中间向两侧涂,涂完口红后,用纸巾吸去多余的口红,并检查牙齿上有无口红痕迹。

11. 上腮红　晕染腮红应根据个人脸型来确定,胭脂颜色应与眼影、口红颜色同一色系,以体现妆面的和谐之美。擦腮红的部位以颧骨为中心,长脸要横着擦,圆脸竖着擦,以使腮红向脸原有面色自然过度。

12. 检查修补　化好妆后,要看左右面部妆容是否对称、过度是否自然、整体与局部是否协调,从而使化妆效果更加完美。

(三) 化妆的禁忌

1. 当众化妆　化妆应在专用的化妆间进行,任何情况下都不要在公共场合当众化妆,特别是有异性在场,以免引起误会。

2. 离奇出众　化妆应根据个人年龄、职业、长相等情况进行,切不可有意脱离自己的角色定位,追求怪异、神秘、出格的妆容。

3. 浓妆艳抹　有人将自己的妆化得过浓、过重、香气四溢。这种"过量"的化妆,是对他人的妨碍。

4. 妆面残缺　若妆面出现残缺,应及时避人补妆,若置之不理,会让人觉得低俗、懒惰。

5. 评论他人化妆　化妆是个人的事情,所以对他人化妆不要评论或非议。

6. 借用他人化妆品　借用他人化妆品不仅不卫生,也不礼貌,故应避免。

第二节　表情仪容

表情是人的仪态的重要构成部分,是人的思想感情和内在情绪的外露。美国心理学家艾伯特·梅拉比安把人的感情表达效果总结了一个公式:感情的表达＝言语(7％)＋声音(38％)＋表情(55％)。可见表情在人与人沟通时占有相当重要的分量。表情是一种无声的语言,而且是一种世界性的"语言",它超越了地域文化的界限,几乎可以在世界上任何地区,任何人群中通用。因此了解这种"无声语言"的意义,无疑会对人类的沟通起到有声语言所不能及的作用。

构成表情的主要因素是眼神和笑容。

一、眼　神

眼睛是心灵的窗户,人们内心深处的所有语言、感情、态度和情绪,都能通过这个窗口自然地流露出来。它有着深刻、微妙、奇异、富有表现力的内涵。眼神又称目光,是对眼睛活动的一种统称。人们在日常生活中借助于眼神所传递的信息,称为眼语。

眼神——心灵的语言

眼睛语言的表现力是极强的,是其他举止无法比拟的。一双炯炯有神的眼睛,给人以感情充沛、生机勃发的感觉;目光呆滞麻木,则使人产生疲惫厌倦的印象。我国乒坛名将邓亚萍,在比赛时总是目光犀利,气势逼人。当时解说员是这样形容她的眼睛:"她的眼睛透露出一种杀气,对手往往还没有交手就被她的眼睛震慑住了!"

（一）眼语的构成

眼语的构成一般涉及时间、角度、部位、方式、变化五个方面。其中，时间是交往双方相互注视的时间长短；角度是目光发出的方向；部位是在人际交往中目光所及之处；方式是在社交场合注视他人的方式；变化是在人际交往中，注视对方时眼皮的开合、瞳孔的变化、眼球的转动、视线的交流等。

（二）眼神的交流

1. 时间　注视对方时间的长短，往往代表了对对方的态度，在交往中十分重要。

（1）表示友好：若要对对方表示友好，则注视对方的时间应占全部相处时间的三分之一左右。

（2）表示重视：若要对对方表示关注，比如听报告、请教问题时，则注视对方的时间占全部相处时间的三分之二左右。

（3）表示轻视：若注视对方的时间不到相处全部时间的三分之一，往往意味着对其瞧不起，或没有兴趣。

（4）表示敌意或兴趣：若注视对方的时间超过全部相处时间的三分之二以上，往往表示可能对对方抱有敌意，或是为了寻衅滋事。此种现象还有另一种情况，即对对方发生了兴趣。

2. 角度　在注视他人时，目光的角度，是事关与交往对象亲疏远近的一大问题。

（1）平视：即视线呈水平状态，也叫正视。一般适用于在普通场合与身份、地位平等的人进行交往。

（2）仰视：即主动居于低处，抬头向上注视他人，表示尊重、敬畏之意，适用于晚辈对尊长之时。

（3）俯视：即低头向下注视他人，一般用于身居高处之时。它可对晚辈表示宽容、怜爱，也可对他人表示轻蔑、歧视。

3. 部位　眼光注视对方身体的什么部位，常常也反映出与对方关系的密切程度或是对对方的态度。在一般情况下，当与他人相处时，不宜注视其头顶、大腿、脚部与手部，或是"目中无人"。对异性而言，通常不应注视其肩部以下，尤其是不应注视其胸部、裆部、腿部。允许注视的常规部位有：

（1）双眼：注视对方双眼，表示自己聚精会神，一心一意，重视对方，但时间不宜过久，这种注视方式也叫关注型注视。

（2）额头：注视对方额头，表示严肃、认真、公事公办。这种注视方式叫做公务型注视，适用于极为正规的公务活动。

（3）眼部至唇部：注视这一区域，是社交场合面对交往对象时所用的常规方法，这种注视方式叫社交型注视。

（4）眼部至胸部：注视这一区域，表示亲近、友善，多用于关系密切的男女之间，这种注视方式叫近亲密型注视。

（5）眼部到裆部：它适用于注视相距较远的熟人，亦表示亲近、友善，但不适用于关系普通的异性，这种注视方式称远亲密型注视。

（6）任意部位：对他人身上的某一部位随意一瞥视。可表示注意，也可表示敌意，这种方式叫做随意型注视，多用于在公共场合注视陌生人，这种注视方式也叫做瞥视。但护士在工作中常常需要对病人身体的某些部位特别注视，如进行注射、导尿等操作准备和操作时必须特别加以关注,这属工作要求,不受礼仪常规的约束。

4. 变化　在人际交往中,目光、视线、眼神都是时刻变化的,这些变化往往反映出交往双方的内心情绪的变化。

(1)眼皮的开合:人的内心情绪变化,会使其眼睛周围的肌肉进行运动,从而使其眼皮的开合也产生改变,例如,瞪眼、眯眼、闭眼等。瞪大双眼,表示愤怒、惊愕;睁圆双眼,则表示疑惑、不满。眼皮眨动一般每分钟5~8次,若过快表示活跃、思索,过慢则表示轻蔑、厌恶。有时眨眼还可表示调皮或不解。

(2)瞳孔的变化:瞳孔的变化往往也不由自主地反映着人们的内心世界。平时它变化不多,若突然变大,发出光芒,目光炯炯有神时,表示惊奇、喜悦、感兴趣。若突然缩小,双目黯然无光,即无所谓。双目无神时,表示伤感、厌恶、毫无兴趣。

(3)眼球的转动:若眼球反复转动,表示在动心思。若其悄然挤动,则表示向人暗示。

(三)眼神交流的禁忌

1. 目光飘浮不定　眼神不集中,东张西望,表现疲惫,心不在焉,"目中无人",很容易让人怀疑你的可信程度。

2. 目不转睛　即长时间地凝视某人的某一部位。它表示出神或挑衅,故不宜多用。

3. 视而不见　护士巡视病房时,如对病人求助的眼神、痛苦的呻吟、焦虑的面容不予理睬,会让病人感觉你是一个极不负责任的护士。

4. 闭视　即与人交流时闭眼的姿势,这是很不礼貌的。它表示不重视、厌烦、拒绝等。如人们常说的"不放在眼里"。

5. 睨视　又叫瞥视,即斜着眼睛注视。它多表示怀疑、轻视或鄙夷。一般应忌用。

总之,眼神是内心情感的自然流露。我们不仅要善于控制自己的情感,正确的使用眼神,还应学会看懂别人的眼神,从对方眼神的真实态度中,调整自己的交往方式。

二、笑　　容

笑容是指人们含笑的面容,亦指人在含笑时的眼神。它通常表现为脸上露出喜悦的表情,有时还伴以口中所发出欢喜的声音。在日常生活中,笑的种类很多,有含笑、微笑、轻笑、浅笑、大笑等。其中微笑是最自然、最大方、最令人愉悦、最具磁性魅力、最为真诚友善的笑,也是最受欢迎的笑。

(一)微笑的作用

微笑是人际交往中的一种轻松剂和润滑剂。微笑,可以消除彼此间的陌生感,打破交际障碍,为更好地沟通与交往创造有利氛围。微笑可以表现出温馨、亲切的表情,能有效地缩短沟通双方的距离,给对方留下美好的心理感受。微笑是自信的象征,是礼貌的表示,是心理健康的标志。微笑无需成本,却能创造价值。生活中,营业员的微笑可以让顾客买得放心、用得安心;空姐的微笑可以带给旅客舒适的空中旅行;宾馆服务员的微笑可以让顾客产生宾至如归的感觉;医生的微笑可以消除病人的紧张和恐惧等。只有心底平和,心情愉快,心理正常,善待人生,乐观面世的人,才会有真诚的微笑。只有不卑不亢、充满自信心的人,才会在人际交往中为他人所真正接受。

(二)微笑的注意事项

1. 发自内心　只有发自内心的微笑,才能感染对方,才能发挥情绪沟通的桥梁作用,才能体现一个人淳朴、坦然、宽容和对人的真诚。

2. 表现和谐　微笑是人的眉、眼、鼻、口、齿以及面部肌肉和声音相互协调的行动。因此在笑的时候，要使各个部位运动到位和谐，不顾此失彼。同时，微笑应与仪表、谈吐、举止相辅相成。否则会十分勉强、做作，甚至失真。

3. 注意环境　微笑要符合场合与环境，因不合适宜的微笑可能会引起误解。当医生面带微笑的告诉病人家属一个不幸的消息时，会引起其反感，让人感觉极不负责任，没有同情心甚至是幸灾乐祸。

（三）微笑的练习方法

面露喜悦之色，注意眉部、唇部、牙部、声音彼此之间的动作配合。具体做法大致分为四点：①额部肌肉收缩，使眉位提高，眉毛略为弯曲成弯月形；②两侧面颊上的肌肉收缩，并稍为向上拉伸，使面部肌肤看上去出现笑意；③唇部肌肉进行配合，唇形稍为弯曲，嘴角稍稍上提，双唇关闭，不露牙齿；④自觉地控制发声系统，不发出笑声。

第三节　护理人员工作仪容礼仪

护士的仪容会给病人留下较深的第一印象。护士整洁简约、形象端庄、修饰规范的仪容会赢得良好的首次效应，在以后的工作中会得到病人更多的尊重、支持与配合；护士亲切自然、面带微笑的表情，会为病人创造温馨安全、真诚友善的氛围；护士善解人意、从容镇静的目光会使病人在病痛中获得重塑健康的信心；护士充满信心、热情乐观的神情能使病人获得良好的精神慰藉，唤起他们对美好生活的向往和热爱。因此护士必须具有现代护理职业要求的仪容和礼仪。

一、护士仪容礼仪的基本原则

护士作为有知识的职业女性，在个人的仪容修饰方面要能体现出与职业身份相一致的修养，而不应标新立异的打扮成惊世骇俗的时髦人士，在个人仪容修饰方面应当遵循以下基本原则：

（一）适度性

适度性原则要求护士无论在生活和工作中都要求把握仪容修饰的分寸，做到自然适度，即掌握适当的修饰程度，选择适当的修饰用品，学会适宜的修饰技巧。

（二）协调性

协调性原则要求护士在仪容修饰时要使自己的化妆、表情等个人修饰要与自身整体及外在环境相协调一致。自身整体包括个人的全身服饰、年龄、身份、职业、道德、性格等，外在环境包括时间、地点、场合、季节等。

（三）表现性

协调性原则要求护士在仪容修饰时要使自己的仪容修饰既要规范得体，又能表现出自己的个性，在适度、协调的原则下经过修饰塑造出能表现自己个性特征的美好形象。

二、头面修饰

头面仪容是个体仪容的焦点，护士在修饰头面部仪容时，要遵照整洁简约、得体大方的基本原则。

（一）头发

1. 男护士 前发不附额，侧发不掩耳、后发不及领，不剃光头，不留大鬓角。

2. 女护士 工作场合发型要求庄重典雅，不过分时尚。短发长度以前发齐眉且不过眉、后发不过肩、两侧齐耳垂为好。偏爱披肩发者，工作时应将头发暂时盘成发髻。

不论是男性，还是女性，护理职业工作者不应过分追求时髦、前卫，只要清洁卫生、发型适合自己就是最好的选择。

（二）面容

面容整洁是不可缺少的礼貌，它显示出一个人的自尊自爱，也包含了对他人的尊重。作为职业女性的护士，提倡淡妆上岗。目的是体现自然柔和、得体大方的职业风貌，展示护士对工作的认真和爱岗敬业的精神。护士妆是介于生活妆与职业妆的一种综合化妆艺术，既要善于掩盖上岗前面色的不佳与精神不振，又不偏离生活现实且能够体现护士美好的职业形象。

三、身 体 修 饰

头面仪容固然是修饰的重点，身体修饰也不可忽视，它同样是礼仪活动中的重要组成部分，许多礼仪形式都是通过身体各部位的协调一致来完成的，可以说身体是礼仪的载体。因此我们有必要"规范"身体各部位的仪容。

（一）手臂

手臂是人体最灵活的器官，也是人际交往中使用最多的一部分，护士在工作中用手的机会很多，对手臂的修饰有更加严格的要求。

1. 手 手是手臂的中心部位，也是我们生活、工作的关键部分，修饰时应注意以下几点：①洗涤与保养，在日常生活中，手是接触人和其他物体最多的地方，出于清洁、卫生、健康的考虑，手更应当勤于洗涤和保护。工作岗位上的护士，在进入和离开病房前、接触清洁物品前及处理污染物品后、无菌操作前后以及接触伤口前后都应进行规范的洗手及护手。此外，护士在工作中应避免用双手触摸自己的头面。例如，揉眼睛、抠鼻孔、剔牙齿、挠头发等。②修剪好指甲，护士不允许留长指甲，因为长指甲不但不符合护理工作者的身份，而且还容易藏污纳垢，给人不卫生的印象。指甲一定要经常修剪，其长度通常不应长过手指指尖，而且在修剪手指甲时，应同时清洁指甲沟附近的皮肤。指甲不要过于修饰，特别是将指甲涂成浓艳的色彩，与身份、年龄都不协调。当你伸出指甲涂色的手为病人操作时，会使病人感到不适，以及产生不信任感。此外，任何公众场合修剪指甲或用牙齿啃咬指甲，都是不文明、不礼貌的举止。

2. 肩臂 在正式的政务、商务、学术、外交活动中，按礼仪规范要求肩部以下的手臂都是不应暴露的，而护士在工作时则更应规范地穿护士服上岗，不宜穿着无袖装工作，这是修饰手臂最重要的一点。

3. 腋毛 腋毛属于"个人隐私"，被外人所见是不应该的。女士特别要注意这一点。非正式场合，若打算穿着暴露腋窝的服装，可以先脱去或剃去腋毛，这是对他人也是对自己的尊重。

（二）腿部

工作岗位上的护士，不仅你的态度、你的容貌、你的操作被服务对象所注意，腿部在近距离之内也常为他人所重视，在修饰仪容时不可偏废。修饰腿部重点应当注意以下两个部位：

1. 脚部　①严禁裸露:护士上岗应鞋袜整齐,否则既不美观又不卫生,还有可能被人误会。在欧美国家,光脚穿鞋,即被视为"性感"的表现。另外,一些有可能使脚部过于暴露的鞋子,如拖鞋、凉鞋、镂空鞋,也不能登大雅之堂。②保持清洁:护士上岗应穿规定的护士鞋,并且要定期清洁保养,使其干净、舒适、方便、美观。应保持脚部的卫生,袜子要勤换洗,如有可能,应随身带上备用袜子。不要穿残破有异味的袜子,不要在他人面前脱下鞋子,更不要脱下袜子搔抓脚部。这类不良习惯,均有损个人形象。

2. 腿部　在正式场合,男士着装不应暴露腿部,即不宜穿短裤;女士可以穿长裤、裙子,但不得穿短裤,或是过于暴露的超短裙,裙长应超过膝部。护士在工作中,着裙装时切忌让裙摆暴露于工作服之外,应配肉色或浅色长筒袜。无论是长袜还是短袜,袜口不宜露在裙摆或裤脚之外。

四、表 情 表 露

表情是一种无声的体态语言,人的喜、怒、哀、惧、爱、恶、欲七情,都可以通过表情表露。脸部表情,主要通过目、眉、口、鼻四部分来表达。目是人体传递信息最有效的器官,眉是目的伙伴,眉目可以联合传情;口型变化也可以表达情意;鼻亦能参加情意表达。通常,这四者不是分别表情达意,而是协同行动,共同表演。

(一) 表情的种类

表情在世界上几乎可以通用。任何人际交往都离不开各种各样的表情,没有表情的语言就等于没有了感情,没有了灵魂。人的表情表露是千变万化的,日常常见的情绪表现有严肃、宁静、悲哀、愤怒、恐怖等,常见不同情绪的面容表情模式见表2-1。

表 2-1　不同情绪的面容表情

快乐	眼睛睁大,嘴张开,唇角向后,眉毛上扬
严肃	眼睛平视,眉毛拉平,注视额头,嘴抿紧或向下拉
宁静	眼睛平视或视角向下,微笑,眉毛拉平,嘴唇闭拢
悲哀	眼睛部分或全部闭拢,两眉紧靠,嘴角张开扭曲
愤怒	眼睛睁大,眉毛倒竖,嘴角向两侧拉开,牙齿咬合
恐怖	眼睛睁大,眉毛向上,鼻翼扩张,嘴张开

(二) 表情的作用

1. 表情是心理活动的寒暑表　在社会交往中,心理活动的平缓或激烈,通过表情可以得到较准确的反映。例如,不同的笑容反映不同的心理活动。

2. 表情是情绪变化的透视镜　人的情绪变化,通过表情可以得到较精确的反映,有什么样的情绪变化就会产生什么样的面部表情。例如,当感到吃惊时,往往口张大,眼瞪圆,眉挑高等。

3. 表情是有声语言的补充语　表情可以辅助甚至代替有声语言反映其心理状态。例如,在抢救心跳骤停的病人时,没有过多的时间进行交流,常常通过快速交换目光或点头示意等表情动作进行沟通,以使抢救工作配合默契。

4. 表情是优雅气质的指示器　表情是修养的外露,它往往以最直接、最充分的特点,把一个人的知识、涵养、教养等显示出来。在交往中要塑造自己热情有礼、优雅得体的形象，就必须善于控制自己的情绪。

（三）表情礼仪的要求

护士对病人的面容表情，是以职业道德情感为基础的。在临床工作中，护理人员要理解表情、把握表情，并能够在不同的场合控制自己的情感。作为护理人员，不仅要善于从病人的面部表情来收集信息，解读病人心理活动的深刻内涵，还要意识到自己面部表情的重要性，注意控制那些容易引起误解或影响医患关系的面部表情。如皱眉、斜眼、撇嘴等。因为病人非常注意观察医务人员的表情，并将它与自己的病情或需要联系起来。例如病人问："我得了什么病？""我的病能治好吗？"这时即使医护人员最轻微的面部表情变化，也会给病人带来很大的心理变化。因此护士积极乐观的面部表情，自然而然地引导病人带着轻松的心情进入治疗佳境；严肃抑郁的面部表情会让病人情绪低落、萎靡不振。当病人入院时，护士亲切的微笑会带给病人温馨安全的感觉；当护士带着真诚的微笑，轻巧而敏捷地来往于病人床旁，对病人的精神安慰可能胜过良药；当病人悲伤时，护士关切理解的表情，会带给其莫大的安慰；当病人病情危急时，护士从容镇静的表情，能增强病人安全感和唤起其恢复健康的信心。人们把护士称为"白衣天使"，是健康的"使者"，因此护士的表情流露应和蔼可亲、乐观向上。

第四节　仪容礼仪实训

一、表情仪容的训练

面部表情是仅次于语言的一种交际手段。在临床工作中，作为护士一定要学会正确的运用表情。在千变万化的表情中，眼神和微笑的运用是至关重要的。

（一）眼神

眼神是面部表情的第一要素。一双眼睛能传递出喜、怒、哀、乐不同的情感。在人类的五种感觉器官眼、耳、鼻、舌、身的信息量中，眼睛占到70%。护士在工作中，要善于用眼睛表达理解和爱心，同时也要学会用心观察对方的眼神，从对方目光的真实态度中调整自己的交流方式，以求得好的沟通效果。

1. 训练目的

(1)通过练习，掌握眼神交流的时间、角度、部位。

(2)能熟练地运用目光表达自己的情感、意愿。

(3)学会观察、解读他人的眼神，以便更好地满足其需求。

2. 训练准备

(1)环境准备：业余时间可以在教室或寝室练习。实训课应模拟病房环境，清洁、安静、明亮、宽敞。

(2)物品准备：肌内注射所需物品以及测量体温、脉搏、呼吸、血压所需物品。

(3)学生准备：为病人操作时应着护士服，仪表端庄，衣帽整洁。

3. 训练方法

(1)课余时间练习：①每天用5～10分钟的时间，对着镜子静坐，戴上口罩欣赏自己的眼睛，让镜中的眼睛与你的眼睛交流；②与同桌相互对视、沟通、交流，试着用眼神表达自己的喜、怒、哀、乐,可相互点评。

(2)实训课以小组为单位进行情景练习:如护士为病人测量体温、脉搏、呼吸、血压时的沟通与眼神交流;为病人做肌内注射时的沟通与眼神交流等。

(3)每位同学写出训练体会。

4. 效果评价

(1)学习态度:是否以认真的态度对待训练。

(2)技能掌握:是否将理论与实践有机结合。

(3)职业情感:在情景练习过程中是否严肃认真、是否关心、体贴病人。

(4)团队精神:练习过程中是否积极参与、团结互助、相互指导、共同协作。

(二) 微笑

微笑是美妙的社交语言,能创造出交流与沟通的良好氛围,表现着人际关系中友善、诚信、谦恭、和蔼、融洽等最美好的感情因素。微笑服务不仅是礼貌,也是一种劳动方式,是护士以真诚态度取信于病人的重要方式。一个微笑、一份关怀很简单,但需要我们每天重复去做。护士更应该懂得施爱和微笑,更应该懂得微笑在病人身上所产生的神奇效果。微笑是可以训练养成的。

1. 训练目的 通过练习,寻找自己最自然、最美好的笑容,久而久之,定格在脸上,让其变成自己习惯性的微笑。

2. 训练准备

(1)环境准备:业余时间可以在教室或寝室练习。实训课应模拟病区环境,清洁、安静、明亮、宽敞。

(2)学生准备:为病人操作时应着护士服,仪表端庄,衣帽整洁。

3. 训练方法

(1)课余时间练习:①练习微笑基本方法:每天用5～10分钟的时间,放一首自己喜欢的欢快、跳跃、节奏明快的乐曲,静坐椅子上,集中精力,沉浸于欢快的乐曲中,放松面部肌肉,然后让微笑的嘴角微微向上翘起,让嘴巴成为弧型,发"一"音,发自内心的微笑自然流露。②练习眼中含笑法:取厚纸一张,遮住眼睛下边部位,对着镜子,心里想着那些最让人高兴的事情,使笑肌抬升收缩,鼓起双颊,嘴角两端做微笑的口型。这时你的双眼就会呈现出十分自然的表情。然后再放松肌肉,眼睛恢复原样,但目光仍旧脉脉含笑,这时就是眼中含笑。

(2)实训课以小组为单位进行情景练习:护士面带微笑的向新入院病人介绍病区情况等。请同学点评。

(3)每位同学写出训练体会。

4. 效果评价

(1)学习态度:是否以认真的态度对待训练。

(2)技能掌握:是否将理论与实践有机结合。

(3)职业情感:在情景练习过程中是否严肃认真,是否关心、体贴病人。

(4)团队精神:练习过程中是否积极参与、团结互助、相互指导、共同协作。

二、基本化妆技巧

护士作为职业女性,不可能每天有足够的时间去从容地装扮自己,但追求自然清雅的淡妆效果、掌握简易化妆法是很有必要的。

（一）训练目的

1. 熟练掌握快速工作妆化妆步骤、方法和技巧。

2. 能结合自身特点，恰当的为自己设计工作妆。

（二）训练准备

1. 环境准备 配套有化妆镜、暖光源的化妆实训室。

2. 物品准备 ①化妆品：爽肤水、护肤液或面霜、粉底、眼线笔、眼影膏或粉、眉笔、唇线笔、口红或唇膏、胭脂；②化妆工具：化妆棉、眼影刷、面巾纸。

（三）训练方法

1. 操作示范 教师演示化妆步骤或播放录像。

（1）洁面护肤：用温水洗净脸部及颈部并擦干，用化妆棉蘸爽肤水，轻轻拍打脸部及颈部，再轻抹一层护肤液或面霜。

（2）上粉底：选用与自己肤色接近的粉底霜（液）或粉饼，用点、按、压、揉的手法，均匀的涂在面部和颈部。

（3）固定粉底（定妆）：用透明的蜜粉或同色的蜜粉固定粉底，减少粉底的油光感，防止妆面脱落、走形。

（4）画眼线：眼线应画得紧贴眼睫毛，画上眼线时，应从内眼角向外眼角方向画；而下眼线应从外眼角向内眼角画，并在距内眼角约 1/3 处收笔，内眼角不画，重点晕染眼尾。

（5）涂眼影：护士化工作妆最好选用浅咖啡色眼影，用眼影棒或眼影刷蘸眼影色，沿着睫毛边缘，于眼尾向眼内角方向 1/4 处涂抹，注意靠近外眼角可涂得稍浓些。

（6）描眉：眉毛化妆的关键是要选好眉头、眉峰和眉梢。一般描眉要做到两头淡、中间浓，最后用眉刷轻刷双眉，使眉毛显得自然。

（7）画唇线、涂口红：可根据个人的五官比例，用唇线笔勾画出理想的唇形轮廓，然后涂口红。护士工作妆的口红以浅色、鲜艳度低的颜色为佳，以显示出护士健康红晕的气色即可。上唇应从两侧向中间涂口红，而下唇则从中间向两侧涂，涂完口红后，用纸巾吸去多余的口红，并检查牙齿上有无口红痕迹。

（8）上腮红：晕染腮红应根据个人脸型来确定，胭脂颜色应与眼影、口红颜色同一色系，以体现妆面的和谐之美。擦腮红的部位以颧骨为中心，长脸要横着擦，圆脸竖着擦，腮红向脸原有肤色自然过渡。

（9）检查修补：化完妆后，要看左右面部妆容是否对称、过渡是否自然、整体与局部是否协调，对不完善之处要进行修补，从而使化妆效果更加完美。

2. 同学练习 根据教师示范，同学按照化妆步骤自己化妆。

（四）效果评价

1. 学习态度 是否以认真的态度对待训练。

2. 技能掌握 是否将理论与实践有机结合，独立完成整个过程。

3. 职业情感 是否理解护士淡妆上岗的意义。

4. 团队精神 练习过程中是否积极参与、团结互助、相互指导、共同协作。

5. 班级推荐 评选出全班十佳"化妆师"。

（王　燕）

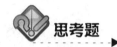 **思考题**

1. 如何正确运用不同目光面对喜、怒、哀、乐的病人？
2. 在临床护理工作中如何正确运用微笑？以微笑为例,试述笑容应如何训练？
3. 根据自身条件设计在护理岗位上的仪容仪表方案。

第三章　举止礼仪规范

·学习目标·

一、知识目标

1. 掌握站立、坐、行、行礼的举止礼仪规范。

2. 熟悉其他日常行为举止的礼仪规范。

3. 了解一般常用手姿的含义。

二、技能目标

熟练掌握护理人员举止礼仪规范。

举止是指人们在活动或交往过程中所表现出的各种姿态,也称为仪态。举止是一种无声的语言,能与语言一样表达人类的思想感情变化及对外界的反应,并且更富有真实性和可靠性。语言学家因此将举止称为体态语言。

一个人的举止直接反映出人的内在素养。在人际交往中,尤其是正式场合,举止的规范到位与否,影响着他人对自己的印象和评价。要希望得到别人良好的评价,就应当举止规范,做到"坐有坐姿,站有站相",举止要文明、优雅、敬人。

护理行业是最能发挥女性的力与美的职业,训练有素的举止,得体的护士风度,能显示出护士良好的素质和职业特点,并给人们留下温和、善良、仁爱的"白衣天使"形象。护士良好举止的培养和训练,成为护理人员礼仪修养不可或缺的重要内容。

第一节　基本仪态举止

一、手　　姿

手姿又叫手势,是人的两只手及手臂所做的动作,其中双手的动作是手姿的核心。手是人体最灵活自如的一个部位,手姿也是体语中最丰富、最有表现力的举止。我们把手姿所表达的语言含义称为打手势语。在人际关系中,恰当地运用手势语,有助于思想感情的表达,并能强化沟通效果。

一般情况下我们将手势语分成四种类型。第一类,叫形象手势,是用以模拟物状的手势;第二类,叫象征手势,是用以表示抽象意念的手势;第三类,叫情意手势,是用以传递情感的手势。第四类,叫指示手势,是用以指示具体对象的手势。

(一) 常用的手姿

1. 垂放 是最基本的手姿。主要有两种方式:一是双手自然下垂,掌心向内,叠放或相握于腹前;二是双手自然下垂,掌心向内,女士拇指自然往里收,男士虎口微张,分别贴放于大腿两侧。垂放的手姿主要用于站立之时,表达一种自然、平静的状态。

2. 背手 背手的方法是双臂伸到身后,双手相握,同时昂首挺胸。多见于站立、行走时,常常表达的是一种自信的心态,既可显示权威,又可镇定自己。

3. 持物 用手持物是手在生活中最为常用的功能,正确恰当的持物姿势,不但能发挥其实用的价值,而且也同样能表现个人良好的修养。得体的持物姿势应该稳妥、到位、自然、卫生。

稳妥是指手持物品时,可根据其重量、形状以及易碎与否,采取不同的手势,可以使用双手,也可以使用单手,最重要的是要确保物品的安全,轻拿轻放,防止物品损坏伤人、伤己。如持拿玻璃制品时就应当特别注意稳妥。

到位是指有些物品,在需要手持时,应当将手置于一定位置,既是为了正确发挥作用,也是美观大方,这就是持物到位的含义。

自然是指手持物品时,根据实际需要,酌情以拿、捏、提、握、抓、扛、夹等不同的姿势,一定要避免在持物时手势夸张做作,失之于自然美。

卫生是指用手持物时还要注意保持物品或手的清洁卫生。尤其是医护人员的双手经常要进行无菌操作,这就要求我们除了要保证双手的干净外,还要注意不要违反无菌操作的原则。

4. 指示 是用以引导来宾、指示方向的手姿。即以右手或左手抬至一定高度,五指并拢,掌心向上,以肘部为轴,朝向目标伸出手臂。在以手指示时掌心的朝向非常重要,掌心向上时表示诚恳、谦逊,而掌心朝下则有命令、强迫之意。

5. 鼓掌 是用以表示欢迎、祝贺、支持的一种手势,多用于会议、演出、比赛或迎候嘉宾。鼓掌的方法是以右手掌心向下,有节奏地拍击掌心向上的左掌,必要时,还应起身站立。但表示反对、拒绝、讽刺、驱赶之意的"鼓倒掌"则是一种无礼、不敬的行为,是不允许的。

6. 夸奖 这种手姿主要用以表扬他人。常用的方法是伸出右手,翘起拇指,指尖向上,指腹面向被称道者。在用这种手势向人表示夸奖时还应注意面部要带着赞许的表情,以示由衷之情。而将右手拇指竖起来反向指向其他人,或是自指鼻尖的做法都是自大或藐视他人的行为,是应避免的。

(二) 禁忌手姿

1. 易于误解的手姿 常见的情况有两种:一是个人习惯,但不通用,难被他人理解的手姿;二是因为文化背景不同,被赋予了不同含义的手姿。比如,伸起右臂,右手掌心向前,拇指与食指合成圆圈,其余手指伸直这一手姿,在英美表示"OK",在日本表示钱,在拉美则表示下流,不同文化背景下交流时就容易产生误会,必须"审时度势"来使用。

2. 不卫生的手姿 一些个人情不自禁的不良习惯动作,如在他人面前搔头皮、掏耳朵、挖眼屎、抠鼻孔、剔牙齿、抓痒痒、摸脚丫等手姿,既不卫生,也非常不礼貌,在公共场合都属于禁忌的手姿。

3. 不稳重、失敬于人的手姿 双手乱动、乱摸、乱扶、乱放,或是折衣角、咬指甲、抬胳膊、抱大腿、拢脑袋等手姿,均属于不稳重的手姿,在他人面前,尤其是正式场合,面对尊者和长者时,更是应当禁止。

掌心向下挥动手臂,勾动食指或除拇指外的其他四指招呼别人,用手指指点他人等都是失敬于人的手姿,均应禁止。

(三) 常见手势语

1. 握手 握手,几乎全球都以握手为欢迎对方的方式,成为人们在日常生活中经常采用的礼节(如图 3-1)。握手不仅用于见面致意和告辞道别,在不同场合还可以表示支持、信任、鼓励、祝贺、安慰、道谢等多种意思,是沟通心灵、交流感情的一种行之有效的方式。不同的国家、地区行握手礼时有所差异,如北美人在见面握手时要紧紧地有力握一下,但中东人和许多东方人在握手时,往往轻轻握一下,那是因为在他们的文化里,紧紧握手意味着挑衅。

> **握手礼的起源**
>
> 据说握手的礼仪起源于西方半野蛮半文明时期,敌对的双方放下手中的武器,为了证实自己的友好,伸出手掌让对方摸摸手心,这种表示友好的习惯沿袭下来,演变为现在的握手礼。

2. 挥手 挥手的含义主要是向人打招呼或是告别,但由于地区和习惯的差异,虽然表达的是同样的意义,但挥手的方式方法也有不同,如北美人不论是在向人打招呼还是告别,或者只是要引起相距较远的人的注意,他们都是举臂,张开手,来回摆动(如图 3-2),而在欧洲大多数地方,这个动作表示"不"。欧洲人在打招呼时,习惯于举臂,手在腕部上下挥动,好像篮球运动员运球的动作(如图 3-3)。意大利人可能用完全不同的手势,他们举手,仅手指向内勾动(如图 3-4)。

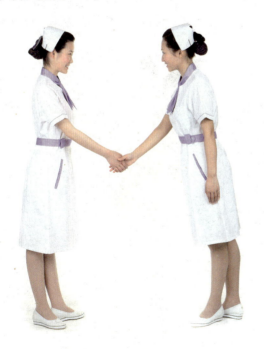

图 3-1 握手

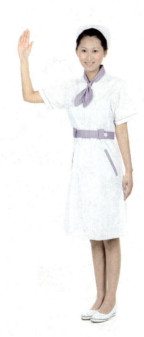

图 3-2 美式挥手

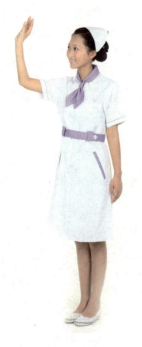

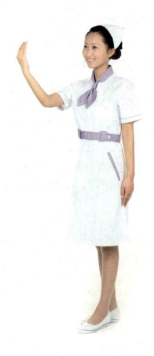

图 3-3 欧式挥手   图 3-4 意大利式挥手

3. 招唤 在美国要招唤别人以引起对方的注意时,最普通的手势是举手(并竖起食指)到头部的高度,或者更高一些(如图 3-5),还有一种招唤人的手势,那是伸出食指(手掌朝着自己的脸),将该指向内屈伸(如图 3-6)。美式屈伸食指这个手势,在澳大利亚和印度尼西亚等地,只用来招唤动物而不用于人,如用来招唤人则是一种很不礼貌的手势。在欧洲各地,

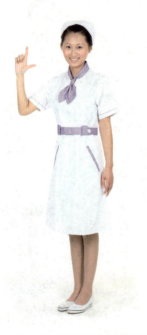

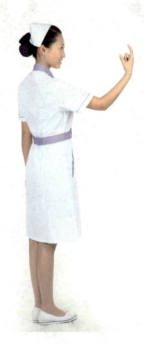

图 3-5 美国最普通的招唤手势   图 3-6 美式招唤手势

要表示"到这儿来"的手势是举臂,手掌向下,然后将手指作搔痒状(如图3-7)。

4. "V"字形手势　食指和中指分开成"V"字形,并且保持手掌向外,代表"胜利"或者"和平"的意思(如图3-8)。尤其是第二次世界大战时丘吉尔首相打着"V"字形手势的照片在报纸上一经登出,更使得这个手势风靡全球。但做这个手势必须保持手掌向外的正确方式,如果手掌向内朝向自己,则是嘲弄、侮辱的意思(如图3-9)。今天我们看到许多人都打"V"形手势来表示"胜利"或"和平",并且手掌向内向外都有,这是欠妥的。

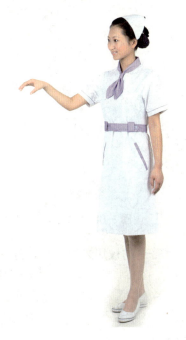

图3-7　在欧洲和拉美国家中常用招唤手势

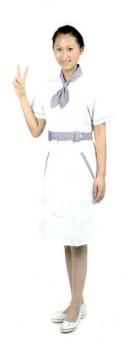

图3-8　正确的 V 字形手势

反向的"V"字形手势

　　在英国,如果你伸出食指和中指形成"V"字形,手掌和手指向着自己的脸,这就是侮辱人了。这个手势约起源于500年前,那时英国弓箭手的杀伤力非常大,英法开战时法国人俘虏了英国的弓箭手都会砍掉他用来拉弓的食指和中指。传说,在某些战役中,英国的神箭手们把法国人打得落花流水,法国的残兵败将列队离开战场时,英国人无情地嘲笑法国人并将食指和中指伸得笔直,手掌向内,表明自己的手指完好无损,以此来嘲弄法国败兵,于是这个手掌朝向自己的"V"型手势在英国就被赋予了嘲弄、侮辱之意。

5. "OK"手势　这一手势在不同的国家和地区有着不同的含义,要注意区别应用。北美人经常热情地炫示这个手势:拇指和食指构成环形,其他三指伸直,表示赞扬和允许等意思。然而,在法国南部,希腊,撒丁岛等地,其意恰好相反,这个手势表示"劣等品","零"或"毫无价值"。在希腊等地,这一手势还表示一句无声而恶毒的骂人话。在日本,它的意思是"钱",好像是在构成一枚硬币的样子。在巴西、俄罗斯和德国,这象征人体上非常隐蔽的孔。因此在有些国家,切记不要打这个"OK"手势(如图3-10)。

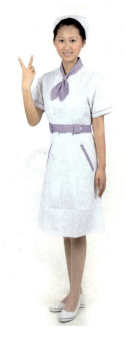
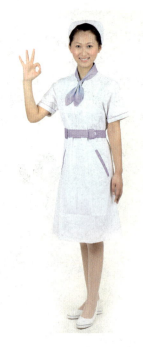

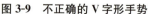

图 3-9　不正确的 V 字形手势　　　　　　　　　　图 3-10　OK 手势

6. 竖大拇指　竖大拇指,这个手势在许多国家非常普遍的被用来表示无声地支持和赞同:"干得好!"或者"棒极了!"以及其他多种赞扬的语意。在某些地区,这个手势却具有完全不同的意义。在澳大利亚,如果大拇指上下摆动,这等于在侮辱人,北美人还用竖起大拇指表示要求搭便车。但在尼日利亚等地,这个手势却被认为非常粗鲁。在日本和德国,竖起大拇指用来计数,在日本表示"5",在德国则表示"1"(如图 3-11)。

7. 其他手势　用手呈杯状作饮水动作,这是表达"我渴了";两手合掌,把头倚在一侧手背上,紧闭双眼,做入睡状,表示"我很疲倦";用手拍拍胃部,表示"我吃饱了";用手在胃部划圈表示"我饿了";两手相搓即可以表示"我很冷"、"很好"、"这里很安逸舒适",也可以表达迫切期望、精神振奋、跃跃欲试。

二、站　姿

　　站姿,又叫立姿,站相,指的是人在站立时所呈现的姿态,是人的最基本姿势,良好的站姿是优雅举止的基础。人们常说"站要有站相",并以"亭亭玉立"形容女子的站姿美,"立如松"形容男子站姿美,正确的站姿能给人以庄重大方,精力充沛,蓬勃向上的印象,是个人良好举止的基本要求。

(一)基本站姿

1. 基本站姿的要求　站姿的基本要求是:头正肩平,挺胸收腹,身正腿直,一丝不苟,符合规范。在正式场合即使感到很累,也一刻不能松懈(如图 3-12)。由于性别差异,男女基本站姿的要求不尽相同,对男士的要求是稳健,对女士的要求则是优美。

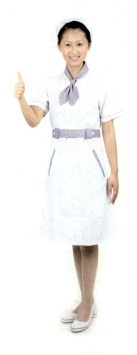
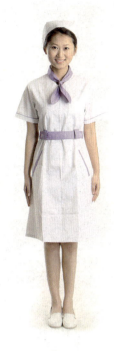

图 3-11 竖大拇指 　　　　　　　　　图 3-12 基本站姿

2. 男士站姿　男士在站立时，一般应两腿平行，双脚微分开，与肩同宽，原则上间距不超过一脚之宽。全身正直，头部抬起，双眼平视，双肩稍向后展并放松。双臂的放置可以有三种方式，一是自然下垂伸直，双手贴放于大腿两侧；二是双臂自然下垂，将右手握住左手腕部上方自然贴于腹部；三是双手相握背在身后贴于臀部。

3. 女士站姿　女士在站立时，应当目视前方、收颌，挺胸收腹，双手自然下垂，叠放或相握于腹部，双脚与双腿并拢。

无论男女，如果站立过久，可以双脚轮流后退一步，身体的重心轮流落在一只脚上，但上身仍须挺直。脚不可伸得太远，双腿不可叉开过大，变换不可过于频繁，膝部不可出现弯曲。

4. 站姿的练习　开始练习站姿时可背贴墙壁站好，尽量将后脑、肩、臀、小腿及足跟与墙壁紧密接触，并按站姿要求保持一段时间，体会正确站姿时身体各部位的感觉。练习中若上述部位无法接触墙面，则说明你的站立姿势尚不正确，还需加强训练。练习平衡感，可以身高相近者两人一组，背靠背紧密相贴，按上述站立要求进行站立训练。强化训练时还可在各点夹上纸板，在头顶放置一本书，练习平衡感与挺拔感。在基本站姿训练到位后，可练习其他各种站姿，达到站姿的稳定和优雅自如。

（二）不同站姿方法

在隆重、热烈或庄严的场合下除采用基本站姿外，也可变换采用其他大方庄重的姿势。

1. 正脚位小八字步　这种站姿的方法是在基本站姿的基础上，双脚呈"V"字形，两脚尖张开的距离约为一拳，脚后跟和膝部靠紧，脚尖向前，男士手位可选用基本站姿手位，女士手位以右手握住左手，右手食指微微翘起，垂放在腹前脐下 1 寸[如图 3-13（1）]或脐上 1 寸处[如图 3-13（2）]，站立时要保持身体挺直，收腹提臀，肩膀要平，下颌内收。

2. 侧脚位丁字步　在正脚位小八字步基础上移动右脚（或左脚）跟至另一脚内侧凹部，两脚互相垂直呈"丁"字步，肩位可相应改为二位或八位肩，身体各部位要求同正脚位小八字

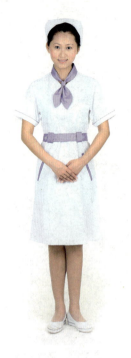
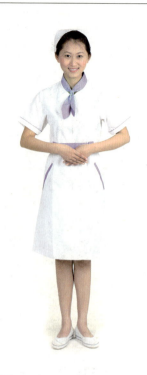

图 3-13(1) 正脚位小八字步   图 3-13(2) 正脚位小八字步

步(如图 3-14)。

3. 正脚位丁字步 一脚呈水平位,另一脚与之垂直(脚尖向正前方),其余要求与侧脚位丁字步同(如图 3-15)。

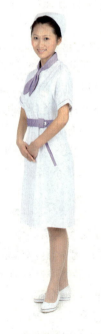
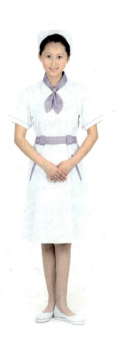

图 3-14 侧脚位丁字步   图 3-15 正脚位丁字步

（三）禁忌站姿

1. 身体不端正 站立时歪头、斜肩、含胸、挺腹、弓背、曲臂、撅臀、屈膝等身体不端正的站姿都是禁忌的姿态。

2. 双腿叉开过大 在他人面前双腿叉开过大，是既不美观又不文明的，尤其要禁用。如果站立过久需要调整站姿时，可采用稍息的姿势，双腿可以略为适当叉开，但一定不能过大。

3. 手脚随意活动 站立时脚乱点乱划，用脚勾东西、蹭痒痒，脱下鞋子，脚后跟踩在鞋帮上，双手下意识地玩弄衣服、手中器物，咬手指甲等都是自由散漫之举，应当加以禁止。

三、坐 姿

坐姿，即人在就座之后所呈现出的姿势，也是人们在社交应酬中采用最多的姿势。总体来讲，它是一种静态的姿势，相对于站姿来说是一种放松，但也不可过于随便。坐姿一定要端正安稳，表现出"坐如钟"的安详、庄重、优雅风度。

（一）基本坐姿

坐姿要兼顾到角度、深浅、舒展等三个方面。角度，即坐定后上身与大腿、大腿与小腿所形成的角度。深浅，即坐下时臀部与座位所接触面积的多少。舒展，即入座后手、脚的舒张、活动程度。

端正的坐姿应当上身挺直，头部端正，下颌微收，目视前方，上身与大腿，大腿与小腿均呈 90 度，只坐椅子的前 1/2～2/3 位置，女士双膝并拢，脚跟靠紧，双手应掌心向下，叠放于大腿之上；男士双脚分开与肩等宽，双手掌心向下分别置于两腿近膝部位（如图 3-16）。在基本坐姿训练到位后，可练习其他各种坐姿。

（二）不同坐姿方法

1. 坐位丁字步 此种坐位显得很端庄，其方法是在基本坐姿基础上移动右脚跟（或左脚跟）至另一脚内侧凹部，两脚互相垂直呈"丁"字（如图 3-17）。

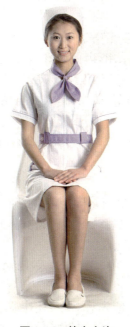

图 3-16 基本坐姿

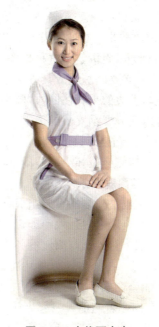

图 3-17 坐位丁字步

2. 正坐位点式丁字步和侧坐位点式丁字步 此种坐位显得比较悠闲,还可以保持身段均衡的自然美。在基本坐姿基础上移动右脚跟(或左脚跟)至另一脚内、后侧,两脚前后拉开约一拳距离,靠后一脚脚掌着地,脚跟略为抬起,互相呈"丁"字,正坐位面向正前方时即为正坐位点式丁字步[如图 3-18(1)],侧坐且肩位相应改为二位或八位肩时即为侧坐位点式丁字步[如图 3-18(2)]。

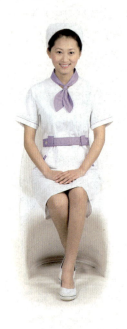
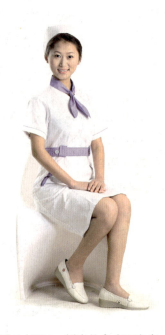

图 3-18(1) 正坐位点式丁字步　　　　图 3-18(2) 侧坐位点式丁字步

3. 侧坐位平行步 这种坐位显示出女性的端庄和腿型的秀美。在基本坐姿基础上侧坐,肩位相应改为二位或八位肩,双脚略为前移使大腿与小腿的夹角略大于 90 度,保持双腿、双脚并拢(如图 3-19)。

4. 正坐位小叠步 也叫重叠式、"二郎腿"或"标准式架腿"等。二郎腿一般被认为是一种不够严肃的坐姿,而事实上这种坐姿又常常不自觉地被采用,因此练好这种坐姿,可以免去社交中一些不必要的尴尬。其方法是将一条腿架在另一条腿上,注意双腿的大、小腿都要紧贴靠在一起,上边的小腿往回收,脚尖向下,这样不仅外观优美文雅,大方自然,富有亲近感,而且还可以充分展示女子的风采和魅力(如图 3-20)。

5. 侧坐位平行叠步 此种坐位显出女性的大方和腿型的秀美。在正脚位小叠步基础上取侧坐位,保持侧坐位和小叠步的基本要求(如图 3-21)。

(三)入座与离座要求

入座与离座也是坐姿的重要组成部分,务必清楚此时的礼仪,因为很多失礼失态行为常常发生于入座与离座之时。入座即走向座位到坐下的整个过程,离座即起身离开座位的过程。在社交礼仪中对入座与离座的各个环节都是有相应的礼仪规范的。

1. 座位适当 在公共场所或是社交场合入座时,要坐在椅、凳等为入座而设的常规的位置上,而不能坐在桌子、窗台、地板等非座位之处,否则是非常失礼的行为。

2. 入座有序 若与他人一起入座,则入座时一定要分清先后顺序,礼让尊长。原则上是优先尊长,即请尊长首先入座,若是与平辈及亲友同事之间可同时就座,切记抢先就座是失礼失态的表现。

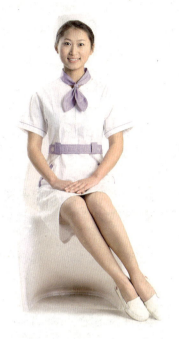

图 3-19　侧坐位平行步

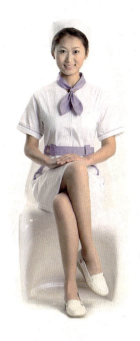

图 3-20　正坐位小叠步

3. 左进左出　不论是从正面、侧面还是背面走向座位,通常都要求从左侧走向,并从左侧离开自己的座位,简称为"左进左出",在正式场合一定要遵守。

4. 入座得法　就座时应背对座位入座,如距其较远,可以右脚后移半步,待腿部接触座位边缘后,再轻轻坐下。着裙装的女士应先用双手拢平裙摆,然后才坐下。

5. 落座无声　入座时切勿因推动坐椅或身体重落而发出响声,在就座的整个过程中,不管是移动座位、下落身体、还是调整坐姿,都不应发出嘈杂的声音,悄无声息本身就是一种教养的体现。

6. 离座谨慎　离座亦应注意礼仪顺序,悄然起身,由左侧谨慎离席。不可突然跳起,把身边东西碰翻掉地,弄出声响。

(四) 禁忌坐姿

在工作或社交场合中,不可避免地有时要调整坐姿,为体现出良好的礼仪修养,在坐姿中应注意以下禁忌行为。

1. 头部不恰当行为　坐定之后仰头靠在座位背上,或是低头注视地面,左顾右盼,闭目养神,摇头晃脑等都是不符合礼仪要求的行为,一定要避免。

2. 身体不恰当行为　坐定之后上身不应前倾、后仰、侧趴,不要以双手端臂、抱于脑后或抱住

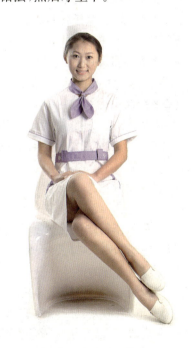

图 3-21　侧坐位平行叠步

膝盖,不应以手抚腿、摸脚,应尽量减少不必要的动作。

3. 腿脚的不恰当行为 坐下后双腿切勿分开过大,不要高翘"二郎腿",不要将两腿毫无顾忌地伸直开来,或把腿架在高处,勿将脚抬得过高,以脚尖指向他人,或使对方看到鞋底,不要在坐下后脱鞋子、袜子,不要以脚踩踏其他物体。

四、行　姿

行姿,亦称走姿,是指人在行走的过程中所形成的姿势。它始终处于动态之中,体现着人的动态之美和精神风貌。从总体上讲,行姿属于人的全身性活动,但其重点在行进的脚步上,因此行姿也叫做步态。对行姿的要求是轻松矫健、匀速优美,做到不慌不忙,稳健大方。

(一) 行姿的基本要求

优美的行走姿势应以正确的立姿为基础,要求:抬头挺胸,下颌微收,两眼平视,表情自然,背部挺直,两臂自然摆动,脚尖向前,步伐正直,步态轻盈,步幅均匀,显示一种矫健轻快,从容不迫的动态美。行走时应注意兼顾以下方面:

1. 昂首挺胸,身体正直 行走时面朝前方,双眼平视,头部端正,胸部挺起,背、腰、腿部都要避免弯曲,使全身看上去形成一条直线。

2. 起步前倾,重心在前 起步行走时,身体应稍向前倾,身体的重心应落在反复交替移动的前脚的脚掌之上,身体就会随之向前移动。应当注意当前脚落地、后脚离地时,膝盖一定要伸直,踏下脚时再稍微松弛,并即刻使重心前移,这样走动时步态才能优美。

3. 脚尖前伸,步幅适中 在行进时,保持脚尖前伸,即向前伸出的那只脚应保持脚尖向前,不要向内或向外(即外八字或内八字步);步幅均匀,每步距离约为一脚的长度。

4. 自始至终,直线行进 在行进时,双脚两侧行走的轨迹大体上应呈现为一条直线。与此同时,要克服身体在行进中的左摇右摆,并使身体始终都保持以直线的形状进行移动。

5. 双肩平稳,两臂摆动 行进时双肩、双臂都不可过于僵硬呆板,双肩应当平稳,两臂则应自然地一前一后有节奏地摆动。在摆动时,手要协调配合,掌心向内,手指自然弯曲,摆动的幅度以30度左右为佳,不要横摆或同向摆动。

6. 全身协调,匀速行进 在行走时,大体上在某一阶段中速度要均匀,有节奏感,全身各个部位的举止要相互协调配合,表现得轻松自然,和谐优美。

(二) 行走中的礼仪

根据社交礼仪规则,行走中亦须自尊自爱,以礼待人。不论是一个人独行还是多人同行,不论是行于偏僻之地还是奔走在闹市街头,都应遵守一些基本的礼仪要求。此外,在不同的行路条件下还应遵守不同的具体要求。

1. 基本要求 坚持自律,严格约束个人行为,相互礼让,体谅他人,保持距离,尊重隐私。

2. 不同场所行走的礼仪 人们在步行时,往往会置身于不同的处所,在这种情况下,既要遵守上述基本要求,又要具体情况具体对待。

(1)漫步,又称为散步,是一种休息方式,其表现形式是随意行走,一般不受时间、地点、速度等方面的限制。但应当避免在人多拥挤的道路上漫步,以免造成对他人的妨碍而失礼。

(2)上下楼梯,尤其应当注意礼让,一要单人行走,不宜多人并排而行;二要靠右侧行走,将自己左侧留出,以方便有紧急事务者快速通过,若为人带路,应走在前,而不应位居被引导者之后;三是上下楼梯时不做交谈,留心脚下,注意安全;四是与尊者、异性一起下楼梯时,应主动行走在前,以防身后之人有闪失;五是注意与身前、身后之人保持一定距离,以防碰撞。

（3）进出电梯,遵守规则,注意安全,当电梯门关闭时,不要扒门,或是强行挤入;电梯超载时,不要心存侥幸,硬挤进去;出入有序,进入时按先来后到,出来时则应由外而里依次而出;与尊长、女士、客人同乘有人管理的电梯,应主动后进先出,进入无人管理电梯时,则应先进后出,主动控制电梯,为人服务;在乘坐扶梯时,按照国际惯例,应立于右侧,留出左侧作为紧急通道。

（4）通过走廊,应当单排行进,主动行于右侧,为他人留出通道;若是在仅容一人通过的走廊上与对面来人相遇,则应面向墙壁,侧身相让,请对方先通过,若对方先这样做了,则勿忘道谢;缓步轻行,悄然无声。

（三）禁忌行姿

1. 瞻前顾后 在行走时不应左顾右盼,尤其是不应反复回头注视身后。

2. 声响过大 行走时应步态轻稳,如用力过猛,声响过大不仅会妨碍或惊吓他人,还常给人留下粗鲁、没教养的感觉。

3. 八字步态 在行走时若双脚脚尖向内侧伸构成内八字步,或向外侧伸构成外八字步既不雅观,也失风度。

4. 身体不正 在行走时应当避免颈部前伸,歪头斜肩,耸肩夹臂,甩动手腕,典腹含胸,扭腰跷臀,身体乱晃等。

五、蹲　姿

下蹲的姿势,简称为蹲姿。多用于拾捡物品、帮助别人或照顾自己时。护理工作中常需用到这一姿势,如整理下层放物柜,为患者整理床头柜等都会用到蹲姿。

（一）蹲姿的基本要求

蹲姿的总体要求也是要表现得优美雅观。下蹲的方法应是一脚在前,一脚在后,两脚前后分开约半步,两腿靠紧下蹲,前脚全脚掌着地,小腿基本与地面垂直,后脚脚跟抬起,脚掌前部着地,臀部向下,身体不要过度前倾,尽量保持挺直,单手或双手将平裙摆,下颌微收,面带微笑,目光收拢视向所要目标,从容不迫,屈膝下蹲,用单手或双手从正面或侧面做拾取物品或提供服务等动作（如图3-22）。

（二）禁忌蹲姿

在公共场所下蹲要注意一些禁忌的做法:①下蹲时双腿平行叉开,这种"上洗手间"的姿势在他人面前显得极不文雅;②下蹲时低头弯腰,臀部翘起,这种姿势对穿短裙的女性尤其不雅观,极易使隐私部位走光;③下蹲时正面对着他人,这样会使他人不便;④下蹲时是背对着他人,这样也是对他人不尊重。

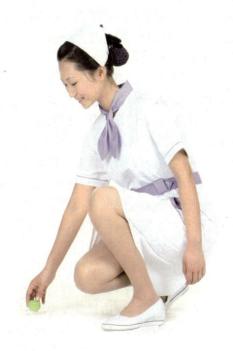

图3-22　蹲姿

六、行　礼

现代社会是一个开放的社会,我们需要不断扩大自己的社交范围,通过与各种人的交往,开阔视野,获得更多交流信息的机会。如能了解和掌握社交礼仪就等于掌握了一把通往社交之门的钥匙,如与人交往时,恰当地向对方行礼,会使我们将生涩的初次见面及随后的交往变得自然而顺利。

行礼的形式

在人际交往中,往往都需要在适当的时刻向交往对象行礼,以示自己对于对方的尊重友好,关心与敬意。

1. 握手礼　在本章的前部分已提到握手是社交礼仪中最常用的手姿,现在进一步地学习握手礼方法和注意事项。

(1)握手的场合:在办公室、家中以及其他一切以本人作为东道主的社交场合,迎接或送别来访者之时应与对方握手以示欢迎或欢送;拜访他人之后,在辞行之时应与对方握手以示"再会";在比较正式的场合同相识之人道别应与之握手以示自己的离别之意和希望对方珍重之心;应邀参与社交活动应与主人握手以示谢意;社交活动开始与结束时,主人应与来宾握手以示欢迎与道别;当自己被介绍给不相识者时应握手以示自己乐于结识对方;遇到同事、同学、朋友、邻居、长辈或上司时应握手以示高兴与问候;较长时间未曾谋面的熟人相遇应握手以示为久别重逢的欣喜;别人给了自己一定的支持、鼓励或帮助时应握手以示感激;向他人表示恭喜、祝贺之时应握手以示贺喜;他人向自己表示恭喜、祝贺之时应握手以示谢意;向他人赠送礼品或颁发奖品时应握手以示郑重其事;对他人表示理解、支持、肯定时应握手以示真心实意;得悉他人患病、失恋、失业、降职、遭受其他挫折或家人过世时应握手以示慰问。

(2)握手的方式:行至与握手对象相距约1m处,双腿立正,上身略向前倾,伸出右手,四指并拢、拇指张开与对方相握。握手时最好是双方的手各从侧下方伸出,伸直后相握。握手时用力适度,上下稍许晃动三四次,随后松开恢复原状。握手时应注意以下问题:①与人握手时神态专注,热情友好,自然大方;②与他人行握手礼时应起身站立,除非身体条件或场地所限;③握手时为表示热情友好应适当用力,与亲朋故交握手时力量可以稍为大一些,与初次相识者及异性握手时,千万不可用力过猛,以免有示威挑衅之嫌;④握手的时间不宜过短或过长,全部时间应控制在3秒钟左右,若握手时两手稍触即分,显得似在走过场或是怀有戒意,而与他人握手时间过长,尤其是拉住初次见面者或异性的手长久不放,则显得虚情假意,甚至会被怀疑为"想占便宜"。

(3)握手时伸手的先后次序:应当遵守"尊者决定"原则,即由位尊者首先伸出手来,对方随后予以响应;"女士优先"原则,即男士与女士握手,应由女士先伸手;"长者为上"原则,即长辈与晚辈握手时,应由长辈先伸出手。总之,在社交场合,社会地位高者、年长者、女士、主人享有握手的主动权,故与之握手时应等其先伸出手。而朋友、平辈见面,先伸出手者则表现出更有礼貌。

若是一个人需要与多人握手,则握手时亦应讲究先后次序,由尊而卑,即先年长者后年幼者,先长辈后晚辈,先老师后学生,先女士后男士,先已婚者后未婚者,先上级后下级。

在公务场合,握手时伸手的先后次序主要取决于职位、身份。而在社交、休闲场合,则主要取决于年龄、性别、婚否。在接待来访时则较为特殊:当客人抵达,无论主人是男是女都有义务首先伸出手来与客人相握；而在客人告辞时，则应由客人首先伸出手来与主人相握，前者是表示欢迎，后者则表示感谢和再见。

应当强调的是，上述握手时的先后次序可用以律己，却不必处处苛求于人。当自己处于尊者之位，而位卑者抢先伸手要来相握时，还是要与之配合，立即伸出自己的手为妥。若是过分拘泥于礼仪，对其视若不见，置之不理，让对方进退两难或当场出丑，也是失礼之举。

（4）握手的禁忌：忌用左手握手，如伸出左手与人握手是十分失礼的行为，即使是左撇子，也要注意握手时伸出右手；不可戴手套与人握手，否则也是十分失礼的；不要仅仅只握住对方的手指尖，像是迫于无奈，这种"死鱼式握手"是公认的失礼做法；不要拒绝他人主动握手的要求，即使对方顺序有误，如果拒绝他人则成了自己的错误。

2. 其他会面礼节

（1）鞠躬礼：是人们用来表示对对方恭敬、答谢或致歉的一种常用方法。在国内适用于多种场合：向他人表示感谢、领奖或讲演之后、演员谢幕、晚辈对长辈、学生对老师、下级对上级、同事之间、同学之间、举行婚礼或参加追悼活动等都可行鞠躬礼。受礼者一般应以同样姿势还礼，但如果受礼者是长者、领导，也可点头致意或握手答礼。

行鞠躬礼时应脱帽立正，目光注视受礼对象，然后弯腰使上身前倾，随即恢复原状。鞠躬时男士双手应贴放于身体两侧裤线处，女士的双手则应下垂搭放在腹前。一般弯15度左右表示致意（如图3-23），弯30度左右表示诚恳的谢意或歉意（如图3-24）。特殊情况，如悔过、谢罪或追悼会等，施以90度的大鞠躬。下弯的幅度越大，所表示的敬重程度就越大。鞠躬的次数，可视具体情况而定，但只有追悼活动才采用三鞠躬，故在喜庆等场合不要行三鞠躬礼。鞠躬礼在日本、韩国、朝鲜尤为盛行，日本人见面一般不握手，而习惯相互鞠躬。

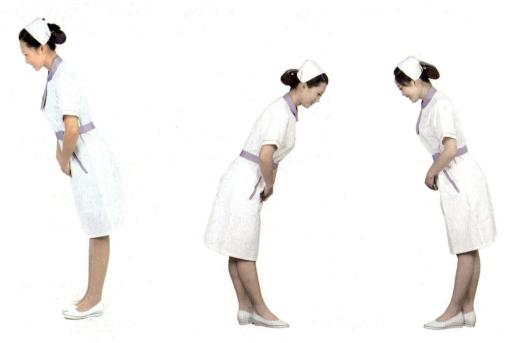

图 3-23　15 度鞠躬礼　　　　　　　　　　图 3-24　30 度鞠躬礼

（2）点头礼：又叫颔首礼，可适用于路遇熟人，在会场、剧院、歌厅、舞厅等不宜与人交谈之处，在同一场合碰上已多次见面者，或仅有一面之交者在社交场合相逢，遇上多人而又无法——问候之时。

行点头礼时,应面对施礼对象,双眼平视对方双眼与口之间的三角区,表情流露自然恰当,将头部向下轻轻一点,并与对方招呼交流问候。行礼时一般应不戴帽子,不要反复点头不止,点头的幅度也不要过大。

(3)举手礼:举手礼的适用场合与行点头礼大致相似,它最适合向距离较远的熟人打招呼。行礼时右臂向前上方伸直,手掌心向着对方,其他四指并齐,拇指叉开,轻轻向左右摆动一两下。不要将手上下摆动,也不要在手部摆动时用手背朝向对方。

(4)脱帽礼:戴着帽子的人,在进入他人居所、路遇熟人、与人交谈、握手或行其他会面礼、进入娱乐场所、升挂国旗、演奏国歌等情况下,应自觉主动地摘下帽子,并置于适当之处,这就是行脱帽礼。女士在社交场合可以不脱帽子。

(5)注目礼:在升降国旗、游行检阅、剪彩揭幕、开业挂牌等情况下都可行注目礼。行注目礼时应起身立正,抬头挺胸,双手自然下垂或贴放于身体两侧,面容庄重严肃,双目正视于被行礼对象,或随之缓缓移动。行注目礼时注意不要歪戴帽子,衣衫不整,或是仪态不端、嬉笑打闹。

(6)拱手礼:是我国民间传统的会面礼,主要适用于过年时举行团拜活动,向长辈祝寿,向友人恭喜结婚、生子、晋升、乔迁,向亲朋好友表示无比感谢以及与海外华人初次见面时表示久仰大名。行拱手礼时应起身站立,上身挺直,两臂前伸,双手在胸前高举抱拳,左手捏空拳,右手抱左手,自上而下(或自内而外),有节奏地晃动两三下。

(7)合十礼:亦称合掌礼,即双手十指相合为礼。原为古印度的一种礼节,后成为各国佛教徒的常用礼节。行礼时面对受礼者,双掌合拢并齐,手指向上,指尖与鼻尖基本持平,手掌稍向外侧倾斜,双腿并拢站立,上身微欠低头。一般来说,行此礼时合十的双手举得越高,越体现出对对方的尊重,但原则上不可高于额头。行礼时可以面含微笑,口颂祝词或问候对方。这种礼节在信奉佛教的地区以及我国傣族聚居区非常通用。

(8)拥抱礼:在西方,特别是在欧美国家,拥抱礼是十分常用的见面礼与道别礼,表示慰问、祝贺、欣喜时,拥抱礼也十分常用。在我国,这种礼节一般用于外事活动或亲近的人之间。正确的拥抱礼应是两人正面相对站立,各自举起右臂将右手搭在对方左肩后面;左臂下垂,左手扶住对方右腰后侧,首先各向对方左侧拥抱,然后各向对方右侧拥抱,最后再一次各向对方左侧拥抱,一共拥抱3次。但普通场合行此礼时可不必如此讲究,次数也不必要求如此严格。

(9)亲吻礼:是西方国家一种常用的会面礼,也可与拥抱礼同时采用,即双方会面时既拥抱,又亲吻。在行礼时,不同身份的人,相互亲吻的部位有所不同。长辈吻晚辈额头,晚辈吻长辈下颌或面颊,同辈、同性之间宜贴面颊,异性应当吻面颊。行亲吻礼时不可发出亲吻的声音,更不应将唾液弄到对方脸上。

(10)吻手礼:主要流行于欧洲国家。行礼时,男士行至已婚妇女面前,先垂首立正致意,然后以右手或双手捧起女士的右手,俯首以微闭的嘴唇,象征性地轻吻一下对方的手背或手指。吻手礼的受礼者只能是已婚妇女,而且只可吻手背或手指,手腕及手腕以上部位是不可吻的。

以上是我们日常生活中常用的行礼形式,除此之外还有许多国家的行礼方式都非常富有其民族及文化特色,我们会在多元文化习俗礼仪的章节中了解到。

第二节 护理人员举止礼仪规范

举止礼仪规范在护患思想和感情的交流中,起着重要的作用。当护士与病人沟通时,态度安详,举止得当,就能让病人有安全感,信赖护士。如果态度匆忙、举止急切,则可使病人感觉护士没有充裕的时间而不愿意倾吐内心的感受或是缺乏对护士的信任。因此护士在护理工作中应注意保持从容和优雅的举止。

一、基本要求

护士的举止礼仪规范的基本要求是:尊重病人,维护病人利益;尊重习俗、遵循约定俗成的礼仪规范,并和具体环境相结合;尊重自我,掌握分寸,做到"站立有相,落座有姿,行走有态,举手有礼。"

(一) 站立有相

站姿是所有体态的基础,是保持优雅风度的关键。护士在工作中应始终保持规范而不呆板、稳重而不失活泼、健康而富于礼貌、充满朝气而又诚恳谦逊的体态。

站立时头正颈直,双目平视,面带微笑,表情自然平和;挺胸收腹,两肩平行、外展放松,立腰提臀;两臂自然下垂,两手相握在腹前;两腿并拢,两脚呈"v"字形(两脚尖间距 10～15cm)、"丁"字形或"Ⅱ"(平行)形。全身既挺拔向上,又随和自然。

(二) 落座有姿

护士在工作中要注意表现出服务意识,不应随意就座,不流露出倦怠、疲劳、懒散的情绪或姿态。规范的坐姿是:取站立姿态,右脚后移半步,单手或双手捋平衣裙,轻稳落座在椅面的前 2/3 处,两眼平视,挺胸抬头,躯干与大腿呈 90 度,双膝并拢,小腿可略后收或略前伸或略侧置。双脚平放在地面上,足尖向前。双掌心向下,两手相叠置于一侧大腿中部。

(三) 行走有态

护士在工作岗位上的行姿应该是轻盈、灵敏、如春风吹过,给人以轻巧、美观、柔和之感,显示出护士的端庄优雅、健美与朝气。护士规范的行姿是:以站立姿态为基础,脚尖朝向正前方,收腹挺胸,两眼平视,双肩平衡略后展,两臂自然摆动或持物在胸前,步履轻捷,弹足有力,柔步无声,充满活力。

护士的"快行步"通常是在抢救病人、处理急诊、应答病人呼唤时,为赶速度、抢时间而表现出短暂的快步。行快行步时,注意保持上身平稳,步态自然,肌肉放松,舒展自如,步履轻快有序,步幅小快而稳健,快而不慌,给人一种矫健、轻快、从容不迫的动态美。使患者感到护士工作忙而不乱,感到安全而由衷地信赖。

(四) 举手有礼

护士置身于医疗卫生工作场所,其与工作环境的协调必须以"礼"作为桥梁,举止有度,举手有礼,以个人的"礼"影响他人,以他人的"礼"重塑自己。尊重习俗、遵循约定俗成的礼仪规范,在护理工作中,根据具体情况适时、恰当的行礼,如点头礼、鞠躬礼等,努力创造出一个文明、优雅、和谐、舒适、适于病人修养的良好环境和医护工作环境。

二、护理工作中常见举止礼仪规范

护理工作中优雅、规范的举止不但体现出护士优良的职业素质,还能给人以美的感受,更重要的是对病人的治疗和康复起到积极的促进作用。培养良好的举止成为护理人员职业素质不可或缺的重要内容。

（一）持病历夹

病历是记录病情的重要文件，通常用一专用文件夹保存。每位病人都会建立一个病历夹，病历夹也成了医护人员经常使用的器物。正确的持病历夹的姿势是：用手掌握病历夹边缘的中部，放在前臂内侧，持物的手贴近腰部，病历夹的上边缘略为内收（如图 3-25）。

（二）端治疗盘

治疗盘是护理工作中最常用的设备，护士在进行护理操作时常需要使用到治疗盘，端治疗盘的正确姿势应该是：双手握于方盘两侧边缘的中部（注意勿让拇指触及治疗盘的无菌区），掌指托盘，双肘贴于腰部，前臂与上臂呈 90 度，双手端盘平腰，治疗盘不触及工作服，取放和行进中保持平稳，开门时不能用脚踢门，由于双手持物，可用肩将门轻轻推开，显出端庄大方的体态（如图 3-26）。

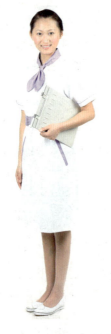
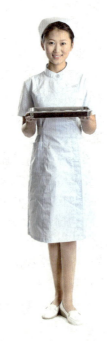

图 3-25　持病历夹　　　　　　　　图 3-26　端治疗盘

（三）推治疗车

治疗车也是护理工作中常用的设备，正确的推车姿势为：护士位于车后无护栏侧，双手扶于两侧护栏近身体端，把稳方向，重心集中于前臂，双臂均匀用力，行走中抬头挺胸直背，躯干略向前倾，平稳轻快行进，注意观察车内物品，停放稳定，勿使物品跌落。入室前需停车，用手轻推开门后方能推车入室，不可用车撞开门，入室后应先关上门，再推车至病床旁（如图 3-27）。

（四）推平车

平车一般用于运送急重病人或手术前后的患者，要求快中求稳。在运送病人时要根据病情需要保护好病人，将病人头部置于大车轮端以减少对病人头部的震荡，另一方面也便于观察病人的病情变化，小车轮端位于前方，以方便掌握方向（如图 3-28）。

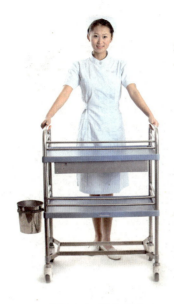

图 3-27 推治疗车

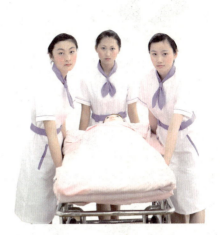

图 3-28 推平车

（五）拾拣物品

拾拣地面物品以省力美观为原则，采用前书介绍的蹲姿，以单腿屈膝蹲位拾拣物品，下蹲时注意不要让护士服的下缘触及地面，以免污染（如图 3-29）。

（六）引导指示

引导是指在行进中带领服务对象去往一定目的地的过程。护理工作中护士常需引导陪同服务对象，在此过程中应注意：引导者应位于被引导者的左前方 1m 左右，若是并行引导则应位于被引导者的左侧，行进中要注意照顾被引导者，保持与被引导者一致的速度，行至转角、台阶处要提醒被引导者，必要时给予搀扶，并常面向被引导者作适当的交流和指示。

指示是指在为他人指示物品或方向时所作的配合语言表达和手势语表明意思的过程。指示的手势动作宜亲切自然，手势的曲线宜软不宜硬，动作表现宜柔和，忌快猛；注意不能掌心向下，不能攥紧拳头，也不能用手指指点。指示时四指伸直并拢，手臂成一条直线，肘关节自然弯曲，掌心斜向上方；手势的上界不要超过对方的视线，下界不要低于胸区，左右摆范围不要太宽，应在人的胸前或右方进行，摆动时欲扬先抑，欲左先右，欲上先下（如图 3-30）。

（七）出入房门

医院是医疗公共场所，进出每一个门口都应考虑是否会影响他人，尤其是出入病房。若非紧急救护状态，即使是护理工作人员出入病房也应该遵守礼仪规则。进入房门前先敲门通报，进出轻推轻拉带门，入门面对他人，勿以背朝屋内之人，若与他人同行则要礼让他人先出入。

（八）搀扶帮助

搀扶是指用自己的一只手或是双手去轻轻架扶服务对象的一只手或胳膊共同行进。护士在搀扶患者时要注意做到：尊重患者意愿，征得患者同意，以免伤及患者自尊心；采用方法得当，既节省体力，又保证安全；行进速度合适，避免步伐过快使患者不舒适或缺乏安全感（如图 3-31）。

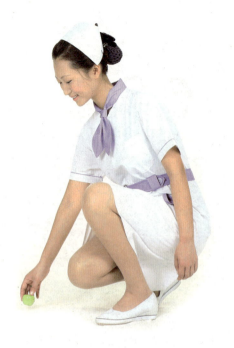

图 3-29 拾拣物品

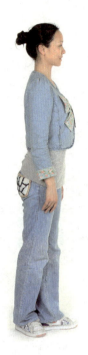

图 3-30 引导指示

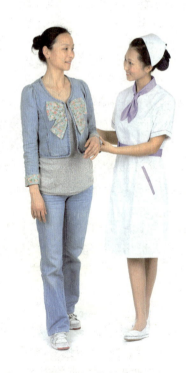

图 3-31 搀扶帮助

第三节 举止礼仪实训

个人举止在一定程度上反映出一个人的品行修养,文化水平等综合素质。一种优雅举止的表现在人际交流中起着至关重要的作用。护理工作中,护士的行为举止则直接影响到护理服务的质量。护士优雅得体的举止可愉悦病人的身心,促进疾病的康复,护士应重视对自身行为举止的修炼。

一、基本仪态训练

(一) 训练目的
熟练掌握护理人员基本仪态的要求和礼仪规范。

(二) 训练准备

1. 环境准备 环境清洁、安静、宽敞、带镜子的练功房。

2. 用物准备 椅子、书本、纸板等。

3. 学生准备 仪表端庄、大方,精神饱满。

(三) 训练方法

1. 训练内容 站姿、坐姿、行姿、蹲姿。

2. 训练指导 以小组为单位,组长负责制,教师对练习内容进行讲解和分析,指导每组学生进行基本仪态练习,教师提出要求,根据学生练习情况个别指导。

3. 训练要求

(1)站立时能自然挺拔,精神饱满,优雅庄重。

(2)各种坐姿能运用自如,仪态端庄,动作轻稳。

(3)行走时保持步伐正直,做到轻快稳健,自然大方。

(4)蹲姿练习要保持上身挺拔,从容自然。

(四) 效果评价

1. 学习态度评价 训练内容是否完成;练习过程是否严谨认真。

2. 能力发展评价 是否培养具备了举止文明规范,表现优雅得体,表情流露自然大方的个人能力。

3. 创新意识评价 是否善于观察,发现问题,具有灵活应变地处理和解决突发问题的能力,有自己的独立见解,具有评判性思维。

4. 职业情感评价 对病人有高度的责任心、爱心、同情心和耐心,在工作中能控制自己的行为举止,保持优雅的仪态,为病人提供优质的服务。

5. 团队精神评价 小组成员配合是否默契;每个小组成员能否积极参与,互相矫正不足。

二、行 礼 训 练

(一) 训练目的
熟练掌握行礼的要求和礼仪规范。

(二) 训练准备

1. 环境准备 环境清洁、安静、宽敞、带镜子的练功房。

2. 学生准备 仪表端庄、大方,精神饱满。

(三) 训练方法

1. 训练内容 鞠躬礼、握手礼、点头礼。

2. 训练指导 以小组为单位,组长负责制,教师对练习内容进行讲解和分析,指导每组学生进行行礼的礼仪规范练习,教师提出要求,根据学生练习情况个别指导。

3. 训练要求

(1)鞠躬礼:注意纠正行礼时低头含胸,弯腰驼背,或仰首观望,目光游移等不良姿态。取站立姿态,双眼平视,面含微笑,上身挺直,以髋为轴,身体上部向前倾斜 15～30 度,目光落在自己前方 1～2m 处,双手交叠或相握,随身体的前倾而自然下垂,随即起身恢复原态。

(2)握手礼:行握手礼时要注意施礼的场合、秩序、方法、禁忌等。行礼时双腿立正,上身略向前倾,伸出右手,四指并拢、拇指张开与对方相握。

(3)点头礼:注意不宜反复点头不止,点头的幅度也不要过大。取站立姿态,双眼平视,同时面带笑容,向受礼者将头部向下轻轻一点即止。

(四) 效果评价

1. 学习态度评价 训练内容是否完成,练习过程是否严谨认真。

2. 能力发展评价 是否学会了常用的行礼方法,运用是否得当,在生活、工作中能否运用行礼的方式化解矛盾。

3. 创新意识评价 是否善于观察,在生活、工作中遇到矛盾时能以自己学习掌握的举止礼仪恰当地处理好与他人的关系。

4. 职业情感评价 对病人有高度的责任心、爱心、同情心和耐心,在工作中能恰到好处地向他人行礼,表达对他人的尊重,为病人提供优质的服务。

5. 团队精神评价 小组成员配合是否默契;每个小组成员能否积极参与,互相矫正不足。

三、工作举止礼仪训练

(一) 训练目的

熟练掌握工作中常用的举止礼仪规范。

(二) 训练准备

1. 环境准备 环境清洁、安静、仿真性强的模拟病房。

2. 用物准备 治疗盘、病历夹、治疗车。

3. 情境准备 要求学生仪表端庄大方,着装规范,精神饱满,模拟医院临床病房环境的实际情况,按训练要求,自行设计工作情景,分配扮演角色,安排合理的工作情境,完成训练内容,达到熟练掌握工作中常用的举止礼仪的目的。

(三) 训练方法

1. 训练内容 引导指示、端治疗盘、持病历夹、推治疗车等。

2. 训练指导 以小组为单位,组长负责制,教师对练习内容进行讲解和分析,指导每组学生进行工作中常用举止礼仪的规范练习,教师提出要求,根据学生练习情况个别指导。

3. 训练要求

(1)引导指示:要求在引导患者时要做到举止文雅,稳重大方,引导者要注意与被引导者作适当的交流,指示时手势动作宜亲切自然。

（2）端治疗盘：要求举止自然，操作规范，持物稳妥，整个过程中不可违反无菌操作原则。

（3）持病历夹：要求举止自然，持物稳妥，行走过程中不要甩动病历夹。

（4）推治疗车：要求举止自然，车辆控制平稳，车上物品安放稳当，行走过程中要防止物品晃动跌落。

（四）效果评价

1. 学习态度评价　训练内容是否完成；练习过程是否严谨认真。

2. 能力发展评价　工作举止文明规范，亲切大方，能将举止礼仪的规范运用在临床实践工作中。

3. 创新意识评价　能灵活应变地处理和解决工作中突发问题，在工作中能创新性地以自己规范的工作举止礼仪进一步提高护理工作质量。

4. 职业情感评价　对病人有高度的责任心、爱心、同情心和耐心，在工作中能表现出规范得体的举止礼仪，表现出护理人员良好的素质修养，为病人提供优质的服务。

5. 团队精神评价　小组成员配合默契，情境模拟真实，情境设计合理，共同参与角色扮演练习。具有集体协作精神，正确应对和处理实际问题。

（曾萍萍）

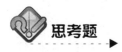 **思考题**

1. 结合生活中的实例，说说日常生活常见的手姿，应当避免哪些手姿。

2. 社交礼仪中对各种基本站姿、坐姿、行姿的规范和要求是什么？明确并克服相应禁忌的姿态。

3. 如何正确实施握手礼，行握手礼时应避免哪些禁忌？行鞠躬礼的规范及要求是什么？

4. 护理工作中，对护士的举止要求有哪些？如何进行举止礼仪的模拟训练？

5. 设定护理工作情境，进行护士举止礼仪的角色扮演，练习各种规范的举止及正确的行礼。

第四章 服饰礼仪规范

一、知识目标

1. 掌握着装的基本原则、护士工作时的着装原则。

2. 熟悉着装的注意事项、非工作着装、实用性配饰的使用。

3. 了解护士不同场合着装要求、装饰性配饰的使用原则。

二、技能目标

1. 熟练掌握护士工作时的着装。

2. 学会非工作场合着装。

服饰是社会发展、进步、不断走向文明的产物,它是人们所穿服装、佩戴饰品的总称,是仪表的重要组成部分。服饰是一种社会符号,能反映出一个国家、一个民族的文化底蕴和精神风貌,以及物质文明程度;服饰也是审美符号和情感符号,它表达一个人的内在气质、文化修养、宗教信仰、社会地位、审美情趣和价值趋向,也可折射出个人的生活态度。正如孔子所说:"人,不可以不饰。不饰无貌,无貌不敬,不敬无礼,无礼不立。"

服饰的功能早已脱离了遮羞避寒的原始意义,而更具有美化生活、丰富文化内涵的积极意义。俗话说:"三分长相,七分打扮",大方、得体的服饰能增加人的仪表美、气质美,有强化美感、掩饰瑕疵的作用。在日常生活中,服饰是主要视觉对象之一,人们利用视觉差产生的色彩美、造型美等,渲染个人魅力,有助于在人际交往中形成良好的第一印象。

作为一名护士,工作时或非工作时的服饰,如同一面镜子,既反映了护士自身的职业形象、内在素养,又映射出所在单位的精神面貌、规范化管理水平。因此护士要学会服饰礼仪,彰显护理专业集仪表美、心灵美、技艺美于一体的职业特色。

第一节 着 装

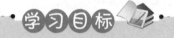

着装在人际交往中,服装恰似人手中持有的名片,向交往对象传递思想、情感、身份等多种信息。因此我们有必要学习服饰礼仪的基本知识,使我们的装束合乎各种礼仪规范,以表达对他人的尊重,增加自己的自信心,树立良好的职业形象。

一、着装的基本原则

着装,是指服装的穿着。它是一种技巧,更是一门艺术。穿衣与着装有着本质上的区别,穿衣注重服装的遮羞、蔽体、御寒或防暑等实用性功能;着装则是出于审美的需要,根据自身阅历、修养和审美品位,结合所处场合、自身特点进行综合考量,在力所能及的前提下,对服装进行精心选择、合理搭配,达到最佳组合,表现出高雅脱俗的审美情趣,赢得他人的认可与赞誉。

每个人的着装,应根据自身的职业、气质、体型、情趣等选择适合自己的服饰。基于以上要求,选择服饰时应遵循着装的基本原则。

(一) TPO 原则

TPO 原则是目前世界上通用的,并已被认可的着装协调的国际标准。T 指时间(Time);P 代表地点(Place);O 代表目的(Object)。服装的穿着要兼顾时间、地点、目的这三个要素,才能获得和谐、统一、得体的穿着效果,合乎礼仪规范,为人际交往奠定基础。

1. T 原则　Time(时间)是较为宽泛的概念,其泛指时代、季节、时令,涵盖了一天的早、中、晚三个时段,包括每年春、夏、秋、冬四个季节的更迭,也代表历史发展的不同阶段和时期。着装要符合时间的变化,应考虑三个时间层面。

(1)具有时代气息:服装构成某一历史阶段内社会文化的一部分,体现某一时代的文化特征。所以着装应顺应时代发展的主流和节奏。即使同一个时代,服饰潮流也在不断发生变化,因此着装既不可太超前,也不能太滞后,应了解服饰发展的趋势,使自身的服饰具有新时代的气息,并符合公众审美需要,以增加社会交往的亲和力。

(2)合乎季节更迭:一年四季是大自然变化的规律。着装应随四季的更迭而发生变化,顺应自然规律才能体现出服装与自然环境的和谐美,不能冬穿夏衣和夏穿冬衣。夏天的服饰应以透气、吸汗、简洁、凉爽为原则;冬季宜选择保暖、御寒、大方的服饰。避免穿着过于单薄而瑟瑟发抖、颜面青紫,既不利于健康又有碍自身的形象。

(3)符合时间变化:随着每天早、中、晚的不同,着装应有所变化。早间,喜欢活动的人们可以穿运动装进行户外运动,居家者穿家居服更显舒适、随意;日间是工作、学习时间,应选择合身而庄重的职业装、学生装;晚间是休息、会友的时间,休息时宜穿宽松、舒适的家居服,如会友应根据场合选择西装、礼服、套裙,以表示对他人的敬重和对自身的认可。在西方,白天不能穿小礼服,夜晚不可穿晨礼服;女士在日落前不可穿袒胸露背的晚礼服。

2. P 原则　Place(地点、场合)指着装者将要出现的空间环境。要求着装者对即将到达的目的地、场合有一定了解,然后选择符合自己身份的服装和相配的饰品,尽量做到与地点、场合、环境相协调。

(1)与地点相适应:不同的国家、地区因其地理位置、文化信仰、风俗习惯、开放程度等不同,着装有所不同。日本的和服表现出日本女性的温婉和男士的威严,在日本一些重要的活动和场合,均需穿传统的和服,以表示对活动的重视。在我国的婚庆习俗中,新娘往往选择一袭代表喜庆的红色旗袍,为来宾敬酒、致谢,并预示自己的婚姻幸福、美满。在阿拉伯国家,由于宗教信仰和地域特点,妇女身着具有本地文化特色的罩袍。而西方发达、开放的国家,年轻少女只要愿意,可以穿吊带背心穿梭于闹市之间。如果阿拉伯国家的少女穿吊带背心亮相于公众面前,不但得不到公众的认可,还可引起公愤,甚至会影响到人身安全。

(2)与场合相适应:服装很大程度受场合、环境的制约,无论在室内或室外、都市或农村、单位或家中,着装都要与环境相协调。在办公室等庄重的环境中,着装应整齐、庄重、大方、干练,以突出良好的职业素养。例如:护士在医院工作时必须穿护士服,戴护士帽,穿护士鞋;交通警察在执勤时需穿制服,必要时还需戴白色手套,以突出遵守、服从;医生给病人做手术时必须穿无菌手术衣,并不可随意离开手术区或手术室。若穿居家服上街买菜、穿皮鞋去打球、穿运动装听歌剧就显得极不协调。因此只有选择与环境、场合相适宜的服装,才能达到人景相融的效果。

3. O 原则 Object(目的)着装的风格往往体现一个人的意愿,即对自身服饰能给他人留下印象的预期结果。每个人应根据不同的社会角色、交往对象选择得体的服饰,并与自身的社会角色相协调。一个职员应聘新职位时,穿一套庄重、合体的西装,表明此职员对此职位很重视,态度积极主动、严肃认真,并渴望成功;若此人着装不整、不修边幅,说明对应聘之事漫不经心、无足轻重,持无所谓的态度,易使人产生对招聘单位不重视、不尊重的误解,很难给招聘单位留下好印象,更难获得成功。

(二) 适体性原则

着装的选择应充分考虑年龄、职业、肤色和体型等因素,使人与服装达到和谐、统一,起到扬长避短的最佳效果。

1. 与年龄相适宜 服装风格和款式的选择往往受到年龄大小的影响,尽管服装可淡化人的年龄,但仍有年龄段的区分。因此每个人应根据自身年龄特征选择适合自己性格特征、职业特点、文化气质的服装,以符合礼仪要求。

(1)青少年着装应自然、质朴。青少年服装应以款式简洁、大方,线条流畅为特点,突出自然、健康、纯朴的青春美,活泼好动的年轻人还可选择色彩鲜艳、线条多变的服装,体现青春和朝气。如牛仔装、太阳裙、短裤、迷你装等。

(2)中年人的着装应体现成熟、高雅、冷静的气质。中年人可选择较正式的西装、套装以及质地精良的休闲装,使女性透出成熟、优雅的风韵,男性则有阳刚、成熟、干练的性格特征。

(3)老年人的服饰应体现稳重、雅致。老年人的服装款式力求整体美观、舒适、简洁,三围松紧适度,不过分束腰紧身。可选用明亮度稍暗的砖红色、驼色、海蓝色、墨绿色等色彩,显现雍容、华贵、雅致的气质,以掩饰老年人的倦怠之相,也可根据自身肤色和性格特征选择服装色彩,例如红色,显露自己开朗、明快的个性,缩短与年轻人之间的距离。

2. 与职业身份相称 着装应与所从事的职业、身份、社会角色相称,体现自己的职业特点。制作工作装时,应充分利用职业服装的实用性、象征性和可塑性,突出职业人员的责任感、精神面貌、可信任程度及对他人的尊重。如公关人员服饰需优雅、大方、考究,以凸显所在公司的实力和本人的精明强干,增加公关成功的几率;护士的工作服应突出朴素、典雅、严谨、稳重,以获得病人的信赖和尊重;其他职业女装一般应以灰色、蓝色或其他色彩庄重的套装、套裙为首选,给人以干练、智慧、诚信的印象,有助于提高个人威信。

在办公室的着装应整洁、合体、大方、高雅,不应"引人注目"。衣着的首要条件是清洁,避免衣着凌乱不整、污迹斑斑,选择容易清洗、整理的服装。不可在办公室内穿性感、怪异、反主流文化的服装,例如:无袖衫、吊带装及过短的衣裙,也不宜穿过于休闲的运动装、牛仔裤和所谓的"乞丐服"。

3. 与肤色相适宜 人的肤色通过不同色彩的衬托,可发生微妙或明显的变化,根据自身肤色特点合理应用色彩的视觉效应,可以达到瑕不掩瑜的效果。因此在选择服装过程中,应注意服装的色彩,使肤色与服装的色彩相协调。肤色白皙的人一般对服装的选择面较宽,对色彩的明暗度、深浅无过多限制;若肤色偏黑应选择浅色调,较明亮的服装,例如:浅黄、淡粉、奶白等色彩明亮的服装,可衬托出肤色的明亮感;肤色偏黄的人,应穿蓝色或浅蓝色上装,使偏黄的肤色衬托得娇美洁白,避免黄色、土黄色、紫色、朱红色服装的搭配;面色苍白、发青者,不宜穿粉红、浅绿、嫩黄等色彩的服装,避免给人以健康欠佳的错觉。白色的服装对于各种肤色的人都较为合适。在选择服装时,如果无法确定自己肤色与何种色彩相适宜,可借助色彩顾问帮助判断,通过多次尝试后,确定自己最适合的服装色彩,以期达到完美。

4. 与体型相适应 人的体型各有不同,多数人的体型都不尽完美。理想的体型是躯干挺直、身体修长、骨骼匀称,男性肌肉发达、骨骼健壮,体型呈"T"型,显示健美和力量的和谐;女士肌肉平滑,身体柔韧,体型呈"X"型,体现健康与柔美的统一。除少数人外,一般人的体型都存在或高或矮、或胖或瘦等不足,这些不足可结合服装的款式、色彩、面料等,扬长避短,利用视错觉来达到完善体型的目的,树立个人自信,提升个人的美好形象。

用服装的面料、结构和设计线条来修正形体不足的方法很多,以下针对各种体型介绍一些基本方法。

(1)身材偏高者:修长、匀称的身材是比较理想的体型,对服装款式的选择范围广,应多考虑服装色彩与自身气质、肤色以及所处环境的协调一致。若身材高而清瘦,应选择横条纹或斜条纹面料,以增加视觉的宽度,不宜选择竖条纹的图纹面料,款式以横线条清楚、流畅为佳,避免窄小、紧身服装,不宜穿黑色、深蓝色等暗色服装。过瘦者不宜暴露太多,面料以挺适、蓬松者为首选,减少消瘦、体弱多病的感觉;若身材高且体胖,女士可选长裙,裤子不宜太长,服装面料厚薄适中。

(2)身材偏矮者:可用垂直线条来增加身材高度,选用单色组合,要求裤(裙)、鞋、袜为同一颜色,增加视觉上的高度。切忌人为的视觉分割,避免选用水平线条、突出的宽腰带设计、宽折边、方肩线、肥大宽松悬垂的款式在视觉上会使本已偏矮的身材更显矮小。

(3)身材偏瘦者:宜选择质地挺括、大格、大花、浅色的面料,采用局部点缀或多褶皱的设计,使服装宽松适宜,以增加形体的饱满感。不宜选择过薄的面料、暴露太多的半袖、无袖、衣领宽大的衣服,以免给人以体弱多病的感觉。

(4)身材偏胖者:应选择色彩强度较低,深色调的服装;以规则小花纹、收缩感强、厚度适宜的面料为佳,可掩饰体型的缺陷;黑色、藏青色可使人显得苗条、匀称,若纯色或小花图案的服装与肤色能相配,盘起发髻,也可使人增加视觉高度并展现出人的精干;偏胖的人不宜穿色彩鲜艳、大花图案、大方格、布料厚重的服装;切忌穿着色彩对比强烈的上、下装、突出腰饰的裙装,以免产生负效应。

(5)窄肩、宽臀者:可利用垫肩、方正的肩线设计、肩部打褶或选用灯笼袖的方法,增加肩部的宽度,不穿插肩、无袖上装,上装宜选横条纹面料,或腰以上多层次的服装款式,高腰的裙装也比较适合。下装以竖条纹暗色或深色调的面料为宜,使胸部和肩部显得丰满并与臀部比例适宜;使用围巾或首饰增加腰以上色彩焦点,穿剪裁宽松的服装也可达到宽肩收臀的理想效果。

(三)个体性原则

服装作为一种文化符号,向外界传递着人们的各种信息,并与人的艺术修养、兴趣爱好、文化品位以及所处社会环境紧密相关。因此着装应体现自己的个性,穿出自己的特色和风格,也是人际交往中,给人留下深刻、美好印象的主要方法。着装要坚持个性化原则应注意以下几点:

1. 正确评价自己,了解自身的优势和劣势,根据自己的条件和性格特征,做到"量体裁衣"、"扬长避短"。

2. 人具有社会属性,不可忽略时代的共同特征。因此在着装时,既要认同共性,又不要泯灭自己的个性,创造并保持自己独特的风格。统一的工作制服,并不限制个性的体现,每个人都可以挖掘自己的审美能力,从细节着手,体现自己的个性美。

3. 讲究个性和独特并不是一味的标新立异,如果不遵守着装的基本原则,不仅很难张扬个性的特点和风格,而且还可能有损自身形象的建立。正如莎士比亚所说:"千万不要华丽而低俗,因为从衣服上往往可以看出一个人"。适度、合理地追求个性和风格,才能给人留下良好的印象。

(四) 整体性原则

弗兰西斯·培根说:"美不在部分而在整体"。着装也是如此,正确的着装,应全方位地评估后,精心选择、合理搭配,使每个部分不仅"自成一体",而且要相互呼应、衬托、配合,在整体上更显完美与和谐。着装要突出整体性原则,应注意以下两个方面。

1. 恪守搭配原则　应注意服装款式的协调搭配,例如:穿深色西装时,需穿硬领衬衫、系领带、穿深色西装皮鞋、深色袜,所配皮包应是夹包而不是运动包或挎包;穿运动装时穿旅游鞋或运动鞋,并配上纯棉线运动袜,背轻便的运动包更能显出活动的动态、健康美。

2. 和谐统一原则　服装的各个部分应相互衬托,局部应服从整体,体现整体美、全局美的原则。例如:女士皮包与鞋同色、男士西装与鞋同色,白色护士服内应穿浅色衬衣等。

(五) 适度性原则

着装得体而有品位,是通过适度的色彩应用、合乎自己身材的服装款式、缩放有度的图案效果,以及厚薄适中的面料有机结合、相互衬托,达到服装与人的和谐、统一实现的。因此讲究适度、把握分寸才能达到自然而然、雕而无痕的一种境界。

1. 适度的色彩　色彩的搭配应协调、自然,给人以舒适感。切忌在工作场合穿色彩过于鲜艳、颜色繁多的服装。通常色彩搭配不应超过三种颜色,尤其三种鲜艳或明亮的颜色搭配。

2. 适合的款式　在服装的选择上,应充分考虑自身的年龄、身份、职业特点,服装款式要有分寸、恰如其分,并能展现个性。因此应根据场合、环境,选择适合自己的服装款式,不可盲目崇拜、模仿。

3. 适宜的装饰　装饰品意在点缀,使装饰的个体生动、活泼、具有生命力。恰当的装饰可起到画龙点睛、锦上添花的作用,使人更具风采和魅力。但装饰过多或图案过于繁杂,会显得纷繁复杂,给人以混乱、轻浮、浅薄的感觉,破坏个人的整体形象。因此装饰要适度,图案选择注意宁少勿多、宁简勿繁。

(六) 技巧性原则

不同的服装,有不同的搭配原则和穿戴方法,利用着装的技巧扬长避短,保证服装与环境、服装与个性特征的协调,使着装得体并具有个人魅力。

1. 色彩的利用　色彩是服装三大要素之一,色彩对人的感官刺激最敏感、最强烈。服装色彩搭配的协调、自然往往能产生强烈的美感,给人留下深刻印象。服装色彩的合理搭配是一门学问,没有不美的色彩,只有不合理的搭配,根据礼仪的要求和自身的特点,选择适当的服装色彩,合理搭配、组合,是提高着装品味的关键。

(1)颜色的象征:白色象征纯洁、高尚、坦荡;红色象征热烈、激情、奔放;粉色象征柔和、温纯、浪漫;紫色象征高贵、华丽、稳重;橙色象征快乐、热情、活泼;黄色象征希望、明丽、富有朝气;褐色象征谦和、平静、亲切;绿色象征生命、新鲜、青春;蓝色象征宁静、智慧、深邃;灰色象征庄重、大方、朴实、可靠;黑色象征沉着、深刻、高贵、庄重。

(2)色彩的冷暖:暖色给人温暖、热情、兴奋的感受,红色、橙色、黄色为常用暖色;冷色给人以清爽、平静、沉着的感觉,蓝色、绿色、黑色、白色等为常用冷色。

(3)色彩的明暗:色彩明暗变化的程度,称为明度。不同明度的色彩给人以不同的心理感觉,色彩浅,明度强,给人以上升感、轻松感,例如白色;色彩纯度低、明度强会给人以柔软、温和、舒适的感觉,例如:奶黄色;色彩深,明度弱,给人以下垂感、沉重感,例如:深灰色;明度低而纯度高又给人以坚硬、坚强的感觉,例如:黑色。人们的着装一般为上浅下深,使人感觉更协调、美观。

(4)色彩的缩放:冷色、深色属于收缩色,使人看起来更苗条、修长;暖色、浅色为扩张色,使人看起来丰满。巧用色彩的视错觉可以为着装者增添美感,提升个人魅力。

(5)色彩的搭配:色彩的相互交错,或经过辅助、点缀等搭配方式可以强化服装的整体效果,并引起观察者的心理效应。因此应学习色彩搭配方法,以提高服饰的鉴赏能力。色彩的搭配方法主要有主辅色搭配、同色搭配、相似色搭配。

1)主辅色搭配:首先,以一种色彩为整体或整套服装的主基调,再辅之以其他色彩进行搭配。运用此种搭配方法首先分清主、辅色调的关系,防止"喧宾夺主";其次,确定主、辅色调的对比效果,既要自然、鲜明,又不可刺眼;再次,辅助色彩的应用要充分考虑自身的优势和劣势,以达到扬长避短、画龙点睛的妙用。

2)同色系搭配:把同一种色彩按深浅不同进行搭配的方法,可形成统一、和谐的审美效果。同色搭配时要注意同色间的过渡平稳、自然,不可过于生硬,明度差异太大给人以断裂、失衡的感觉,若明度差异较大可在中间选择一种明度适中的色彩进行传递、过渡。

3)相似色搭配:用色谱上相邻色彩进行搭配的方法,例如:蓝配绿、白配灰等。此种搭配方法富于变化,色彩差异较大,服装更显活泼与动感,但搭配难度大,要求高,细节多,需谨慎选择。

2. 穿西装的技巧　西装是目前世界各地最常见、最标准、男女均适合穿着的礼服。国际上所穿的西装一般是指西服套装,包括两件套(上下装)、三件套(上下装和马夹)和不配套三种。穿着方法也按所处场合的不同而分为正式、半正式和非正式三类场合。①正式场合:主要指宴会、招待会、高级会议、酒会、各种仪式、会见、婚丧活动等社交活动场所,应着西服套装,搭配衬衣、领带、皮鞋及深色裤子。②半正式场合主要指上班、午宴、一般性访问、会见等活动场合,一般不宜穿过于时尚的服装,选用中等色、浅色或较明亮的两件套、三件套西服套装较为适宜。办公时穿单色、暗格条纹和小花纹的套装,可以给人以稳重感。③非正式场合可穿着不配套西装,即上下装用不同颜色和面料制作的一种较为随意的套装或休闲西服,穿起来轻松、自在、明朗、活泼、潇洒,如探亲访友、游览参观或到商店购物时穿着。

近些年来,西装的穿着已日趋简化。西装给人以稳重、高雅、精干的感觉,使人光彩夺目。在正式场合或半正式场合,西装与衬衫、领带、皮鞋、裤子、皮带等是一个统一的整体,为达到穿着西装的理想效果,穿着时应注意以下几点:

(1)选好衬衣:衬衫对西装起衬托作用。在社交场合中,最受欢迎、效果最好的衬衣是白色和纯色。在纯色中,一般又以浅蓝色最佳。选择衬衣,除应注意与西装颜色搭配外,还应注意根据自己的脖颈粗细选好合适的领围尺码。此外,脖颈较短、较粗者不宜选用宽领衬衣,脖颈较长者不宜选用窄领衬衣。衬衫领口应比西装领口高出 1cm 左右,袖长应比西装袖长出 1~2cm。硬领衬衣下摆必须放入西裤内,凡与西装上衣配穿的衬衫必须将袖口、领口扣好。

(2)系好领带:领带是西装重要的配件之一,在西装中作点睛之笔。凡在正式或比较庄重的场合或穿双排扣西装,必须系结领带,否则会给人留下不懂礼仪、太随意的印象。而且西装翻领的"V"字区最显眼,领带处在这个部位的中心位置,有人曾说"领带是西装的灵魂"。因此系结领带时,应注意一些细节:领带不可太细,过细显得小气。领带的长度一般为 130~150cm,系好后大箭头垂到腰带扣处为最标准。如在衬衣与西装外套之间还穿着马夹或羊毛衫等,要注意领带一定要放在这些衣服的里面,而绝不能放在这些衣服的外面。系领带时,无论是否与西装配穿都必须将衬衫领口和袖口的纽扣扣好。领带要按规定系好,系法可分为平型领带结、温沙式领带结、中型领带结或蝴蝶领带结。重要场合一般不选择拉链式领带。

(3)穿好西装:西装袖子的长度以达到手腕为宜。西装衣袋的整理十分重要,上衣两侧的两个衣袋不可装物品,只作为装饰用,胸部的衣袋只装折叠好花式的手帕。新西装第一次穿着前,要取下袖口上的商标。裤袋也和上衣袋一样,不可装物品,以求臀围合适,裤形美观。西裤裤腰的尺寸必须合适,以裤腰间插进一手掌为宜,裤长以裤脚接触脚背为妥,西裤穿着时,裤扣要扣好,拉锁全部拉严,裤线笔直成一条线,不可出现双重裤线。无论是穿套装还是单件西服便装,裤缝都必须挺直。如有西装马夹,马夹做得必须合体、贴身,在办公室里工作时,可以脱去上衣,穿着马夹,但必须注意制作马夹前后身的面料与上衣的面料必须相同,否则,不可脱去上衣露出马夹,以免显得不协调。穿双排扣西装,在正规场合所有的纽扣应扣好或不扣最下边的纽扣,只有坐位或独自一人在办公室里才可将纽扣解开;穿单排扣西装,其纽扣无需全扣,也可以不扣。两粒扣的只需扣上面一粒;三粒扣的只需扣中间一粒。

(4)鞋袜协调:穿西装一定要配穿西装皮鞋(即硬底皮鞋),不能穿布鞋、旅游鞋或雨鞋。皮鞋的颜色应与西装的颜色相配套,一般都应深于或近于西装的颜色,凡穿着深色或中性色西装,宜与黑色西装皮鞋搭配,皮鞋要上油擦亮,不能蒙满灰尘。穿皮鞋应配合适的西装袜,男士的西装袜颜色要比西装深一些,使它在西装与皮鞋之间显现出一种过渡,袜筒宜长,使男士在坐下谈话时不会露出皮肤或腿上较重的腿毛。女士穿裙装时,不可露出袜口,以穿连裤袜为宜,女士穿套装应避免穿露脚趾和脚跟的凉鞋。

(5)配好腰带:腰带的颜色与鞋的颜色一致为最好,腰带系好后以剩下 12cm 左右的皮带头为宜,腰带宽度应在 2.5~3cm 为宜。

领带的起源

17 世纪中叶,斯拉夫骑兵习惯于在颈部系一条布带。当他们被派往法国执行任务时,这一装束引起法国军人的注意,并加以效仿和光大。后来这种装饰逐渐引起法国贵族的兴趣。一天,法国一位长官上朝,在脖领上系了一条白色围巾,还在前面打了一个漂亮的领结,国王路易十四见了大加赞赏,当众宣布以领结为高贵的标志。于是,领带在法国的上流社会中流行起来,并在以后的年代里逐渐传向全世界。

领带作为一种古老的传统饰品,一直是尊贵地位的象征。一条做工精美,手感柔和的领带是每一位男性的经典装饰。

二、不同场合的着装

在日常工作与人际交往中,人的着装应根据场合不同而变化,服装与活动场合是否协调、相适应,可以体现人的身份、教养与品位,影响人的整体形象,甚至影响交际的效果。法国时装设计师夏奈尔曾经说过:"当你穿得邋邋遢遢时,人们注意的是你的衣服;当你穿着无懈可击时,人们注意的是你"。由此可见,服装款式应该与所处的活动环境保持一致。

在社交活动中,人们所涉及的交际场合可分为公务、社交、休闲三类。公务场合、社交场合属于正式场合,休闲场合则属于非正式场合。在不同的交往场合,着装的要求也有所不同。

(一) 公务场合

公务场合一般指人们工作时的场所。服装应突出职业特点、职业人员的整体形象,对于服装款式的基本要求是:体现庄重、得体大方、发扬传统、突出职业。适用于公务场合的服装款式有制服、套装、套裙、工作服等。不适合在公务场合穿着的服装款式有休闲夹克衫、牛仔装、运动装、健美裤、沙滩装、家居装、背心、短裤等。

(二) 社交场合

社交场合是人们进行社会交际,展现个人魅力的主要场所。主要有聚会、宴会、舞会、晚会、拜访、音乐会等。社交场合服装应突出典雅、时尚、个性。适合此场合的服装有时装、礼服或民族服装及比较个性化的服装等。社交场合不适合穿着的服装款式有制服、工作服、牛仔装、运动装、沙滩装、家居装等。

(三) 休闲场合

人们在公务、社交场合之外的闲暇时间里所处空间环境都属休闲场合。居家、旅游、娱乐、健身、逛街等,都属于休闲活动。此场合服装讲求舒适、方便、自然,使人无所拘束。适用于休闲场合的服装款式为家居装、牛仔装、夹克衫、运动装、沙滩装、T恤衫等。而制服、工作服、礼服、时装、套装、套裙等则不适合在休闲场合穿着。

三、着装的注意事项

服装,具有多重实用性功能,除有保暖御寒的作用外,还可以反映出人的社会角色、情趣爱好、价值取向、审美品位等。服装像一张名片,无声地向人们介绍着自己的身份。在与人交往过程中,想获得他人的尊重与好感,首先应了解着装的礼仪原则,清楚着装的注意事项,并严格要求自己。

(一) 着装整洁

干净、整洁的外表可以反映一个人的生活态度、卫生状况以及精神面貌,也是对人们交往的最基本要求,具体内容包括以下三个方面:

1. 整齐 保持服装平整无皱,衣扣齐全,西裤的裤线要挺直。

2. 干净 各类衣服要勤换、勤洗、勤晒,皮装勤擦拭,无论何种服装应忌有油迹、污渍及异味。

3. 完好 服装应保持整体完好,无破损,衣扣齐全。正式的场合应禁穿残破的"乞丐装"。

(二) 着装文明

文明着装是社会发展、进步的需要,符合社会的传统道德及文化习俗,是尊重自己和他人的具体表现。在日常工作和社交场合中,要努力做到文明着装、规范着装,具体要求如下:

1. 身着正装,切忌裸露 穿正装应体现庄重、正式、严肃,使服装与环境、身份相协调。因此着正装时避免暴露胸部、腹部、腋下、大腿,以免给人以缺乏修养、不懂礼仪的印象,阻碍在公众面前建立威信、获得尊重。

2. 公众场所,禁短忌透 正式场合的着装不可过短,不穿短裤、超短裙、小背心等服装参加社会活动,以免限制活动或引起尴尬的局面。更不可穿透明、超薄的裙装、外衣,使内衣、内裤"一览无余",污染他人的视线,有诱惑、轻浮之嫌,既缺少礼貌,又有失典雅。

3. 了解自己,松紧适度 服装以张扬个人优点,舒适、得体,体现文明为目的。服装过紧会使内衣、内裤的轮廓以及自身形体的不足凸显无余,有碍健康和观瞻;过分肥大、松垮的服装使人显得懒散、无精打采,不能给人以美感,因此每个人应选择合体、松紧适度的服装,以塑造良好的个人形象。

(三) 着装误区

"爱美之心,人皆有之"。但有时在不经意间,就可能进入着装的误区而事与愿违。如:穿夹克衫打领带;西装配球鞋;男士衬衫下摆放于裤外;体胖者却选择了横条纹、方格子服装或超短裙;办公室里穿低胸无袖装;女性文胸肩带和衬裙外露;色彩鲜艳的短袜与深色服装搭配;袜口露于裙摆之外;穿脱丝破洞的长筒袜等;黑皮鞋配白色袜子;这些不规范的着装会丑化个体,影响个人形象。因此在着装时应注意整体和谐,不忽视细节作用,力求达到完美。

第二节 配   饰

配饰,是人们在着装的同时,所选用、佩戴的修饰性物品。它对人们的着装而言,起着辅助、烘托、美化的作用。但是各种饰品的佩戴必须符合一定的礼仪规范与佩戴原则,才能达到突出魅力、提高品位、合理渲染的理想效果。

饰品的功用可分为两大类:装饰类配饰和实用类配饰。

一、装饰类配饰的使用

装饰类配饰又称为首饰,主要包括戒指、项链、胸针、挂件、耳环、手镯、手链、脚链、头花及发卡等。要使首饰能达到锦上添花、渲染魅力的作用,佩戴时必须遵守以下规则:

(一) 使用规则

1. 数量宜少,恰到好处 首饰佩戴不宜过多,最多不可超过三件,有时一件首饰即可达到修饰的效果,甚至在某些场合不戴任何饰物更好。佩戴过多的首饰往往会失去修饰的亮点和重点,给人以浅薄、炫富的庸俗感。

2. 同质同色,协调一致 佩戴两种或两种以上的首饰时,力求选择同样质地和颜色的首饰,成套首饰为首选,效果最佳,以达到色彩和款式的协调、一致。

3. 认识自己,合理佩戴 选择首饰时,要充分考虑性别、年龄、脸形、体型、职业、工作性质等因素,已达到增加美感、扬长避短的作用,清楚首饰只有适合自己的才是美的。学生最好不要佩戴首饰;办公室工作人员佩戴的饰物宜精致,忌夸张怪异的款式。

4. 遵循规律,和谐自然 根据自然规律,合理佩戴首饰会给人以和谐、自然的美感。例如:冬季佩戴暖色调的金色首饰,给人以温暖、舒适的感觉,夏季佩戴珍珠、水晶、铂金等冷色调首饰,给人以清凉感。

5. 整体考量,合理搭配　选择首饰时要与服装的质地、色彩、款式相协调。例如:丝质衣物宜佩戴轻巧精细的首饰,厚的毛质衣物可佩戴玛瑙、紫晶、虎石或白玉挂件;运动装、工作服不宜搭配首饰。

6. 入乡随俗,尊重他人　不同国家、民族和地区,首饰的佩戴方法各有不同,表达的思想情感也不同。因此在佩戴首饰时,应尊重民族信仰,符合文化习俗。

(二) 佩戴方法

装饰类配饰种类很多,在佩戴方法上,除必须遵守上述六条使用规则外,不同品种的首饰,往往还有许多不同的要求。

1. 戒指　戒指表达内容丰富,常被看做是爱情的信物,也是富贵、吉祥的标志。一般情况下,左手戴一枚戒指即可,最多只戴两枚,可戴在一只手两个相邻的手指上或戴在两只手对应的手指上,一个手指不可戴多枚戒指。

戒指佩戴位置不同,所表达的含义也不同,所以在佩戴戒指时要细心考虑,以免闹出笑话。大拇指一般不戴戒指;戴在食指上表示尚未恋爱,正在求偶;戴在中指上,表示已在恋爱中;戴在无名指上表示已订婚或已结婚;戴在小指上表示誓不婚恋或已离婚,笃信独身主义。一些国家的未婚女子习惯将戒指戴在右手。

2. 项链和挂件　项链和挂件可修饰人的颈项、胸部,是首饰中表现力和装饰性较强的饰品。其品类繁多,造型各异。在选择时,要了解自己的各种条件和能力,合理搭配起到画龙点睛的作用。例如:身着柔软、飘逸的丝绸衣裙时,宜佩戴精致、细巧的项链,显得妩媚动人;身材修长、颈项较细的女士佩戴宽粗一些的短项链可使人颈部略显丰满;穿单色或素色服装时,宜佩戴色泽鲜明的项链,穿着柔软舒适的毛衫时更适合佩戴挂件。这样在首饰的点缀下,服装色彩可显得丰富、活跃。

3. 耳饰　又称耳环,可分为耳环、耳链、耳钉、耳坠等,多为女性所用。耳饰的佩戴艺术在于能够与周围环境、个人气质、脸型、发型、着装等合为一体,展现个人独特的风格,而达到最好的饰美效果。一般成对使用,不宜在一只耳朵上同时戴多只耳环。

耳饰的色彩或质地应与肤色和着装色彩相协调,同一色系的搭配可产生自然、协调的美感。色彩反差较大的搭配若能恰如其分,可使人充满动感。

4. 手镯和手链　手镯主要强调手腕与手臂的美感,手镯只适合女性佩戴,可待一只或两只;戴一只时,应戴在左手上;戴两只,则可以左右手各一只。如果手镯和戒指同时戴,应当使两者在式样、质料、颜色等方面的协调与统一。手链款式多样,男女均可佩戴,一般情况,手链戴在左手腕。戴手镯或手链作装饰时,通常不佩戴项链。

5. 胸针　即别在胸前的饰物,又称胸花,是女性常用的一种饰物。胸针的造型美观多样,适用和搭配灵活、广泛,比较严肃的社交场合也可以应用。别胸花的部位多有讲究。穿西装时,应别在左侧领上;穿无领上衣时,则应别在左侧胸前,其高度为上数第一粒至第二粒纽扣间。

二、实用性配饰的使用

实用性配饰除具有装饰功能外,还兼有实用功能。主要包括手表、帽子与围巾、皮包、腰带、眼镜等。

(一) 手表

手表在社交场合与首饰具有相同的作用,往往是身份、地位和财富的象征,体现戴表人的时间观念强、严谨、守时。因此在人际交往中人们所戴的手表,尤其是男士所戴的手表,大都引人注目。

选择手表应注意其种类、形状、色彩、图案、功能等问题。选择手表时,应顾及自身的穿着、职业特点、活动场所等因素。正式场合所戴的手表,应当精确到分、秒,表型以正圆形、正方形等庄重、大方的款式为首选,避免怪异、新潮。色彩上以清晰、高贵、典雅的单色手表、双色手表为优选,不应选择三色或三色以上的手表,金色、银色、黑色,是理想的手表颜色,适合各个年代和多种场合。

(二) 帽子与围巾

帽子与围巾不仅有御寒功能,还能起到修饰的作用。在佩戴和选择上应注意与年龄、脸型、服装相协调。

圆脸型者可戴鸭舌帽,个子矮小者戴稍凸的帽子会显高;长脸型者不宜戴高帽子;帽子端正地戴,会使人脸部神态庄重,稍歪斜的戴法,使人妩媚活泼。礼仪中要求:男性在室内不允许戴帽子;女性则允许将帽子及其他用品作为礼服的一部分,在室内场合穿戴。

围巾有良好保暖的功能,更具有较强的装饰、美化作用。结合服装色彩与肤色,进行选择、搭配,可张扬个性、增添妩媚,也可使人的整体性形象更生动、活跃。

(三) 皮包

皮包有装饰及实用的双重功能。装饰性的皮包注重质地、色彩及款式,强调其对服饰的装饰性作用,而日常生活中则更注重皮包储存的实用性,它可以弥补服装的缺陷和不足,展现整体的协调与美感。选择皮包时,要注意皮包的款式、色彩与自身气质、年龄、身材、服装及所处场合相符。一般来讲,皮包应与服装色彩呼应,可与鞋、腰带及首饰同色或与整体颜色相近,体现使用者完美得体的气质风度。

(四) 眼镜

眼镜可用来矫正视力、保护眼睛,修饰五官、起到掩饰面部缺陷的作用,并与服装构成和谐、统一的整体。在选择眼镜时应慎重考虑脸形、肤色、头饰,以期达到理想的效果。例如:长脸型的人宜选择宽边镜架,以调节脸部长度;脸色深暗的人宜选择浅色调的镜架,增加面部的亮度等。

墨镜具有一定的夸张效果,可使人的整体形象更加超凡脱俗。但佩戴时应注意遵守礼仪规范:戴墨镜者进入室内或在室外参加重要礼仪活动时,需先摘下墨镜,否则被视为失礼;如确有眼疾需要戴墨镜时,应向他人说明并表示歉意。在与他人握手、说话时,应将墨镜摘下,离别时再戴好。

第三节　护士服饰礼仪规范

护理独特的艺术美是通过护士良好的职业形象来实现的。随着我国医药卫生事业的发展,医学模式及护理模式的转变,对护理职业提出了更高的要求,护士的形象、就医环境及护理水平等已被病人视为服务质量高低的必要条件。良好的护理形象,可以愉悦病人的身心,使其对护士产生信赖感、安全感,融洽护患关系。因此护士的着装,应从职业角度考虑,结合着装的基本原则,充分展现护士良好的职业形象。

一、工作着装

护士的外在美表现在仪表美与服饰美两方面,通过规范的着装能充分显示出护士饱满的精神面貌和积极向上的职业素养。由此可增进护患关系,利于病人对护士产生信任感,主动配合护理工作,进而促进疾病的康复。因此在护理工作中,护士应穿护士服,并按着装原则严格要求自己,以利于护理工作的顺利开展。

(一) 着装原则

1. 着装工作,爱岗敬业　护士服不仅是护理专业的象征,也是护理职业群体精神风貌的缩影。醒目的护士服是病人识别医务工作者的主要标志,着装工作,是对自己职业热爱、对病人尊重的具体表现。护士服的庄重、典雅,使护士自然而然产生一种职业的责任感、自豪感;护士服的美观、大方、清洁、合体,能充分展示出护士沉稳、平和、干练、敬业的职业风采,诠释着护士形象的美好与护理职业的崇高、圣洁和荣誉。

2. 佩戴胸牌,严谨认真　穿护士服时必须佩戴工作牌。工作牌上应附有本人照片,清晰地注明护士的姓名、职称、职务及所在科室,便于病人识认、问询、监督护士,同时可督促护士工作认真、负责,并鼓励护士高质量地为病人服务。佩戴工作牌应保持工作牌整洁、无破损,端正地戴在左胸上方,如有破损应及时更换,不可随意佩戴他人的工作牌。

3. 清洁齐整,简约端庄　规范、统一、清洁和整齐的护士服体现着护理职业的严谨性、科学性、艺术性,体现着护士的尊严和责任,护士规范地着装向社会展示着护士严谨、自信、优雅、庄重、诚信的工作作风。由于护理工作以技能操作为特点,护理活动要求迅速、准确、安全,因此护士服设计应简洁、大方,便于进行各项护理操作,而护士端庄的外表可增加病人的信任感,朴素、大方的仪表可拉近护患之间的距离,有利于维护护士形象,树立医院的威信。

(二) 着装的具体要求

1. 衣帽端正,发饰素雅　护士帽是护士的职业象征,它无声地表达着护士的神圣使命。护士帽有两种:燕帽(如图 4-1)和圆帽(如图 4-2)。戴燕帽时,长发要将头发挽成发髻于脑后(如图 4-3),盘起后头发不过后衣领,发髻可用发卡、网套或头花固定;短发要前不遮眉、后不过肩、侧不掩耳,且发饰素雅、端庄,燕帽应保持挺立、平整无皱,距前额发际 4～5cm 戴正戴稳,并用白色发卡固定于两翼后;戴圆帽时,头发应全部放在圆帽内,帽子接缝置于脑后正中,边缘要平整,帽檐前不遮眉,后不露发迹,如是短发可直接戴圆帽,如是长发,先用发卡或网套固定后再戴好,以防头发滑脱出帽外。

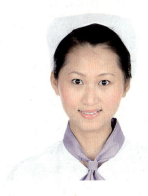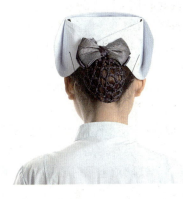

图 4-1　护士帽——燕帽

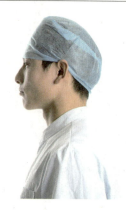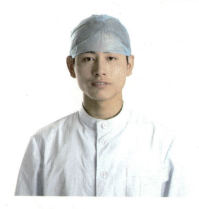

图 4-2　护士帽——圆帽

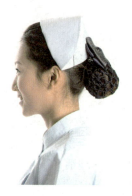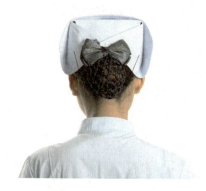

图 4-3　发髻

> **如何区分护士的级别**
>
> 　　根据工作能力和职称,护士可分为护理部主任、护理部副主任、总护士长、科护士长和护士。护士的级别通常可用护士帽加以区分:护士帽均为白底色,根据级别可配蓝杠。护理部主任和护理部副主任的标志是护士帽上有三条蓝杠,总护士长帽上有两条蓝杠,科护士长有一条蓝杠,普通护士则没有。

　　2. 着装适体,符合要求　护士服是神圣的职业象征,是艺术美的具体表现,具有很强的感染力。卫生部设计的护士服多为连衣裙式,护士服主要以白色为主基调,在此基础上根据病人的心理、年龄特点增加了淡蓝色、淡粉色、淡绿色、橄榄绿色等,款式也在经典样式的基础上根据护理工作性质、特点的不同有所区别,可有连体护士服(如图 4-4)与分体护士服(如图 4-5)两种,又有冬、夏之分。一般病房和门诊护士,常穿白色护士服;儿科护士常穿粉色护士服,增添温馨、平和的气氛,以防患儿产生紧张心理;急诊室护士服多为橄榄绿色或淡蓝色,并配有急救标志,款式上以上衣和长裤为主,便于急救操作;手术室工作服通常也是橄榄绿色,上装为短袖,以方便消毒双手。男护士服为白色大衣或分体式工作服。

　　护士服款式要简洁、美观,穿着合体,利于护理操作,宜选用厚薄适中、平整且透气,便于清洗、消毒的面料。穿长袖护士服时要求尺寸合身,以衣长过膝,袖长至腕为宜,腰部可用腰带调整,宽松适度,不穿帽衫,内衣衣领不可外露,颜色以浅色调为佳,领口、袖口要扣好,严禁用胶布或别针代替衣扣,护士服应勤洗、勤换,避免衣兜过满,以显出邋遢不整,破坏护士

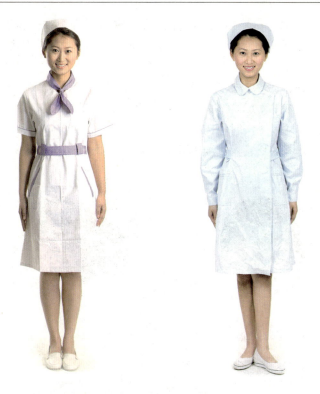

图 4-4 连体护士服

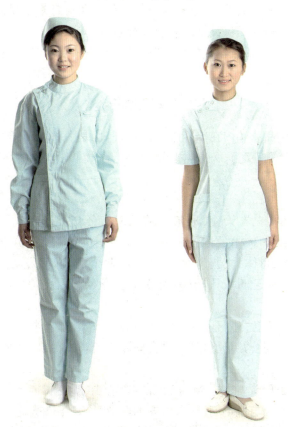

图 4-5 分体护士服

形象。夏季穿护士服时,需穿浅色调衬裙,不能穿长袖衬衫套短袖护士服,裙摆不可露于护士服外面,穿浅色长筒袜和浅色调的文胸;冬季穿配套白色长裤,长裤可与裙式护士服或中长护士服搭配。

3. 口罩适中,遮住口鼻　口罩的佩戴要求大小合适,能遮住口鼻。具体要求是:首先将口罩端正地罩于鼻上(如图4-6),系带绕过两耳后系于颌下,或将口罩两耳带挂于两耳后,松紧适宜。不可露出口鼻,使用时应注意保持口罩清洁,一次性口罩不可反复使用,注意及时更换;口罩不使用时可将其装入干净的袋中备用,不可挂于耳上、胸前或放入不洁净的口袋中。

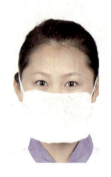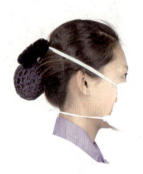

图4-6　口罩

4. 鞋袜协调,轻便无声　护士鞋分为冬款及夏款。一般以白色或乳白色为主要颜色,鞋底为牛筋制成的平跟或小坡跟,质地柔软,穿着舒适,防滑且不容易破损。护士鞋底应弹性好,走路时无声,可为病人提供良好的休息环境,还可减轻护士工作时的疲劳感。护士袜以肉色或浅色为好,并注意与工作相协调,袜口不宜露在裙摆或裤脚的外面,不能穿破损的袜子。

二、非工作着装

服饰是一个人文化品味和内在修养的具体表现,也是一种无声语言。因此护士在非工作时,服饰也应清新、淡雅、稳重、大方,体现职业特点,渲染职业魅力,不断提高自身的审美能力。

(一)原则

护士庄重而文雅的"白衣天使"形象已被病人与公众接受和认可,作为护士,有责任和义务用实际行动来维护护士的职业形象,即使离开工作环境,护士的着装也要格外注意,以朴素、淡雅、大方、得体、协调为标准,适合职业个性,不负公众对护士形象的心理预期。反之,则使人感觉缺乏职业认同感,有损护士形象。因此护士在非工作时的着装应遵循以下原则:

1. 端庄稳重,适合环境　护士服装款式应大方、适体、符合个人气质,服装干净、平整、无异味。严禁穿护士服到公共场所,既不符合职业规范,又有损职业形象,也是不尊重他人的行为。

2. 高雅上进,凸显干练　根据自身特点结合职业要求,尽可能选择优质、高品质的职业服装,显示自身精明强干、与众不同、稳重大方的职业魅力,不断提高文化素养及生活品位,并符合大众的审美需求,不宜过分地标新立异,奇装异服,应脱离珠光宝气,过分矫饰的俗气。

(二) 着装具体要求

护士在日常交往中,应充分考虑自身的职业形象,是尊重自己、热爱护理事业的具体表现,护士的日常生活装主要有以下几种:

1. 套装　因其款式庄重、传统、保守而适用于公务场合,常选用西装套裙、旗袍、套装等。

西装套裙:正式场合女士应选择西装套裙,因其以独特的端庄、典雅、含蓄、稳重以及简洁、流畅的线条美,而受到现代职业女性的喜爱,越来越多的女性已将西装套裙作为自己的生活装。

西装套裙讲究配套穿着:①上装和裙子的色调应统一、协调,比例适中,突出稳重与成熟。②着装时一定要成套穿着,并配上与之相协调的衬衫、吊带衫、无领衫、高领羊绒衫或有领T恤衫。与衬衫搭配时,领口可系上领结、领花、领带;与无领衫或吊带衫搭配时,可系丝巾。③穿套裙要配以连裤袜或长筒丝袜,不可在紧身裤外穿套裙。④套裙最好与皮鞋搭配,中跟或高跟均可。穿高跟鞋可使人亭亭玉立、气质高雅,布鞋、旅游鞋、轻便鞋不宜与西装套裙搭配。⑤着套裙时,应注意对衬衫、丝袜、皮鞋、饰品等的选择,注意搭配的协调一致,以突出整体美。

2. 裙装　裙装是女性的标志性服装,着裙装时,应当学会利用裙装的修饰美化作用。

(1)扬长避短,文明典雅:裙装能凸显女性的温柔、妩媚,烘托女性职业气质,穿着时要宽松适当,长短适中,裙装造型与体形特征互补互衬,既符合职业要求,又不失女性的柔美。

(2)巧用色彩,合理搭配:服饰的色彩力求控制在3色之内,达到简洁明快、协调统一的艺术效果。

(3)鞋袜搭配,烘托整体:女士鞋在整体着装中具有重要作用,它不仅能够映衬出服装的整体美,还能增加人体高度,矫正不良站姿使女性修长挺拔、亭亭玉立。女士袜的选择要注意与整体装束搭配,其颜色及款式都应与服装协调,体现出服装的整体效果。

3. 旗袍　旗袍是具有民族风格的传统女装,为我国所独有,已经成为东方女性的骄傲,适用于一些隆重正式的场合。旗袍用流畅的曲线造型,十分贴切自然地勾勒出东方女性形体的温婉柔美,体现出含蓄、凝重的东方神韵。

旗袍应以合体为宜,过紧的旗袍会使过胖的体形显得更臃肿,也会使过瘦的身材更显得瘦骨嶙峋。合体的标准是旗袍的宽松度放宽2cm左右。腿短的女性可将旗袍腰线提高1～2cm,造成视觉上拉长的效果。日常穿着的旗袍长度一般应该选择过膝10cm左右,开衩不可过高,高开衩的长款适于在礼仪及晚会等场合穿着。下摆一般比臀围多出3～5cm。要扣好领扣,否则会失礼于人、贻笑大方。

穿旗袍要挺直腰背,行为、谈吐要文静优雅。搭配高跟皮鞋,并配穿连裤丝袜,鞋和丝袜的颜色与旗袍颜色相协调,突出高雅与稳重。

4. 便装　便装适合于护士在居家、度假等休息的环境中穿着,便装穿着轻松、舒适、自由。主要有夹克衫、T恤衫、牛仔装、运动装、家居装、卧室装等,便装的选择虽然没有过多的限制,但仍要认真考虑适用场合、是否符合身份以及搭配技巧等问题。注意与自己的年龄、性别、体型、职业相配,在休闲场合避免穿着制服、套装、套裙、时装、礼服等各种适用于正式场合的服装,饰品宜少勿多,避免环佩叮当,与休闲场合相协调。

(三) 着装的注意事项

每一个职业人都是自己职业形象的"代言人",在正式场合,个人形象代表的是其所在团体的整体形象。因此护士要不断学习、实践,掌握正确的着装方法,关注细节,发挥服装"先声夺人"的作用。因此着装过程中应注意以下细节。

1. 着装整齐,文明端庄 穿上衣时保持领边、肩头和袖口等处平整无皱,上衣不可过短,以齐腰为限;扣好衣扣,不穿领口开得过低的衣服。

2. 注重细节,穿好裙装 裙装能恰到好处的凸显女性独有的魅力,但要注意细节,以达到穿裙装的完美效果。通常穿裙装,裙摆不得高于膝盖,避免穿超短裙。夏季裙装应配衬裙,衬裙裙边不可外露,颜色与裙装颜色协调一致,避免内裤外透,文胸肩带外露;冬天穿裙装,应选择较厚的长袜,配以长筒靴,显得挺拔且精神。在正式场合不穿黑色皮裙。

3. 丝袜常备,合理搭配 丝袜应以肉色为宜,不可穿挑丝、漏洞、补过或指甲油涂过的破损丝袜。穿裙装时,要穿连裤袜或长筒袜,且袜口不可露出裙摆之外。在正式隆重的场合,如庆典仪式,女士严禁裸腿,不能出现"三截腿"。女士应在皮包内备双相应的袜子,以应急需。

4. 理性配饰,宁简勿繁 配饰应当遵循其佩戴的原则,不能因为喜好,而忽视自己的社会角色、气质、着装风格,切忌繁多庞杂,一般不佩戴吊饰、叮当作响的饰物,以免淡化整体,破坏个人形象。

着装经验要不断总结,服装应力求衣服与身体的协调。在协调中展现人的气质与风度;稳重中透出人的尊严与责任;独特中彰显人的个性与魅力。服饰搭配的最高境界是自然、协调而不失个性,着装之道不变的是展示职业魅力,护士所追求的服饰礼仪,应以陶冶情操、愉悦心境,同时又塑造出"白衣天使"的美好形象为目标。

第四节 服饰礼仪实训

一、工作着装训练

(一) 训练目的
熟练掌握护理工作各岗位服装礼仪的基本要求。

(二) 训练准备

1. 环境准备 模拟护士更衣室及护士站、手术室、监护病房等环境,要求环境整洁、宽敞,物品放置有序,仿真效果佳。

2. 用物准备 护士更衣室及护士站有醒目的指示标牌。

护士更衣室:设穿衣柜及护士服悬挂处,挂有普通病房服装、儿科护士服装、监护病房服装、手术室服装、护士帽(圆帽及燕帽)、工作牌、口罩、护士鞋、穿衣镜、梳子、发花、发卡。

监护病房:设更衣室,监护室门口设清洁区域,室内换鞋或套鞋套区域。

手术室:门口设更衣室,更衣室外设清洁区域,可设置多个小柜,内放手术室的鞋,通过清洁区域可进入洗手区、无菌区。

3. 学生准备 仪表端庄、大方,淡妆,修剪指甲,不可戴首饰。

（三）训练方法

1. 训练内容　普通病房、监护病房、手术室护士着装礼仪、护士举止及仪容礼仪。

2. 案例资源

（1）普通病房与急诊室护士服装礼仪案例：小刘，长发，小王，短发，两人均为某医院护士。清晨上班进入更衣室，更换护士服，戴护士帽，换护士鞋，面对穿衣镜将服饰整理好后来到护士站交接班。

（2）监护病房护士服装礼仪案例：小李，监护室护士。清晨上班进入更衣室，更换监护室服装，换护士鞋，进入指定区域工作。

（3）手术室护士服装礼仪案例：小陈，某医院手术室护士。进手术室内更衣室，更换隔离衣、帽及口罩。更衣后在清洁区域内穿手术室的鞋，然后进入洗手区，洗手后进入无菌区，更换无菌手术衣。注意换好手术衣后两人必须背对背移动，保持无菌区域不被污染。

3. 训练指导　以小组为单位，采取组长负责制。教师提出要求，学生进行分组练习。教师对练习过程中发现的问题给予提示，引导学生结合职业要求进行自我矫正，必要时进行个别指导。

4. 情境训练要求

（1）普通病房与急诊室护士更换护士服装时，选择型号大小合适的服装及鞋帽；更换手术室服装时应注意结合护理职业要求，遵守无菌观念。

（2）着装时正确掌握化淡妆的技能及肢体语言的运用。

（3）掌握护理服饰中的礼仪要求。

（四）效果评价

1. 学习态度评价　练习过程是否严谨认真，是否按要求完成训练内容；情景设计是否合理；着装是否整齐。

2. 能力发展评价　面容及表情是否得体；举止是否文明、规范；着装是否体现端庄稳重的职业素质。

3. 创新意识评价　学生在进行情景表演过程中是否有新意，与所饰角色是否相宜。

4. 职业情感评价　训练中是否精神饱满；是否热爱护理职业，是否有职业自信感和对职业的满足感。

5. 团队精神评价　小组成员是否积极参与，认真完成实验内容；是否体现职业精神风貌。

二、非工作着装

（一）训练目的

熟练掌握护理人员非工作时服装礼仪的基本要求。

（二）训练准备

1. 环境准备　模拟正装场合，如面试、洽谈、演讲等环境；便装场合如约会、购物、聚餐、爬山、打球、居家等，环境整洁、宽敞、物品放置有序。

2. 用物准备

正装场合：面试洽谈场景设会议桌、椅、门、纸、笔，演讲场景设演讲台、观众席、麦克风等。

便装场合:桌椅、球拍、球、衣架。

3. 学生准备 仪表端庄、大方,举止得体,自备西装、领带、球鞋、皮鞋(高跟鞋、平底鞋)。

（三）训练方法

1. 训练内容 在面试、洽谈、演讲、约会、购物、聚餐、爬山、打球、居家等场合,正确选择适宜的服装,体现得体的举止及仪容礼仪。

2. 案例资源

(1)面试服装礼仪案例:小齐,护校毕业班学生。小红,是小齐的好友。今天小齐要去应聘某医疗单位护士,作为好友,小红帮小齐选择应聘时所穿服装(充分发挥学生的思维想象力,展现不同的审美需求),并提出建议。

(2)演讲服装礼仪案例:小海,某单位年轻活泼的员工,善于言辞,有表现欲,因此单位推荐其参加共青团"五四"演讲活动。就参加此次活动穿什么服装他却犯难了,他想求助大家帮他做一选择。

(3)约会服装礼仪案例:小马,某医院护士。应朋友小林邀请去他家做客,小林很重视自己的朋友,所以从服装到食品上都做了精心的准备(学生可根据自己的想法展示),请大家讨论他们的做法合乎礼仪规范吗?

(4)运动服装礼仪案例:小丽、小兵两人住集体宿舍,今年五一放假不能回家,因此两人商量着怎样过一个有意思的假期,于是最终决定健身、打球、游泳,再去参加一次集体登山活动。之后两人开始了各自的运动前的准备。

3. 训练指导 以小组为单位,采取组长负责制。学生自行发挥,进行分组演示。教师与学生共同观察,共同发现问题,学生们讨论后教师做补充说明。使服装的搭配符合各种场合,并能体现职业素质与个性需求,充分展示护理人员业余生活中积极向上的生活态度。

4. 情景训练要求

(1)在面试、洽谈、演讲、约会、购物、聚餐、爬山、打球、居家等场合,根据目的要求能选择适合场景的服装,并将个性气质与服装的协调充分展现出来。

(2)掌握护理人员生活中服饰的礼仪要求。

（四）效果评价

1. 学习态度评价 练习过程是否严谨认真,是否按要求完成训练内容;情景设计是否合理;着装是否整齐。

2. 能力发展评价 面容及表情是否得体;举止是否文明、规范;着装是否体现职业人员非工作状态下的优秀品质。

3. 创新意识评价 在服装的选择和运用方面是否有新意、是否符合所处场景。

4. 职业情感评价 训练中是否精神饱满;是否热爱本职工作、热爱生活,是否有充分的自信心和对生活健康积极的态度。

5. 团队精神评价 小组成员是否积极参与,认真完成试验内容;是否体现出团队的协作精神。

(张红梅 孙联伟)

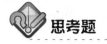思考题

1. 王志刚准备去人才市场求职,为求职成功,他穿了一身灰色西装,脚蹬一双棕色休闲皮鞋,内穿浅蓝色衬衣,并系一深蓝色领带,请说明王志刚着装是否符合着装 TPO 原则?

2. 小张和小江准备周日去看电影,因为天气较热,他们准备穿沙滩装,你认为他们的穿着合适吗? 为什么?

3. 护理人员工作中的着装原则是什么? 你在岗位上会怎样着装?

4. 装饰性配饰的使用原则是什么? 作为护理人员,你认为在着装配饰上应该如何做?

5. 试做以下场景服饰搭配:应聘某职业、参加晚宴、同学聚会、外出游玩等。

第五章 语言礼仪规范

一、知识目标
1. 掌握礼貌用语、电话用语礼仪规范及护理工作语言规范。
2. 熟悉文明用语礼仪规范及交往礼仪中的言谈技巧。
3. 了解书面用语礼仪规范。
二、技能目标
1. 熟练掌握护理职业用语及其应用。
2. 学会在交往礼仪中运用言谈技巧。

语言是人类所特有的用来表达情感、交流思想、传递信息的工具。语言礼仪规范是指在语言运用方面的标准化、规则化要求。其目的是通过传递尊重、友善、平等的信息,给对方以美的感受,进而影响对方接受传递者的观点、信念,使利益关系在相互理解、协调、适应的过程中得以实现,以完善个人和集体的形象。

语言来源于心灵。内心充满阳光的人不会恶语相向、污言秽语,也不会冷言冷语、讥讽挖苦;心存善良的人,善良之意会溢于言表、温暖人心,正所谓"良言一句三冬暖,恶语伤人六月寒";"赠人以言,重于珠玉;伤人以言,甚于剑戟"。

护理工作中,护士通过语言与病人交流收集第一手资料,语言礼仪规范是护士必须掌握的最基本的工作技巧,这种工作技巧掌握的程度将直接影响护理工作的水平和质量。其次在语言运用的过程中也反映出护士自身的水平、能力和综合素质。因此护士要自觉遵守语言礼仪规范,更好地为病人提供高质量的护理服务。

语言的使用范围

汉语是我国的主要语言,也是世界上使用人数较多的语言。汉语是语言界的"大哥",是联合国 1945 年成立时的五种工作语言之一。

世界上日常说汉语的人有十多亿。而在美洲的印第安部落,一个部落只有几百人,却有好几种语言。如果把世界上的语言按使用人数的多少排列,使用人数较多的是:汉语、英语、俄语、西班牙语、印地语/乌尔都语、阿拉伯语、日语、德语、葡萄牙语、法语等。

第一节　语言基本礼仪规范

提高语言的文明程度,是语言交流的基本礼仪要求。作为有文化、有知识、有教养的现代人,一定要使用文明优雅的语言,在与人交谈中使用礼貌用语、文明用语,这是现代人应当具备的最基本的礼仪素质。

一、礼　貌　用　语

礼貌用语指表达自谦、恭敬之意的一些约定俗成的语言及其特定的语言形式。恰当地使用礼貌用语,不但可以表现出友好、亲切、和蔼与善意,还能传递出对交流对象的敬佩、尊重之意。

(一)主要特点

1. 自觉性　人际交往过程中,要自觉主动地使用礼貌用语,这样可以带动对方使用礼貌用语,交谈双方共同使用礼貌用语,可提高交谈层次,长此以往,会成为双方自觉的行为。礼貌用语的使用还要做到口到、心到、意到,否则不但达不到应有的交流效果,甚至还能适得其反。如果口不到,对方感觉不到你的诚意;如果心不到、意不到,会给人虚情假意的感觉。

2. 遵守性　礼貌用语的内容和形式,大多是约定俗成的、沿用已久的、人人尽知的。因此使用礼貌用语时应尽可能遵从,不宜独辟蹊径。否则可能词不达意,不被人理解,甚至还能产生误会。

3. 自然性　礼貌用语的使用还应做到亲切自然,这样可以缩短交流双方的距离,赢得交流对象的好感和信任,使对方更容易接受你的观点和建议,达到最佳交流效果。

(二)常见种类

1. 问候语　指人们交流之间问好与打招呼,以表达问候、敬意或者关切之情的语言。人们在交往中,无论是正式场合或日常往来,互相见面时都会以互致问候来表达友好和尊重,问候的表达通常应该是相互的,即有问有答、有来有往。一般情况下,由身份较低者首先向身份较高者进行问候。

日常见面问候语:"您好"、"您早"、"早上好"、"下午好"、"晚上好"、"大家好"、"老师好"、"校长好"等。

初次见面问候语:"初次见面,请多关照"、"很高兴认识您"、"久仰大名,认识您是我的荣幸"等。

再次见面问候语:"久违了,一向可好"、"久违多时,您越加精神了"、"好久不见,看起来您身体更加硬朗了"等。

2. 迎送语　包括欢迎语和送别语,两者分别适用于迎客之时和送客之际。

欢迎语:"欢迎光临"、"很高兴您能光临"、"欢迎您的到来"、"莅临寒舍,不胜荣幸"、"贵客驾到,蓬荜生辉"等。

送别语:"再见"、"后会有期"、"欢迎再次光临"、"一路平安"、"慢走"、"多多保重"等。

3. 请托语　指在请求他人帮忙或托付他人代劳时,应当使用的专项用语。请托语既有请求别人帮忙的含义,还有感谢别人代劳的成分。例如:"请"、"劳驾"、"拜托"、"打扰"、"请关照"、"辛苦您了"等。

4. 致谢语　是对他人给自己的帮助或好意表示致谢的语言。适当使用致谢语,可以使自己的心意为他人所领受,也可以展示本人的修养。例如:"谢谢"、"非常感谢"、"十分感谢"、"有劳您了"、"麻烦您了"、"让您费心了"、"感谢您为我做了这么多"等。

5. 征询语 是向对方征求意见的语言。在交往中,适当地使用征询语能使被征询者有受到尊重的感觉。例如:"需要帮助吗"、"我能为您做点什么"、"您需要什么"、"您不介意我来帮助您吧"、"我可以进来吗"、"您感觉如何"、"我能占用您几分钟时间吗"等。

6. 应答语 是指在交流对象提出请求或征询时所使用的专门用语。使用应答语时应做到热情周到、随听随答、有问必答、灵活应变,不失恭敬。例如:"是的"、"好的,我明白您的意思了"、"随时为您效劳"、"请不必客气"、"我尽量按照您的要求做"、"一定照办"等。

7. 赞赏语 是称赞、赞美他人的语言。罗丹说过:"这个世界并不缺少美,只是缺少能发现美的人"。在交往中善于发现、欣赏别人的优点,并且真诚的赞赏他人,可起到"雪中送炭"、"化干戈为玉帛"的作用,从而缩短双方的心理距离。谈话时,多一些尊重、友善、赞美、关爱,谈话气氛就会变得温馨,谈话过程就会变得更加顺畅。例如:"太好了"、"真不错"、"非常出色"、"看来您是内行"、"还是您有眼光"、"好极了"、"真了不起"、"您真是一个优秀的人"等。

8. 祝贺语 是在别人取得成绩、遇到喜庆等场合进行祝贺或平常互致祝愿时的语言。例如:"恭喜您"、"向您道喜"、"真替您高兴"、"节日愉快"、"假期愉快"、"新年好"、"生日快乐"、"新婚快乐"、"白头偕老"、"祝您好运"、"一帆风顺"、"心想事成"、"祝您身体健康"、"福如东海、寿比南山"等。

9. 安慰语 是在他人遇到困难、不幸时进行安慰的语言。例如:"您辛苦了"、"请别担心"、"请保持冷静"、"坚持到底就是胜利"、"请保重"、"节哀顺变"、"别怕,有我们大家在您身边"等。

10. 道歉语 是带给他人不便、妨碍、打扰以及未能充分满足对方要求时,向对方表达自己诚挚歉意的语言。例如:"抱歉"、"对不起"、"请原谅"、"失礼了"、"多多包涵"、"真是过意不去"、"很是惭愧"、"我真的做不到"、"抱歉,没能让您满意"等。

二、文 明 用 语

文明用语要求在语言的选择、使用过程中,既能表现出使用者的良好文化素养、处世态度,又能给交流者以高雅、脱俗之感。人的心灵主宰思想。如果思想纯净美好,其语言也就会营造美好的意境。个人的人格魅力和语言价值也就会随之迸发。

(一) 基本原则

1. 文化性 文明用语的使用必须要借助一些词语、词汇和语法。正确使用能准确表达交流的内容和交流的主题,反之,达不到交流效果,甚至还会产生误会,适得其反。因此交流者要不断学习各种文化知识,充实自己,加强自身文化修养。

2. 准确性 交流中语言准确、恰当,才能正确表达情感、思想,才能使交流对象心领神会,达到良性沟通。准确性包括语言准确、语音准确。

3. 整体性 人与人之间的思想感情交流除了语言交流之外,还要借助非语言来传递信息、表达感情、参与交流。非语言主要指身体语言,因此在使用文明用语时,身体语言也要表达文明的信息,要做到语言文明与行为文明一致,互相补充,符合人的整体性,才能达到交流的效果。

（二）常见种类

1. 称呼语 "先生"、"女士"、"夫人"、"警察同志"、"司机先生"、"王阿姨"、"李伯伯"、"刘奶奶"、"诸位来宾"、"高伯母"等。

2. 谦语 "贵方"、"朱门"、"寒舍"、"令尊"、"家严"、"虎子"、"犬子"、"高见"、"拙见"、"斧正"、"敬请赐教"、"请留步"、"劳驾"等。

3. 雅语 "恭候"、"拜访"、"奉陪"、"告辞"、"贵庚"、"故世"、"遗憾"、"奉还"、"失迎"、"衔环"等。

三、书面用语

书面用语往往是相对于口头用语而言的，是对使用文字、符号书写出的语言的统称。例如说明、函件、劳动合同、通知、告示、护理文件等。每一种书面用语既有一般语言使用的共性的要求，也有其自身特点所决定的特殊性要求。

（一）一般性要求

1. 准确无误 使用书面用语首先要求准确无误。必须行文标准、用词恰当、表达周全、语法正确，词句完整、内容完整、书写规范等。这样才能正确为人理解，起到书面用语的作用。避免杜撰词语、滥用方言、语法逻辑错误、随意使用外文，一则误事，词不达意；二则可能造成误会、被动，甚至是法律纠纷；三则还能授人以柄，贻笑大方。

2. 工整清晰 在使用书面用语时，必须书写工整、清楚、明晰，使人容易辨认。书写时要字迹工整、一笔一画，字体大小适中、入行入格、美观整洁、赏心悦目。

3. 简明扼要 使用书面用语时要遵守务实为重、简明扼要的原则。书写时简略、概括、精炼，既要抓住重点，又易于理解，不可随意添加、篡改内容，也不可过度修辞、洋洋洒洒，给人虚假的感觉。

（二）特殊性要求

每一种书面用语都具有其不同的使用目的和作用，因此使用过程中，对书面用语有各自的特殊性要求。在这里仅举例说明护理文件和劳动合同的特殊性要求。

1. 护理文件的特殊性要求 护理文件不但记录病人的病情变化、诊断治疗及全部护理过程，而且还是医学和护理教学的重要资料，甚至可以反映医院的医疗护理质量。因此护理文件的书写既具有一般书面用语的特点和规律，又必须具有护理学科的专业特点。

（1）科学规范：完整的护理文件是护理科研的重要资料，也是被法律认可的证据。因此护理文件的书写要遵守护理专业的科学性和规范性。不能违背护理专业本身的科学原理，还要符合护理文件书写的格式要求。

（2）准确及时：护理文件的书写必须及时，不得拖延或提早，更不能漏记，以保证护理文件记录的时效性，维持最新资料。即使在抢救危重病人无法做到及时记录时，抢救结束后也必须立即核对准确记录。记录时还要坚持实事求是的工作态度、客观准确地反映病人的病情变化、治疗效果和护理措施。

（3）真实完整：护理文件记录的内容和时间必须真实。对病人的主诉，护士尽量用病人的原话，不随意增加自己的主观判断。护理体检的内容要按着护理专业术语如实记录。如生命体征应先测量后记录，不能凭空想象。护理文件记录的真实性还表现在不能使用模棱两可、不可观测或难以比较的词汇。如"病人经过治疗，食欲较前有所增强"应改为"病人每日进主食3两"。

2. 劳动合同的特殊性要求 劳动合同是劳动者与用工单位之间确立劳动关系，明确双方权利和义务的协议。《中华人民共和国劳动法》、《中华人民共和国劳动合同法》、《中华人民共和国劳动合同法实施条例》中已有详尽阐述，在此仅简略说明。

（1）劳动合同的作用：是劳动者实现劳动权的重要保障；是用人单位合理使用劳动力、巩固劳动纪律、提高劳动生产率的重要手段；是减少和防止发生劳动争议的重要措施。

（2）劳动合同的种类：固定期限劳动合同，无固定期限劳动合同，单项劳动合同。

（3）劳动合同应具备的条款：劳动合同法规定劳动合同应当具备以下条款：用人单位的名称、住所和法定代表人或者主要负责人；劳动者的姓名、住址和居民身份证或者其他有效身份证件号码；劳动合同期限；工作内容和工作地点；工作时间和休息休假；劳动报酬；社会保险；劳动保护、劳动条件和职业危害防护；法律、法规规定应当纳入劳动合同的其他事项。

劳动合同除前款规定的必备条款外，用人单位与劳动者可以约定试用期、培训、保守秘密、补充保险和福利待遇等其他事项。

四、电 话 用 语

电话作为现代通讯工具，具有传递信息迅速、使用方便和效率高的优点，已成为现代人际交往的重要方式。通话时，双方虽然不一定有机会通过可视技术看到对方，但一个人的"电话形象"仍可通过其声音、态度、言辞让对方感受到。电话用语的正确使用可以起到准确无误的传达信息、联络感情及塑造良好电话形象的作用。

（一）声音清楚

电话交谈主要借助声音进行，所以通话时要避免走动、保持正确姿势，语音准确、语句简短、声音适度、速度适中，以对方听得清楚又感觉舒适为宜，让人听清听懂。

（二）语气平和

通话时要求双方必须有意识地保持平和的通话语气，不论双方地位有多么悬殊，也不论双方是否有年龄、职业、文化的差异，都要平等待人，做到不卑不亢、不骄不躁。如果在工作岗位上，还要牢记不可感情用事，要矢志不渝地履行自己的职责。居高临下、拖延时间都是对通话对象的不尊重，异常亲近和过度冷漠也是令人难以接受的。

（三）言辞规范

在通话进行中，通话内容是至关重要的，通话内容主要包括互相问好、自我介绍、相互确认对方身份、表达意愿、感谢对方帮助、代向他人问候、互相道别等。通话时，一般情况下，除了互致问候之外，不宜谈论与本意愿无关的话题，谈话内容要紧凑、主次分明，必要时，在得到对方允许前提下重复谈话重点。通话要善始善终，在清楚地表达了通话意愿后，要向通话对象发出通话结束的暗示，并以双方互致道别为通话结束的标志。如果代接他人电话要准确做好电话记录。

例1：护生杨玲玲放假回家后，给老师打电话报告平安。

玲玲："王老师您好，我是杨玲玲。"

王老师："玲玲好，到家了？"

玲玲："是的，我们同学三人坐了9个小时的火车，晚上5点半到家，一路上很顺利。"

王老师："9个小时的火车，辛苦了。"

玲玲："有同学结伴，不觉得辛苦，一想到家里有妈妈做的美餐，更不觉得辛苦了。我邀请她们两个到我家吃饭，饭后我送她们回家。"

王老师："好呀,别忘了通知她们父母,免得家长担心。"

玲玲："知道了,老师。"

王老师："先休息几天,然后就该安排假期作业和社会实践了吧?"

玲玲："是的,我们说好了,过几天去孤儿院。"

王老师："好的,玲玲。就这样吧,假期愉快。"

玲玲："祝老师假期愉快,再见。"

例2:早晨7点,一位骑电瓶车的女学生在中山东路被面包车撞倒,120急救车赶来,被撞女学生意识清醒,右腿剧痛,不能活动。医生初步检查后判断为右下肢股骨骨折,决定就近送市第二人民医院治疗。急救车在快速行驶过程中,护士小王电话通知市第二人民医院做急救准备。

急诊科护士："您好,市第二人民医院急诊科,刘护士。"

王护士："您好,刘护士,我是120急救站的王护士。"

急诊科护士："您好,王护士,有什么需要帮助的?"

护士："刚刚中山东路发生一起交通事故,我们正带病人赶往贵院就医,大概还有15分钟到达,请做好接诊准备。"

急诊科护士："好的,我记下了,请再详细点。"

护士："病人是一位女学生,医生初步判断为右下肢股骨骨折,失血较多,血压是80/50mmHg,脉搏较弱,104次/分,现正输液治疗。"

急诊科护士："有家属随行吗?"

护士："家长已经通知,马上赶到。"

急诊科护士："好的,我马上向护士长汇报,通知骨科医生,准备接诊。"

护士："谢谢您,刘护士。"

第二节　言谈的技巧

言谈是指语言和谈吐的总称。良好的言谈交流不仅能使交流对象心情舒畅,达到最佳沟通效果;同时还能反映一个人的品德修养、审美情操、文化水平、处世态度以及个人志趣,因此在人际交往中掌握言谈技巧就显得至关重要。

一、恰　当　选　题

谈话时,选题能反映出一个人的身份、爱好、修养以及受教育程度。选题是否恰当,是关系沟通成败的决定性因素。恰当的谈话内容给人以启迪和教育,故而在选择谈话内容时一定要根据谈话对象的不同,选择大家共同关心的、兴趣一致的话题,同时配合恰当的交谈方式,这样才能达到交流的效果。

(一)宜选的交谈话题

1. 既定的话题　既定的话题是指交谈双方已经约定,事前有所准备的话题。如征求意见、传递信息、讨论问题、研究工作等,往往都属于内容既定的交谈话题。这类话题多属于正式场合的交谈,要求严肃、正规,不可言语轻薄、戏谑。

2. 高雅的话题　高雅的话题主要是指格调高尚,内容文明、优雅的话题,如哲学、文学、艺术、历史、地理、建筑等,都是高雅的话题。它适用于各类交谈。遇到知音,会产生言逢知己、相见恨晚的默契。

3. 轻松的话题 轻松的话题即谈话令人轻松愉快、身心放松、饶有情趣、不觉劳累厌烦的话题。如文艺演出、流行时装、美容美发、体育比赛、电影电视、休闲娱乐、旅游观光、地方小吃、名胜古迹、风土人情、名人轶事、烹饪营养、天气状况等。这类话题适合休闲等非正式场合的交谈,但同样要因人、因事选题,以免话不投机,产生"对牛弹琴"之虞。

4. 时尚的话题 时尚的话题即以当时正在流行的事物、事件、现象等作为谈论的话题。如国内、国际形势,宇宙现象、地质奇观等等。这类话题适合各种场合的交谈,是一种时髦的话题,但要注意与时俱进,避免言过其"时"。

5. 擅长的话题 擅长的话题指交谈双方尤其是交谈对象有研究、有兴趣的话题。如与医生谈健身祛病、营养保健之法;与学者谈严谨治学、端正学风之道;与作家谈诗歌小说、文学创作之魂等。但要注意须是双方擅长才有可谈之处,否则只一方"侃侃而谈",另一方却"无言以对",就无所谓"交谈"了。

(二) 恰当的交谈方式

1. 神态专注 交谈中,双方都希望自己的观点被对方接受,学会谈话,更要学会倾听。一个会倾听的人,一定是受欢迎的人。倾听者应面带微笑,平视对方、神情专注,当对方观点有独到见解或与自己观点不谋而合时,可以微笑、点头、竖起大拇指表示支持、理解、肯定等。或以"是"、"对"、"没错"、"确实如此"、"我也有同感"、"您说到我心里去了"等语言回应,表示自己在认真倾听、鼓励对方谈话继续下去。必要时,在自己讲话时适当引述对方的见解或观点,使对方有遇知音,产生共鸣的感觉。

2. 宽容礼让 交谈中要遵守以对方为中心的原则,处处礼让对方、尊重对方。首先应让对方先讲,让每一个人都有机会发言,不可冷落任何人,也不可得意忘形、夸夸其谈。其次交谈中不要随意打断别人讲话,干扰了对方的思绪,破坏了谈话的意境,违背了礼让对方的原则。再者交谈中允许各抒己见、百家争鸣,切忌争得面红耳赤、唇枪舌剑,大伤和气。同时交谈中普遍存在不纠正原则,即对交往对象的所作所为,做到求大同、存小异,只要不涉及原则问题如触犯法律、违反伦理道德、侮辱国格与人格、危及生命安全等,没必要判断是非曲直,更没必要当面予以否认。

3. 双向共感 双向共感是指双向交流,双方共同感兴趣。交谈中切不可"喋喋不休",始终"一言堂",忽略对方的存在,也不可"徐庶进曹营,一言不发",使交谈陷于"冷场"。交谈中要积极参与,注意交谈对象的反应,尽可能围绕交谈对象进行。交谈的话题应使彼此双方都有兴趣,感到愉快,产生共鸣。双向共感是交谈取得成功的关键。

4. 适可而止 交谈的目的是双方交流信息、交流感情,如果达到良好的交流效果就该适时结束交谈。一般而言,普通的交谈,以 30 分钟为宜,最长不超过 1 小时。每个人的发言也不宜太长,以 3 分钟左右,不超过 5 分钟为最合适。太简短的交谈会给人"虎头蛇尾"、"敷衍了事"之感,无限度地延长交谈时间既没有意义,还会使对方疲劳,事倍功半。

(三) 禁忌的交谈话题

交谈时不但有些话题要避免、要禁忌,还有一些不恰当的语气也要杜绝,否则会得不偿失、适得其反。

1. 不恰当的话题

(1)涉及个人隐私的话题:个人隐私,即个人不希望被他人了解,与他人无关之事。如有关年龄、收入、财产、婚姻状况、健康、疾病、特殊经历等话题。除非工作需要必须了解相关情况外,一般都不应涉及他人这方面的话题。即使因需要了解他人隐私后,也不可将此作为茶余饭后的谈话资料。

(2)捉弄对方的话题:在交谈中,以捉弄人的话题展开交谈,不仅失礼,还会破坏双方关系,影响正常的人际交往。那些恶作剧或捉弄他人取乐,对交谈对象尖酸刻薄,故意要让对方出丑、难堪等的行为都是缺乏教养的表现。

(3)非议旁人的话题:有人喜欢在交谈中传播闲言碎语,制造是非,造谣生事,非议他人,这是非常失礼的行为。这样做非但不能说明自己待人体己,反倒证明自己缺乏教养,是搬弄是非之人。因为人们都知道"来说是非者便是是非人"。

(4)令人反感的话题:一些令交谈对象伤感、不快的话题,错误倾向的话题,以及对方不感兴趣的话题,如违背社会伦理道德、生活堕落、思想反动、政治错误、违法乱纪之类的话题,都属于令人反感的话题,不宜作为交流的主题,如若无意间碰上这种情况出现,应立即转移话题。

2. 不恰当的语气

(1)命令式语气:命令式语气会使对方有一种被驱使、被压抑、不被尊重的感觉。交流双方不是平等交流,使人心理上感到不平衡,会本能地产生心理抵抗或反感。如"期末考试你必须考95分,别让我失望"的效果远不如"相信你期末考试一定能考出优异成绩的,我为你骄傲"的好。同时命令式语气也是一种不礼貌的表达方式。如"把手臂伸出来,给你打针。"就显得不礼貌,应该表达为:"我现在给您打针,请您伸出手臂好吗?"

(2)质问式语气:质问式语气会使人产生一种被审问、训斥的感觉。这样的语气缺乏对他人的尊重,往往让交谈对象无地自容,感情上难以接受,而产生抵触不合作的情绪,使交谈难以进行。如"这么长时间不见你,是不是做什么见不得人的事去了?"、"不是告诉你不能动吗,怎么还下床活动?"、"家长怎么当的,孩子病成这样了才来!"、"怕痛,生孩子哪有不痛的,想当妈还怕痛!"等。

伤人之言,重于刀枪剑戟

初中女孩,数学总不及格。有次考前她硬是把答案背了下来,结果数学得了满分。数学老师却不屑地说:"怎么成了数学天才,肯定是作弊了!"女孩:"我没有作弊,您不能这样侮辱我。"老师:"好啊!既然你这么厉害,敢不敢重考一次!"于是,老师重新给小女孩考试,卷面有很多没学过的方程式试题。结果她吃了鸭蛋。从此,她休学在家,养成了悲观、敏感、孤独的性格。这个小女孩就是台湾著名的作家三毛。

二、准 确 表 达

在言谈过程中,语言表达准确、恰当,态度谦和、有礼,能使交流对象心领神会,达到良性沟通。

(一) 语言准确

1. 发音要准确　言谈要求发音准确,以免引起误会,产生歧义。发音准确有三方面的含义:①发音要标准,不能读错音、念错字;②发音要清晰,让人听得清楚、明白,不能口齿不清、含含糊糊;③音量要适中,声音柔和悦耳,不能过大,使人误以为训斥,也不能声音过小,让人听不清楚。

2. 语速要适度　语速即讲话的速度。在讲话时,语速要保持快慢适中,以保证交谈对象能听清并明白讲话者要表达的语意。语速太快、太慢、忽快忽慢,都会影响表达效果。

3. 内容要简明 内容简明、要言不烦能使交谈对象在有限的时间内获得并掌握大量的信息,可节省时间,适应现代社会快节奏、高效率的工作和生活方式。

(二)态度准确

1. 待人要礼貌 在交谈中,说话的态度一定要亲切谦和、平易近人、文明礼貌。不要端架子、摆派头、以上压下、以大欺小,官气十足,随便教训、指责别人。

2. 土语要少用 交谈对象若非家人、乡亲,交谈中最好不要使用对方听不懂的方言、土语,否则就是对交谈对象的不尊重。在多方交谈中,即使有一个人听不懂,也不应采用方言、土语交谈,以免使人产生被排挤、受冷落的感觉。

3. 外语要慎用 在交谈中,若无外宾在场,则应慎用外语,而应当讲中文、说普通话,使在场的每个人都能听明白。与外宾交谈,没有必要用外语时仍使用外语,非但不能证明自己水平高,反而有卖弄之嫌,也是对他人不礼貌的表现。

三、其他言谈技巧

言谈的表达技巧是多样化的,在交谈中除应做到上面所述的恰当选题、准确表达外,还有许多言谈技巧也能对交流起到事半功倍的作用。但其具体方法的运用常需因人、因事、因时、因地的不同,随机应变、灵活运用。这样会使言谈"更上一层楼",获得人际交往的成功。

(一)幽默法

幽默法是以诙谐、愉悦的方式来传播信息的,是在一定的语境下,通过语言的反常组合即与人们的共识相违,超出人们预料来实现预期目标的一种语言表达方式。幽默法是语言礼仪的高级表现形式,具有妙不可言的功能。正如恩格斯所说:"幽默是具有智慧、教养和道德优越感的表现"。言谈中善于利用幽默,能活跃和缓解紧张的气氛,还能起着润饰、调解人际关系的作用。

构成语言幽默意境的技法有正话反说、替换概念、别解等多种。不论以何种方法,都贵在机智、灵活、得体,使人听后,或惊喜交加,或啼笑皆非,同时又回味无穷,寓意深刻。适度的幽默,既能礼貌周到、保护自尊,又发人深省、极富情趣,还可减少社交中不必要的摩擦。

例1:有位顾客在一家饭店吃完饭后对服务员说:"你们的米饭真不错,花样繁多。"服务员不解地问道:"不只是一种吗?"顾客接着回答:"不,有生的,有熟的,有半生不熟的。"

例2:德国大诗人海涅因为是犹太人,有时会遭到无端攻击。一次晚会上,一位旅行家对他说:"我发现有一个地方竟然没有犹太人和驴子!"海涅不动声色地说:"看来,只有你我一起去那个地方,才会弥补这个缺陷!"

例3:一天,美国总统林肯接到一个电话,是一个善于投机的人告诉他,有位税务高官刚刚去世,请示总统可否让自己来取代他,林肯回答:"如果殡仪馆没意见,我当然不反对。"

例4:德国诗人歌德一天在公园散步,碰到曾恶毒攻击他的批评家。那位批评家傲慢地说:"我是从不给傻瓜让路的。"歌德立即回答:"我却完全相反。"说完转身让到一边去了。

例5:有位大学校长,在学生毕业典礼上讲真话,不讲套话,动之以情、晓之以理,赢得在场人士热烈的掌声:"什么是母校? 就是那个你一天骂她8遍却不许别人骂的地方。"

(二)委婉法

委婉,也叫婉转、避讳,是语言中的"软化"艺术。就是以柔克刚,运用迂回曲折的含蓄语言表达本意的方法,使对方在接受不同意见的同时仍感到自己是受到尊重的,能从理智上、情感上都接受对方的意见或批评。实践证明,使用委婉的方法表达某种意思,常比直抒己见要显得高雅,而且成功率高。

人们的认知和情感很多时候是不能完全一致的。在交往中,有些话虽然完全正确,但有时却碍于情面难以接受,直言不讳的结果可能是不愉快的争议。这时可以巧用语气助词,把"你这样做不好!"改成"你这样做不好吧。"也可灵活使用否定词,把"我认为你不对!"改成"我不认为你是对的。"还可以用和缓的推托,把"我不同意!"改成"目前,恐怕很难办到。"这些都能起到意想不到的效果。委婉的具体做法也很多样化,关键在于用得恰当。

1. 用词灵活 例如有位客人向我国某领导人提问:"中国人民银行有多少资金?"某领导人答:"中国人民银行的货币有 18 元 8 角 8 分。"例如病人违反规定在病室内吸烟,护士劝阻时把"不能在病房内吸烟"委婉说成"到室外去空气会更好些",就把同样的意思表达得不那么强硬逼人了。

2. 语气婉转 例如给一位病人做护理,需要同病室其他病人暂时回避,护士:"各位好,我一会儿要给小张做护理。今天天气不错,大家愿意到阳光室晒晒太阳吗?"语气婉转,使人易于接受。

3. 转移话题 例如,病人有求又不便直截了当拒绝时,可以说:"很抱歉,这件事过段时间我们再谈,好吗?"如朋友问:"星期天我们一起去看美国大片,好吗?",你若想婉拒可以这样回答:"我们一起去图书馆温习功课吧"。

4. 模糊化 交流中,有时不便或不愿意暴露自己的真实思想时,可以把信息"模糊化",既不伤人,又不使自己难堪。例如一位客人在一家饭店吃饭,正宗的湘菜,使这位客人吃得非常满意。他在付钱时,看到老板娘家境富裕,他突然提出一个问题:"老板娘,毛泽东是你的同乡,如果他还在,会允许你开店吗?"老板娘回答:"没有毛主席他老人家,我早就饿死了,还能开什么店啊!"

(三)暗示法

暗示法是通过语言、行为或其他符号把自己的意向传递给他人,并引起反应的方法。暗示法可以通过人的语言、手势、表情等来施授,也可以通过情境(视觉符号、声音符号)来施授,使被暗示对象按授示者所寓意的方式去行动或接受一定的意见,从而达到暗示、教育或治疗的目的。暗示法根据授示的方法不同可分为点化式、引发式和图像式等多种。

1. 点化式暗示法 点化式暗示法是用点化的方式,用意向紧密相关的另一件事引起被暗示者反应的方法。例如公路转弯处,一块标语牌写着"这里已经有六人死于撞车事故",这个标语牌通过"这里已经有六人死于撞车事故"的事实点化人们"这段路交通事故多",提醒人们注意交通安全。再如医院中某个病人不遵守卧床休息的医嘱,执意要下床活动时,护士劝告说:"请您还是保持安静,从前我们有位像您一样的病人就因过早下床而摔倒,造成终身残疾",从而点化暗示病人不合作将可能产生严重的后果。

2. 引发式暗示法 引发式暗示法是用引导、启发的方式,使矛盾的双方,受到启发暗示而做出相应反应,达到化解矛盾的方法。例如某大学因进修生、旁听生多而时常挤得在校生没有座位,于是班长在课前说:"为了尽可能让来我班听课的进修生、旁听生有座位,请本班同学坐前六排。"例子中,班长出于礼貌用引发式的暗示方法,以"请本班同学坐前六排"来暗示"非本班学生坐六排以后",从而引起双方的反应,使矛盾得以体面和礼貌地解决。

3. 图像式暗示法 图像式暗示法是以图像来暗示并引起反应的方法。例如医院以张贴母亲给婴儿哺乳的宣传画来暗示"母乳喂养好",教育人们科学养育的道理。例如公路上张贴交通肇事后惨不忍睹的图片,来说明交通事故的可怕结果,教育司机们要注意交通安全。

（四）态势语

态势语是人们进行交流时通过自己的手势、表情、目光等来表达思想感情,传递信息的一种重要的交流工具。在交往中,人们不但"听其言"还要"观其行",所以态势语是口才与交际艺术的重要组成部分。有时态势语所传达出的信息要比有声语言更富有表现力和感染力。

人在各种不同场合可以表现出成千上万、不计其数而且十分微妙的态势语和表情,有许多是习惯性的、下意识的,它比有声语言更真实可靠。尤其面部表情的变化是十分迅速、敏捷和细致的,能够真实准确地反映感情,传递信息。因此了解掌握一些常用态势语的含义,恰当礼貌的使用态势语,对交流沟通的作用是不可忽视的。

1. 面部表情　在人际交往中,表情能直观、形象、真实、可信地反映着人们的思想、情感和交流的信息。如表情端正,表现的是自信、严肃、有精神;头部前倾、表情专注,表示倾听、关心、同情;表情紧张,表示惊奇、恐惧、焦虑;微笑,表示热情、友好;低头,表示沉思、内疚、忧虑、痛苦;点头,表示同意、理解、赞许;摇头,表示拒绝、不理解、无可奈何;如嘴角向上,表示喜悦、友好、礼貌;嘴角向下,表示忧郁、痛苦、悲伤;嘴角轻撇,表示鄙夷、轻视;嘴角上撅,表示生气、不满意等。

2. 眼神　如前文所述眼神语言的构成一般涉及时间、角度、部位、方式、变化五个方面。眼神是最能袒露人的内心秘密和激情的无声语言。在日常社交活动中,通过眼神的传情达意可以表达丰富的内容,眼神在交流中有非常重要的作用。如双眼注视对方的脸部,表示重视、关注;瞪大双眼,表示惊奇、疑惑、不满;圆睁双眼,表示愤怒、极度惊恐;眼皮眨动,表示思索、厌恶、轻蔑、调皮等。关于面部表情和眼神态势语的使用,前文已有详细表述。

3. 手势　手势语表达的信息也极为丰富多彩,是人们在交往中不可缺少的动作,是人与人之间表达思想、信息的有效手段。如手心向上表示礼貌、坦诚、幽默风趣;手心向下,表示否定、强制、命令;单手挥动,表示告别、再见;手拍前额,表示健忘、后悔;拳头紧握,表示决心、挑战;竖起大拇指,表示称赞、佩服;伸出小指,表示轻视、瞧不起;摆手,表示不同意、请你走开;伸手,表示打招呼、欢迎你;抬手,表示自己要讲话了,请对方注意;双手挥动,表示欢呼、情绪激昂等。

4. 动作　指交流礼仪中的站、坐、行姿态及行为举止等。在前面的章节中,已对姿态礼仪、举止礼仪等相关内容做了介绍,此处就不做赘述。总之,言谈礼仪表达的方式方法是多样化的,在交往活动中,各种方法往往交叉、重复使用,只要运用得当,就可以产生良好的效果。

第三节　护理工作语言规范

古希腊著名医生,被后人尊称为"医学之父"的希波克拉底曾说过,医生有两种东西能治病,一是药物,二是语言。诚恳、体贴、礼貌的语言,对于病人来说犹如一剂良药。同医生一样,护士的言谈也关系到病人的健康状态,既可以"治病",也可以"致病"。如果护士能针对病人的心理特点,通过言谈给病人以启发、疏导、劝说、鼓励,用科学的解释减轻病人的心理负担和顾虑,用亲切的语言安慰消除病人的孤独、恐惧、不安,用真诚的赞美增强病人的自信、决心，便是发挥了语言的"治疗"作用，能收到医药不能及的效果。反之，若语言运用不当，则可成为导致疾病发作或加重的因素，这就是语言的"致病"作用。因此护理人员应重视对语言的学习和提高言语交流的艺术修养，自觉地运用文明礼貌的言谈去愉悦病人的身心，促进疾病的康复。同时，在护患交谈过程中，力争留下完美的印象，如关怀、亲切、体贴、信任等，使病人能尽早接受护士、信任护士，从而更好地配合治疗、护理。

语言能治病，也能致病

某肝病患者，治疗好转正待出院，家属买来许多保肝药，打算回家继续服用，病人认为自己病已经好了，便去询问医生是否需要服用这些药。

病人："医生，你看，我回家还用不用再吃这些药了？"

这位医生刚好在家和爱人吵架生了气，到了医院还是余气未消："我管你用不用，自己看着办吧！"

病人："怎么了，这样说话，真不好听！"

医生："什么好听，唱歌好听，谁唱给你听？"

病人当时气得脸色苍白，回到病房便躺在床上，后来肝功能急剧恶化没能出院，终因治疗无效死亡。

一、工作语言规范

护理人员由于其职业的特殊性，一方面因工作需要与病人交流，收集资料，进行护理评估；另一方面还要在与病人的交流中表达出对病人善意的关怀和同情。谈到有关疾病的内容时，切不可主观臆断、信口开河，也不可不理不睬、敷衍了事。要有科学依据、措辞严谨，充分体现护理职业的特点，遵循临床医学语言的准确性、解释性、安慰性、暗示性和教育性等科学原则。护患交流中，工作语言的规范性包括语言规范、交谈内容规范，同时配合适当的沟通技巧。

（一）语言规范

1. 语言文明得体　护理人员使用文明得体的语言是护理职业礼仪的最基本的要求，也是建立良好护患关系的基本前提。护士使用得体、谦和、文明的语言，能使病人心平气和、思想乐观，信任护士，乐意成为护士的朋友，并积极配合治疗。如在工作中称呼病人时使用病人喜欢听的称谓而不是以床号、编号代称，可以借鉴社会生活中的"师傅"、"阿姨"等称呼病人。巡视病房时说句："李阿姨，您今天的气色不错，精神好多了"、"刘师傅，感觉好点了吗"、"王老师，有什么需要请随时叫我"、"赵奶奶，您的化验结果出来了，各项指标都正常，看来，您快出院了，祝贺您呀"等。为病人进行护理时采用商量的口吻而避免命令式的语气，如"李老师，今天由我给您做术前皮肤准备，现在可以吗"对病人因受折磨而吵闹或不配合治疗时，给予耐心地安慰和正面的诱导而不是训斥、讥讽，如"您再坚持一下就成功了，我来握住您的手，好一些了吗"等，这种温良谦逊的态度和文明得体的语言，可以转化为巨大的精神力量，帮助病人战胜疾病。

同时，护理人员的语言对病人来说，无疑是具有一定的权威和暗示性的，暗示可以在人的机体中引起很大的生理、心理变化，既可以致病或使病情加重，又可以治病或减轻病情。如问一位年过花甲的病人："你今年几岁啦？"，病人听了心里就会不舒服。因为这种语气是问小孩子的，很不礼貌。一般来说，问成年人岁数要用"您多大年纪？"，问老年人最好是"老人家,您高寿啦?"。因此护理人员与病人进行语言交流时,一定要讲究说话艺术,避免言辞不当给病人带来不良刺激,力争给病人以良好的心理感应和精神抚慰。这种良好的心理感应往往能转化成取得病人信任的"催化剂",病人一旦对护理人员产生信任感,就会积极地配合检查和治疗,毫无顾虑地向护士吐露心声。只有这样,护士才会全面、深入地了解病情,才能进行有效的护理,推动护患关系的健康发展。

2. 语言准确规范 为了能使病人准确无误地理解医务人员的话语,保证护患交谈的顺利进行,护理人员说话一定要做到言简意赅、科学规范、通俗易懂。应当从语音、语意、语法三方面加强训练。

(1)语音清晰,声调优美:说话的目的是让对方听得清楚、听得明白,才能达到交流的目的。如数字 4 和 10 听起来十分相似,易产生误解,造成护理差错。因此护理人员在工作中应以普通话作为主要交流工具,并尽可能做到发音清晰准确、声调优美柔和,只有这样,才能使来自不同地区的病人都能听明白,都能迅速理解护士的愿望和意图。同时,也要努力掌握地方方言,以排除或减少交谈中的障碍,病人听到自己熟悉的语言,会感到亲切温馨,更加信赖护士。

(2)语意准确,通俗易懂:护理人员的言谈应准确、通俗易懂,便于病人正确理解。避免因语意模棱两可而引起病人费解、曲解或误解现象的发生,而一旦病人曲解或误解了护理人员的意图,又会影响到护理措施的实施和护理效果的实现。如尿路感染病人,护士问:"您有尿路刺激征吗?",病人不明白:"什么是尿路刺激征?",护士解释道:"就是尿急、尿频、尿痛"。病人还是不解地问:"什么是尿频、尿急、尿痛?"因此护理人员的语言应当做到语意清楚、精练、明确。向病人解释、交代问题或进行健康教育时,尽量要应用通俗易懂又文雅大方、言简意赅的语言,避免使用病人听不懂的抽象医学术语或其他粗俗不雅的语言,以免引起病人的不安和误解。如一位术前病人,麻醉师选择了椎管内麻醉,为了操作方便,更大范围地暴露操作部位,护士通知病人进手术室前将病员服前后反穿。结果护士按要求通知病人时,没做过多解释,病人生平第一次手术,再加上手术前过于紧张,匆忙中,理解成将病员服里外反穿,造成误解。

(3)语法正确,合乎逻辑:语言的逻辑性表现在语言要合乎语法要求,具有系统性。如护理人员在交接班、做病室工作报告或向病人交代问题时,应把事情发生的时间、地点、过程、变化、因果关系等叙述明白,概念、层次要清楚。此外,语言交流也要符合语法的要求,避免使用容易混淆、产生歧义的词语。在临床工作中,护理人员必须学会掌握规范的语法知识,养成良好的逻辑思维能力,正确、明白地叙述表达问题。

例如:夜班护士小张向新入院病人交代明天早晨的标本采集事项。

护士:"您好,赵阿姨,我是夜班护士小张。"

护士:"晚饭吃了吗? 今晚没什么治疗了,等会儿好好休息吧。"

赵阿姨:"小张,你说对了。跑了一天,还真累了。"

护士:"好好睡一觉,明早我来给您采血,采血前不能吃饭,也不要喝水。"

赵阿姨:"好的,采血后我再吃。"

护士:"赵阿姨,采血后您也不能吃饭,您还有 B 超检查,也要空腹。"

赵阿姨:"B 超检查? 早上来送饭怎么办?"

护士:"您明早既有 B 超检查还有钡餐透视检查,这两个检查一个需要空腹,一个需要喝钡剂,您只能先做 B 超后做钡餐检查了,顺序不能颠倒。等您检查回来再吃饭,我会通知营养室晚些给您送餐的。"

护士："明早您还要留尿和便标本,这是标本瓶,已经写好您的名字了,留取晨起第一次尿,留好后放在走廊的标本箱里,8点前会有人来取的。"

护士："这是便标本容器,您晨起排便时,用这个竹签挑起蚕豆大小的粪便,放入容器内。如果粪便有脓血,就要选择含脓血部分的粪便放入容器中,8点之前放在走廊的标本箱里。"

护士："赵阿姨,您明早任务很艰巨的,都记住了吗?"

赵阿姨："是够艰巨的,我拿笔记录下来了。"

护士："好的,赵阿姨,有问题随时叫我,明早见。"

3. 忌用的语言

(1)不文明的语言:粗话、脏话、伤人的恶语等垃圾语言都是言谈交流中的禁忌用语。

(2)不尊重的语言:省略该使用的称呼,而以"喂"、"嗨"、"2床"取代,有不尊重人之意,护理工作中应该禁忌。一些不雅的称呼,尤其是含有人身侮辱或歧视之意的称呼,如:"眼镜"、"瘦猴"、"黑金刚"、"小个子"等也应该杜绝。

(3)挖苦讽刺的语言:在谈话中故意挖苦、讥讽对方,不仅是不礼貌的行为,而且还是一种缺乏教养的表现,护理工作中应当坚决避免出现。

(二)内容规范

在与病人交谈时,能否选择恰当的内容,是交谈的关键。有时,护理人员感到与病人无话可谈,就是因为难以找到恰当的话题。往往做了许多工作,仍得不到病人的信任,影响了护患关系的建立。所以护理人员在工作中,为了能更多地与病人交流沟通,要根据不同对象、不同环境和不同问题来选择恰当的谈话内容和方法,争取能与病人展开更多的交谈,实现护患之间进一步的沟通。

关于交谈中宜选的话题,前文中已经交代过。在护理工作中,这些话题仍是最佳选择,但由于工作性质和特点的缘故,在选择谈话内容时,仍需有所侧重,具有一定的针对性。

1. 与健康有关的内容　当病人到医院就医时,大部分是健康状况出现了异常,此时,他们最想了解的是:"我得了什么病?"、"为什么会得这样的病?"、"这病严重吗?"、"能好吗?"、"怎么治疗?"等。所以与病人交谈首先应当选择的是与其疾病相关的健康话题,这些是病人最关心的问题。以这样的话题展开交流能使病人感兴趣,病人很想从中了解更多关于自己病情的健康知识,会提出想了解的问题,交谈的态度也就比较积极,于是便很自然地与护理人员交流下去。此时,护士更应不失时机地抓住这样的话题和机会,与病人交流和沟通感情,并有责任和义务向病人介绍相关的健康知识,达到健康教育的目的,又使病人感觉受到护理人员的关心重视,从而达到融洽护患关系的目的。

2. 病人感兴趣的内容　由于个人兴趣、爱好各不相同,护士在与病人交谈中,应根据其兴趣爱好有所选择,不要一成不变地反复谈一个话题。例如,护士不仅应与病人交谈有关健康和疾病等话题,对于爱好体育运动的病人,还可适当与之聊聊病人喜爱的体育运动;对于从事教育工作的病人,可与他谈谈孩子的教育问题;而对于家庭主妇,又可与之谈谈烹饪之道等,这可以大大提高病人的谈话热情。缩短护患之间的心理距离,赢得病人的好感,有利于建立良好的护患关系。

3. 轻松愉快的内容　病人患病后往往情绪比较低落,悲观失望,缺乏自信心,这时很需要他人的关怀和安慰。护理人员在与病人的交谈中应多给予安慰性的语言,运用亲切、美好、温暖、富有说服力的话语,抚慰病人心灵上的创伤,教育病人正确对待自己,正确对待疾病和挫折。同时还应尽量找一些轻松愉快的话题与病人交流,调节病人的情绪,减轻病人对疾病的恐惧感。如介绍一些病人是如何战胜病魔,现在又是多么健康、愉快生活的例子,鼓励病人树立战胜疾病的信心,以轻松、坦然的心态面对当前的困难。另外,还可以通过一些幽默、诙谐的故事,令人捧腹的笑话等富有情趣又发人深省的谈话内容,愉悦病人的身心,还能促进护患双方的感情交流。

(三) 沟通技巧规范

在护士与病人之间进行交谈的过程中,护士要有意识地使用一些沟通技巧。针对不同的谈话对象、不同的谈话内容,采取不同的谈话技巧,能使护患双方得到一个较好的沟通效果。

1. 提问的技巧　在沟通中有技巧地提出问题,不仅可以引导谈话的进行,使沟通双方获得更多信息,还是核对信息的重要方式。提问是交谈的基本技巧,是护士必须掌握的基本功。提问一般分为开放式提问和封闭式提问,通常两种方式交替使用。

(1)开放式提问:又称敞口式提问或无方向性提问,是指不限制病人应答范围的一种提问方式。开放式提问的优点是不限制病人的思路,病人可以完整地说出自己的意见、想法和感受。开放式提问使病人有较多的自主权,自主选择回答的内容及方式,这样有利于病人敞开心扉,抒发真情实感。护士能更全面、更深入地了解病人的思想、情感和行为。对于沉默寡言的病人,更应循循善诱、开放式提问,启发病人。如:"这两天感觉如何?"、"能说说您的病情吗?"、"过两天就要手术了,您怎么看?"等。但开放式提问并非随意提问,所提问题均为护士根据病人情况,事先预设围绕主题展开,当病人的回答出现偏题时,护士通过恰当的引导,让病人的话题回到主线上来,保证获得更多、更真实的资料的同时,做到让病人畅所欲言,和谐护患关系。开放式提问的缺点是需要的时间较长,因此开放式提问应在护士和病人都做好充分准备时进行。

(2)封闭式提问:又称闭合式提问、限制性提问或有方向性提问,是指将病人的应答限制在特定范围内的一种提问。封闭式提问的好处是病人可以直接回答,交谈效率高,护士能迅速获得所需要的信息,节省时间。病人回答问题时,选择范围很小,只需要回答"是"、"不是"、"好"、"不好"、"有"、"没有"等。如对一位疼痛的病人,护士询问:"昨天夜里还痛吗?",做过敏试验前:"您是否对青霉素过敏?",早上护理查房:"昨晚您睡得好吗?","医院的饭菜吃得惯吗?"等。封闭式提问有其不足之处,病人回答问题时机械死板,缺乏自主性,病人没有机会抒发自己的想法、释放自己的情感,护士难以得到提问范围以外的其他信息。交谈过程中过多使用封闭式提问,将不利于交谈的深入和建立良好的护患关系。因此交谈中应多使用开放式提问,必要时或在某些范围内配合封闭式提问。如在收集病人的一般资料、药物过敏史、生育史时可采用封闭式提问。

2. 倾听的技巧　倾听是指全神贯注地接受和感受交谈对象发出的全部信息,并做准确的理解。倾听将伴随整个交谈过程,是获得信息的重要渠道。任何谈话,都表现为说与听的双向循环,要达到与对方的真正沟通,必须善于倾听。倾听可使对方感到被尊重,还可以对他人有更多的了解,促使双方在友好的气氛中交流。在护理工作中,倾听是了解病人的主要办法之一,通过倾听护士可以了解对方的需求、目的、心情等,从而决定自己的谈话方向。

运用倾听的技巧,首先要学会全神贯注,集中精力去听,不让其他任何事情吸引你的注意力,也不能表现出不耐烦和心不在焉。保持全神贯注倾听病人的谈话是向对方传达尊重、热情、友好的信息,对创造良好的交谈情境是一个必需的条件。

其次还要有耐心。在倾听病人谈话时,护士不要随意插话或打断病人的谈话。要耐心等到对方表达完毕,再阐述自己的观点。要表现出冷静和理智,在耐心倾听的过程中进行分析,敏锐地抓住病人说话的意图,把交谈引向深入有效的方向,有了较充分的把握,才能做出准确的判断。不要病人刚一开头,护士就忙着下结论或有意制止病人说话,如"你要表达的意思我已经听懂了",这是很不礼貌的,也不利于了解交谈对象,不利于交谈。

再次,适时适当地插话、提问,给对方以反馈。适时适当地插话、提问,表示护士对病人讲话的兴趣和关心,可得到病人的信任和尊重,引起病人谈话的兴趣,有助于展开话题,融洽交谈。如"是这样呀","哦"、"是的"、"后来怎么样了"等。交流中如果护士只有静听,毫无反应,会给人受冷淡的感觉,也同样是对病人的不恭敬。所以既要耐心倾听,还要适当插话、提问,参与病人的交谈,或适时使用疏导式语言,进一步引导病人倾吐心中的苦闷和忧虑,让病人真正感受到护士对他的关心和重视。

此外,还应注重体态语言在与病人言谈交流中的重要作用,因为这种语言虽然无声,但却对有声语言起着形容和强化的作用。如与病人交谈时保持良好的目光接触,用30%～60%的时间注视病人的面部,护士面带关怀、亲切的微笑;在病人备受疾病折磨而极度痛苦时,则收敛笑容,予以关注、同情的目光或手扶病人肩膀,表示和病人一起面对困境;在为病人进行治疗、护理时,应表情严肃、神情关注,以表明自己对工作认真负责的态度;交谈时护士应面向病人,身体稍微向病人方向倾斜,保持合适的姿势和距离;交谈前护士要做好充分准备,尽量降低外界的干扰,关闭手机等;护士与病人交谈时还要根据收集来的全部信息找出谈话者想表达的主题,注意病人的非语言行为,仔细体会语言的含义,了解病人的真实想法。

3. 沉默的技巧 在与病人的交谈中,恰当地使用沉默,是一种很有效的沟通方式,甚至有超越语言的力量。①沉默给人以回忆和思考的时间;还能给病人提供诉说和宣泄的机会;也是护士观察病人非语言交流的机会。如护患交流过程中适当地保持沉默,可以给病人时间考虑自己的想法或回顾所需要的信息和资料。②沉默还可以传达双方的同情和支持。如在病人焦虑、悲伤或哭泣时适当地运用沉默,可使病人感觉到护士真心在听,在体会他的心情,能收到意想不到的效果。③沉默既可以表达关注、接受和同情,也可以表达委婉的否认和拒绝,弱化病人过激的情绪和行为,缓解紧张的气氛。如病人提出不合理或超出护理工作范围的问题时,护士用适当的沉默表示拒绝和否认,可让病人感受到护士的坚决,知难而退。④沉默可以给护士自己提供思考、冷静和观察的时间。

交谈中,护士不仅能恰当地运用沉默,也应允许病人保持沉默,否则会影响病人内心强烈情绪的表达。如面对临终病人已不需要太多的说教、安慰,护士可保持沉默,眼中写满了同情与悲伤,通过眼神与病人交流,可使病人感受到护士对他的理解,分担着他的悲伤情绪,使护患沟通进入了一个较高的层次。沉默时还要注意选择合适的时机、场合,时间不宜太长,一般不超过2～3秒。无论沉默方式、时机如何不同,无论沉默场合、时间长短怎样不一致,达到沉默的效果才是最关键的。

4. 核实的技巧 核实是指在交谈过程中,为了验证自己对内容的理解是否准确所采用的沟通策略。通过核实对得到的信息进一步验证,以确定信息的准确性;核实的过程还会使病人意识到自己谈话的重要性,感受到护士对自己话题的重视,满足其自尊的需要。核实一般可通过重述、澄清两种方式进行。

(1)重述:重述包括病人重述和护士重述两种情况,即一方面护士将病人说过的话再重复一遍,待病人确认后再继续交谈;另一方面护士可以请求病人将自己说过的话重复一遍,待护士确认病人理解正确后继续交谈。如"您刚才是不是说您这两天晚上睡不好,想请医生来看看?"、"您是说,对明天的手术还有些不了解,想了解手术前需要做哪些配合,手术后会有哪些改进吗?"

(2)澄清:护士根据自己的理解,将病人一些模棱两可、含糊不清或不完整的陈述描述清楚,与病人进行核实,从而确保信息的准确性。如"您说的话,是这个意思吗?"、"我这样理解您的话对吗?"重述和澄清往往是交替使用的,先用重述引起对方的关注,等对方确认信息后,再提出要澄清的问题,从而起到核实信息准确度的作用。

5. 阐释的技巧 阐释即阐述及解释的意思。护患交谈中,病人对诊断结果、治疗过程、护理效果等往往有更多的兴趣,护士会经常运用阐释技巧解答病人的各种疑问,消除误解和疑虑。如解释某项护理操作的目的及注意事项,针对病人存在的健康问题提出建议和指导,解释收集病人资料的意义等。阐述的基本原则包括:①尽可能全面了解病人的基本信息,这样在阐释观点和看法时,就会更加得心应手;②用通俗易懂、简明扼要的语言向病人解释,方便病人理解和接受;③在阐释观点时,病人有权接受全部、接受部分,也有权拒绝。护士应使用委婉的语气、和蔼的态度向病人阐述观点和看法。

6. 共情的技巧 共情即设身处地地站在对方的角度,理解对方的感受,并做出恰当反应的过程。共情是准确感知对方的情感世界,真实体验他人的情感世界,领悟对方的潜在愿望,并把对方的一些言外之意说出来,帮助对方正确地确定自己的思想和情感,与对方的真正想法产生共鸣。护患交流中,护士应站在病人的角度来理解病人的感受,如病人的急躁情绪、拒绝治疗的态度等。这种护患之间的共情不但可以更准确、更全面地了解病人的信息,还可以使护患共情更加充分;护患交流中,护士应运用共情技巧,关心、尊重病人,满足病人自尊的需要,配合治疗护理,恢复健康,实现自身价值;护患交流中护士运用共情策略,关注社会、关心他人,培养爱心、宽容、善解人意等良好品格,提升共情能力,有助于建立和谐的人际关系。

二、职 业 用 语

护理人员使用礼貌语言,做到出口成"礼",是护理职业的要求,是人类健康的需要。护理工作者说话文明礼貌,态度亲切热情,能体现出对病人的尊重和理解,病人会感到温暖和安慰,树立起战胜疾病的信心,这是疾病康复的重要因素。相反,护理人员如果以恩赐者、救世主身份自居,冷落怠慢病人,甚至恶语相加,就必定会损害病人的自尊心和健康。护理职业用语除了包含一般语言的种类,由于护理职业的特殊性,还要重点学习以下各种语言的使用。

(一) 文明礼貌性语言

护理人员与病人的言谈不同于一般人的说话,良好的护患交谈是医疗服务过程的重要组成部分,是医疗卫生服务质量的一项重要标志,是社会主义精神文明的体现,每一位护理人员都应当提高职业道德修养,坚持在工作中使用文明礼貌用语。工作中常用文明礼貌用语举例如下。

"您好,您有什么事吗?"

"您好,能告诉我您的名字吗?"

"您好,您要看病吗? 您哪儿不舒服?"

"请问,您吃过什么药吗?"

"请问,您不舒服有多长时间了?"

"您请坐下,稍等一会儿,医生马上就来了。"

"请不必顾虑,尽量放松,保持镇静。"

"您最好住院,您需要一个全面检查。"

"您稍等一会儿,检查结果要 20 分钟才能出来。"

"您如果觉得不舒服,随时到医院来,千万别耽搁了。"

"请您牢记,明早抽血检查前不要吃东西,我 6 点左右来给您抽血。"

"请您脱鞋躺下,解开上衣扣子和腰带,这样才能暴露检查部位。"

"我来给您做臀部注射,请放松,屈膝,这样能使臀部肌肉放松。"

"您好,您今天感觉怎么样?"

"李师傅,我来为您整理一下床铺好吗? 您不介意的话,我把窗户打开透透气可以吗?"

"对不起,请您听大夫的话,暂时不要活动好吗?"

"请您一定记着吃药,到时我还会提醒您。"

"您对食物过敏吗? 比如虾、蟹、鱼等。"

"饭菜可口吗? 请您尽量多吃一些,这样有助于您康复。"

"这是您的药,请拿好了,每日 3 次,每次 2 片,记住要饭后服用。"

"对不起,这个问题我也不明白,我帮您问问大夫好吗?"

"对不起,拥挤在诊室会影响医生的工作,请大家坐到外面边看电视边等好吗? 我会叫您名字的。"

"王大娘,您好,我是您的责任护士,您就叫我小李吧。"

"刘师傅,输液不滴了? 我知道了,请稍等,给王老师拔完针就给您处理。"

"非常抱歉,今天机器坏了,请留下联系电话,我另外再约您好吗?"

"祝您早日康复!"

"祝贺您康复出院,日后还请多保重。"

"您好,欢迎您到我们科住院,我姓李,您叫我李护士吧! 现在由我来给您做入院介绍,好吗?"

"您好,祝贺您今天康复出院,请您多提宝贵意见,以便改进我们的工作。"

"您好,您的检查结果出来了,各项指标都正常了,祝贺您。"

例如:导诊护士在门诊大厅遇见一位东张西望的小伙子,护士走上前,鞠躬致意,微笑着说:"您好,您有什么事需要我帮助吗?"

就诊者:"我来看病,在哪儿挂号? 怎么挂?"

护士微笑:"您要看病,能告诉我您哪里不舒服吗?"

就诊者:"我腰痛有一阵子了,今天有时间,来看看。"

护士微笑:"您能告诉我,您是做什么工作的吗? 小便有改变吗?"

就诊者:"这有什么关系呢?"

护士微笑:"您听我解释,关系很大,如果您是一位司机,我会建议您挂颈肩腰椎科,如果您小便有改变,出现血尿或者泡沫尿,我会建议您去肾内科就诊。"

就诊者恍然大悟:"原来是这样,我是出租车司机,小便没有改变。"

护士微笑,抬手示意:"好的,请您左转上楼梯,二楼颈肩腰椎科挂号"。

就诊者:"谢谢你,护士。"

护士微笑:"不客气,祝您就诊顺利。"

(二) 赞美性语言

美国历史上著名总统亚伯拉罕·林肯就曾坦言:"人人都需要赞美,你我都不例外",可见渴望赞美是每个人的心愿。现代交往中,赞美已成为一门学问,能否掌握运用好已成为衡量个人素养的一项标准。同样,学会赞美也是护理职业道德修养的需要,在临床护理工作中,把握恰当的时机,给予恰如其分的赞美,往往能使护理工作顺利开展,得到病人的配合,而且还能收到"投桃报李"的效果,即同样得到病人对我们的赞美。如给儿科一位患儿做注射治疗时,可以赞美说:"××小朋友真勇敢,扎针一点都不怕,将来一定会有出息的"。对老年病人也是一样,要不失时机给予赞美,如协助翻身时可以鼓励说:"这次我们配合得非常好,如果您能坚持下去,很快就会痊愈出院的"。对陪伴老人的儿女也可以赞美说:"您老人家真有福气,儿女都这么孝顺,一定是您老教育有方,儿女才这么争气的"等。像这样的话,长辈、晚辈听着都顺耳顺心,自然也就对护士礼貌周到、温馨和蔼的服务感激倍增、尊敬有加。

例如:赵老师,女,59 岁,因糖尿病合并眼底病变入院,由于视力模糊及疾病预后问题,想到以后不能读书看报,赵老师心情烦躁,焦虑,不愿与人交流。医生医嘱:抽血标本做实验室检查,心电图、B超、胸片、CT检查等。当班护士小刘,早上交接班后,即来到病房请赵老师去拍摄胸片。又恰巧赵老师的女儿因事不能来陪伴,一想到眼神不好行走不便,赵老师则拒绝配合治疗。

小刘:"赵老师,早上好,今天感觉怎么样?"

赵老师:"……"

小刘:"早餐吃什么了?"

赵老师:"……"

小刘:"赵老师,您心情不好? 我们今天先去拍胸片,然后再回来输液好吗?"

赵老师:"我不去拍片了,直接输液吧。"

小刘:"赵老师您讲话的声音挺好听的,像电视里的播音员!"

赵老师:"以前学过语言广播。"

小刘:"怪不得呢,普通话说得那么好,是教中文的吗?"

赵老师:"是,中文系,从教 35 年了。"

小刘:"您的儒雅气质,一看就是知识分子!"

赵老师表情缓和:"我的学生现在已经是大学教授了,可我却连小外孙都教不了了。"

小刘:"您外孙几岁了?"

赵老师:"3 岁了。"

小刘:"其实,很多像您这样的病人都康复出院了。"

赵老师:"像我这样的病吗? 我也能吗?"

小刘:"相信我,只要您配合医生的治疗,出院后您不仅能教小外孙,还能做很多事情。您已经桃李满天下了,好好享受生活吧!"

赵老师点头:"你这样一说,我心情好多了。走吧,小刘护士,你陪我去拍片。"

(三) 安慰性语言

安慰性语言有助于解除病人心理与躯体上的痛苦,尤其对慢性病病人、疑难杂症病人、治疗效果不明显的病人更应该如此。病人在治疗过程中，难免会产生焦虑、烦躁、悲伤甚至恐惧、绝望的情绪，护理人员应和颜悦色地劝说病人、抚慰病人，以消除病人的疑虑，使病人得到鼓励，燃起希望，稳定情绪，增强治疗的信心。

安慰性语言有很多，要因人、因事、因地具体应用。如急诊病人家属因突发事件，在办手续时，手忙脚乱，丢三落四。护士："别急，病人已经接受治疗了，您可以挂号、缴费，一件一件地办，别忘了收好您的证件和收据。"如病人因疾病需要住院影响正常生活、工作而心情郁闷。护士："我理解您现在的心情，人生在世，谁也免不了生病，有病尽早治疗就好，一切都会过去的。"

例如：一位平素身体健康，对医疗护理陌生的病人，因义齿松动误入食管入院，等待内镜手术取出。病人焦虑，缺乏疾病知识，主诉：咽部疼痛、吞咽困难。

病人："护士，你们这里有像我这种情况的吗？手术能成功吗？"

护士："您尽管放心好了，您不是第一个做这种手术的人，有什么事情还有我们呢。给您做手术的张医生，技术水平很高。"

病人："我没打过吊针，你们技术怎么样？给我找一位老护士吧。"

护士："我会尽力的，有您的配合，我们会成功的。"

病人："多长时间能滴完？会不会进空气呀？"

护士："给您调的速度是每分钟 60 滴，大概需要一个多小时能结束，您输液的过程中，我会经常巡视的。您就好好休息吧。"

（四）鼓励性语言

有的慢性病病人因病程长、病情经常反复、疗效不显著而失去信心，有的病人病情复杂，需要不断接受一些检查和治疗，对疾病的治疗看不到光明的前景而心情黯然。此时，医务人员应采用各种方法，有针对性地开导、鼓励，帮助病人消除疑虑，使其积极配合治疗与护理。

例如：老年病人，李大娘，因在自家阳台滑倒，造成左侧股骨骨折入院。入院后接受了人工股骨置换手术，术后由护士配合康复训练，练习行走。

护士："没关系，行走困难主要是由于您手术后髋部肌肉力量不足造成的，完全有条件康复，来，我帮您向前迈左腿，试试。"

护士："您真勇敢，比昨天又多走了 20 步！"

护士："照这样坚持下去，我保证您还会和以前一样走路，不会影响您去公园晨练、逛超市的。"

李大娘："那可太好了！"

护士："您走得这么好，儿女们看到会多高兴呀，他们会为您骄傲的。"

护士："您平道走得越来越好了，来，我们一起高抬腿，等您回家上楼梯就没问题了。"

李大娘："多亏你了，护士。"

（五）解释性语言

护理工作中，很多操作都要取得病人的配合，所以操作中要向病人做适当的解释，理解了才会配合得更好。病人就医后都希望了解自己的病情，例如得的是什么病、病情严重与否、如何治疗、医生经验如何、何时能好、预期怎样、费用怎样等，护理人员应该充分理解病人的迫切心理，在允许的范围内给病人以必要的解释。需要注意的是，在与病人交流疾病信息时，要因人而异慎用专业术语词汇，以免病人理解偏差，因为病人多对医学知识生疏，只讲医学术语会让病人茫然不知所云，而应使用通俗易懂、深入浅出、简单明确的语言让病人知情。

例如:护士为一位术后病人翻身、拍背,协助其排痰。

护士:"您好,今天怎么样了,刀口还痛吗?"

病人:"好些了。"

护士:"我帮您翻翻身好吗?"

护士:"翻身可以避免局部长期受压,我再为您按摩按摩,可以促进血液循环。"

病人:"好的。"

护士:"我帮您拍拍背,还能有利于您排痰呢。"

护士:"我一定小心,不会让您刀口更痛的。"

病人:"我试试。"

护士:"请您把双手放在腹部,保护好手术部位。"

护士:"我们一起用力,非常好,我们成功了。"

护士:"现在请您像我这样做,深呼吸,屏气,快速连续咳嗽数次,把气管深处的痰咳出来。"

护士:"我帮助您保护刀口,我们一起开始,非常好,有痰咳出来了。"

护士:"休息一下,我们再来一次,我已经通过拍背,把痰"震松"了,趁此机会我们要排出更多的痰。"

病人:"真的感觉轻松多了,谢谢你,护士。"

护士:"今天就到这里,感谢您的配合。您也累了,休息吧,明天这个时间我还会再来的。"

(六) 劝说性语言

劝说性语言是指当病人行为不利于健康和治疗时,护士对其采用的一种语言表达方式。劝说性语言的应用多半是为了规范病人的行为方式,因此要讲究语言的艺术性,避免命令、训斥,应晓之以理,动之以情地向病人进行劝说,使病人易于接受。

例如:李大哥,中年,15 年慢性胃溃疡病史,保健知识缺乏,饮食不规律,经常和朋友一起喝酒叙旧。一次,因酗酒引起胃出血,入院治疗。

护士:"李大哥,您为人豪爽,却不顾及身体。"

李大哥:"没事,吃啥补啥,这几天我好几拨哥们约我去喝酒呢,我就是胃亏酒。"

护士:"不是我吓唬您,胃溃疡有许多并发症呢,可以癌变,可以胃穿孔,还可以造成幽门梗阻。您这次的上消化道出血就是其中一个并发症。"

李大哥:"癌变? 癌症?"

护士:"对呀,就是胃癌。刚刚有一位胃溃疡病人因癌变被转到肿瘤科。"

李大哥:"我在走廊看见了,怪不得他家属边走边哭呢。"

护士:"如果您癌变了,您家里人也笑不起来了。您家里人都好吧? 您父母身体怎么样? 孩子可爱吧! 您爱人就是送您住院那位吧,很漂亮的。"

护士:"相信您这些亲人都希望您健康地活着,尽职尽责,做一个好丈夫、好父亲、好儿子。"

李大哥:"是得考虑考虑健康的事了,谢谢你,护士。"

(七) 保护性语言

古人讲:"人有三不背:一不背父母,二不背师长,三不背医生"。病人在与护士交流时,由于对护士的信任,会诉说一些个人生理、心理、生活等秘密,护理人员应为病人保守秘密。

护理人员一方面保守病人的秘密不为外人所知,如:病人不愿外人知道的个人生活方式,如异食癖、同性恋倾向、未婚先孕等;病人不愿外人知道的个人生理缺陷,如两性畸形、脊柱弯曲、肢体残疾等;病人不愿外人知道的个人决定,如人工流产、人工授孕、乳房全切除术等。总之,在护理工作中,凡属病人的不妨碍他人与社会利益及不愿告诉他人的秘密,涉及病人的生活信息、病情信息等,都要求护理人员为其保守秘密。护理人员另一方面还要保守疾病信息不为病人所知,如晚期癌症或其他疑难杂症等。对这些信息护理人员也应保守秘密,防止病人突然知道病情遭受严重打击,加速病情恶化或出现其他意外。

例如:一位晚期肿瘤病人,错失了手术最佳时机,正在接受放疗。有一天,医生向病人的儿子交代病情,不经意地说:"您父亲的病没有治疗价值了,带回家去吧,爱吃点啥就吃点啥。"结果被病人无意听到,病人没有思想准备,无法接受现实,痛不欲生,拒绝治疗,致使病情迅速恶化。

(八) 禁忌用语

护理人员要提高护理服务质量,不但要认真改变服务态度,使自己明白在护患交谈中应该说什么、怎样说,而且还要明白什么不该说,不该怎样说。

1. 不尊重之语　护理工作中,任何对病人不尊重的语言,都是护理工作者应该避免的。如对老年病人不能说:"老家伙"、"老头"、"老太太"、"老太婆"等。跟病人交谈时,尽量避免使用:"病秧子"、"病号"、"晚期病人"等,因为病人多半都是"讳疾忌医"的。面对身体有残疾的病人切忌使用"残疾"、"聋子"、"瘸子"、"侏儒"、"瞎子"、"麻子"等,会伤害病人的自尊心。

2. 不友好之语　护理工作中,护士要端正服务态度,那些不够友善甚至怀有敌意的语言,都会影响护理服务质量。如病人怀疑你的静脉穿刺技术水平,要给予理解,耐心解释,而不是恶语相加:"信不过? 还不稀罕给你扎呢!"、"不愿意? 我还不伺候呢!"、"爱找谁找谁!"等。如病人嫌护理人员服务态度不好,要态度平和地与病人交流,真诚道歉,积极改进,而不是将错就错,恶性循环:"我就这样了,你爱上哪告就上哪告去! 本人坚决奉陪到底!"、"还挑别人毛病呢,你自己也不是什么好态度!"、"多点儿的小病呀,还要什么好态度!"等。如病人因舍不得花钱,拒绝更进一步的治疗,使疾病反复或加重,要科学地给病人解释,争取使病人配合医生的治疗,而不是幸灾乐祸:"活该,没钱就别来看病!"、"吝啬鬼,带着你的钱进棺材吧"等。

凡此种种,不仅属于不友好之语,而且还是不友好到了极点,护理工作中如此对待服务对象,既有悖于护理职业道德,又有可能无事生非,制造事端。

3. 不耐烦之语　护理人员在护理工作岗位上,要尽职尽责,争取尽善尽美。对待病人要表现出足够的热情和耐心,要努力做到:有问必答,百问不烦、百答不厌、一视同仁。护理工作中,无论在什么环境,什么情景,什么初衷都不得使用不耐烦之语,否则都属于违反职业道德的。如当病人还要继续询问时,护士(不耐烦的):"你不是长眼睛了吗,自己看去!"、"有完没完? 我又不是只服务你一个病人。"、"我没时间,没看见我忙着呢吗,找医生问去!"等。如病人等待护理处置,表现出焦急之情,护士(心情不愉快):"急什么,天还没黑呢!"、"着什么急,我闲着了吗?"、"吵什么吵,一个一个来,排队呢。"等。如临近下班或休息时间,很多操作、处置还没完成,护士(会出现焦躁、不耐烦的心情,迁怒于病人):"把衣服撩起来,别磨磨蹭蹭的!"、"抓紧时间,下不了班,你付加班费呀!"、"快点。再磨蹭,还让不让人吃饭了?"等。上述种种,都是不合乎护理职业规范的,要加以杜绝。

4. 不客气之语　护理工作中,不管对病人如何熟悉,也不要超出护患关系,客气礼让之语要经常使用,避免使用不客气之语。越是熟悉的病人,就越不要忘记规范自己的言行举止,因为一旦说出一句错话,就像一把利箭射出,永远也不能收回。人生几十年的成就,都是由每一天的言行积累而成。所以要注意每一天的言行。

如病人住院很久,与病人交流时,护士的语言就很容易省略掉礼貌用语,不客气起来:"你该下楼续交住院押金了"、"过来,帮我拿一下输液瓶"、"给你留点用物,一会儿自己处理吧"、"你怎么老那么多的问题呢? 再问,我就剥夺你说话的权利。"等。如此不客气的语言,护理工作中都应该避免。

第四节　语言礼仪规范实训

一、言谈技巧训练

语言交流应在尊重、友善、平等的前提下,沟通信息,交流情感,展示交流双方的品德修养、审美情操、文化水平、处世态度以及个人志趣。言谈技巧的合理运用,在语言交流中起着至关重要的作用。

护理工作中,护士通过语言与病人交流,收集资料,愉悦病人的身心,促进疾病的康复,保证护理质量的提高。同时语言运用的过程中也反映出护士自身的水平、能力和综合素质。护理人员应重视对语言的学习和提高语言交流的艺术修养,建立和谐的护患关系,优化服务水平,推动护理事业的发展。

(一) 训练目的

学会运用言谈技巧完成礼仪交流。学会在护理工作中规范地使用语言。

(二) 训练准备

1. 环境准备　可选择走廊、教室、模拟病室等场所模拟合适的语言交流环境,安静、舒适、光线适宜、不受干扰,在轻松、自然、和谐中交流。

2. 学生准备　服装得体、衣帽整齐,符合模拟交流场景。表情端庄、仪态大方,符合护士角色形象。态度认真,一丝不苟,符合语言礼仪规范。

3. 情境准备　学生可以按训练要求,结合丰富多彩的校园生活、家庭日常生活、医院见习内容等,自行设计交流场景、选择交流话题、分配扮演角色,安排合理的语言,完成训练内容,达到训练目的。参考案例:

(1)护理学院新生赵星琳,因军训过程中严格要求自己,与同学团结互助,被同学接受认可,开课后经同学推荐选举出任班级学习委员一职。开学 4 个月后,在高年级同乡那里偶然看到妇产科、外科等书籍,被书中血腥的手术插图和产妇分娩过程的痛苦惊吓,不敢面对自己未来的职业,不顾老师、同学们的劝说和家长苦苦的哀求,向学校提出退学,打算回家复习,参加下一年的高考,选择其他专业。听家长向老师介绍,家里经济条件不好,老少三代一起居住,爷爷因脑血管病卧床瘫痪近 6 年,还有个叔叔因脊柱弯曲一直未婚住在一起。这个大家庭每月的吃穿生活费用和医药费勉强应付,很难再拿出高额的复读学费。请分别角色扮演,与赵星琳深入交流,何去何从,谨慎选择自己未来的道路。

(2)护理系学生小雪,因患风湿病入院治疗。刚入院后感到新奇,和护士姐姐提问题,看她们操作。到现在已经一个多月了,新鲜感消失了,医生还是没有安排她出院的打算。住在医院里,就是每天常规输液用药,定期检查,一日三餐,每晚睡上一觉。小雪觉得很无聊,开始思念学校生活,想念自己的好朋友李晓婷,心情郁闷。这天老师和同学们,还有李晓婷又来看她了,还带来好多好吃的,小雪高兴极了,又开始给大家讲自己的"见习"心得了,请模拟扮演,解决小雪的问题。

(3)周老师,女,40岁,儿子还有几个月就要中考了,自己的父母年龄较大,今年住进了养老院,周老师有时间经常去探望。本学期课时较多,工作较忙,既要照顾儿子还要拜访父母,根本无暇顾及自己,结果胸膜炎发作,形成大量胸腔积液,入院治疗。周老师情绪不佳,惦念家里人的生活和学生的功课,无心治疗。周老师主诉:全身乏力,发热,胸痛、胸闷,呼吸费力,心情郁闷,没有食欲。查体:体温38.8℃,脉搏:98次/分,血压:110/70mmHg。如果您是护士,该怎么做?

(4)某大学教授,博士生导师,男,50岁,国家重点学科带头人。平日身体健康,婚姻美满,家庭和睦,孩子聪明好学。他在一次例行的体检中,被诊断为晚期肝癌。一向事业顺利,家庭和美,突遇挫折的他无法接受残酷的现实,陷入极度绝望之中。请通过语言交流使病人有勇气面对疾病,端正态度,树立战胜疾病的信心,信任护士,配合治疗。

(5)一对农民夫妇抱着不满周岁的儿子,满头大汗来到某医院:"求求你们,救救我孩子!"患儿惊恐表情、烦躁不安,口唇青紫,头面部出汗。检查:心率快、三凹征症状,经诊断为气管异物导致喉梗阻。决定为其紧急行气管切开手术,但孩子的父母坚决不同意。此时,患儿面部发绀,生命垂危。医生反复解释、劝导,患儿的父母哭得死去活来,仍不同意在手术知情同意书上签字。请您也参加到劝导的行列来,注意护士语言规范。

(三)训练方法

1. 训练内容

(1)恰当运用言谈技巧进行语言交流。

(2)展示护理工作中语言礼仪规范。

2. 训练指导 以小组为单位,组长负责制,教师安排分组练习任务、提出训练要求并引导学生角色扮演、组织情境对话和语言规范练习,教师巡视检查、个别指导、以小组为单位鉴定打分,适当地提供优秀学生展示机会,最后由主讲教师总结训练情况,传授经验、铭记教训,旨在将言谈技巧、护士语言礼仪规范贯穿始终地渗透在日常生活和学习中。

3. 训练要求

(1)在语言交流中选择合适的交谈话题,采用恰当的交谈方式,并合理运用幽默法、委婉法、暗示法和态势语言。达到交流信息、表达感情的交流目的。

(2)选择与健康有关的、病人感兴趣的、轻松愉快的话题,展示文明礼貌、规范准确的语言,适时交替使用封闭式提问和开放式提问方式,恰当使用倾听、沉默、阐释、核实及共情等技巧,达到护理工作语言规范。

(3)避免出现忌用的语言、不合适的交流语气、不合情理的交流话题。

(四)效果评价

1. 学习态度评价 着装整齐、仪表端庄大方,情境设计合理,练习过程严肃认真、一丝不苟,按要求完成训练内容。

2. 能力发展评价 设计交谈话题适宜,选择交谈方式合理,文明礼貌语言熟练、准确运用,恰当使用倾听、沉默、阐释、核实及共情等谈话技巧。

3. 创新意识评价 善于观察,发现问题,有自己的独立见解,具有评判性思维,灵活应变地处理和解决突发问题。

4. 职业情感评价 能控制自己的情绪,对病人保持高度的责任心、爱心、同情心和耐心。语言和蔼可亲,语调柔和亲切,具有较强的应变能力。有较强的自信,能很快取得病人的信赖,建立和谐的护患关系。

5. 团队精神评价 小组成员配合默契,模拟真实。集思广益情境设计,全部参与角色扮演练习。具有集体协作精神,共同应对实际问题。

二、职业用语训练

我国护理界的老前辈王秀瑛曾说:"国家不可一日无兵,亦不可一日无护士。"护士就像战士一样,保卫着人们的生命和健康。由于护理工作的特殊性,护士的一言一行都关系到病人的生命和健康。护理工作中,使用职业用语成为这一特殊职业对护士的要求。

(一)训练目的

熟练掌握护理职业用语,熟练运用护理职业用语进行护患交流。配合恰当的言谈技巧,达到最佳交流效果。

(二)训练准备

1. 环境准备 可选择模拟病室作为语言交流环境,要保证交流环境安静、舒适、光线适宜、不受干扰,使护患在轻松、自然、和谐的氛围中交流。

2. 学生准备 服装得体、衣帽整齐,符合模拟交流场景。表情端庄、仪态大方,符合护士的角色形象。态度认真、一丝不苟,符合语言礼仪规范。

3. 情境准备 学生可以按训练要求,根据医院见习内容,自行设计交流场景、选择交流话题、分配扮演角色,安排合理的语言,完成训练内容,达到训练目的。以下病历仅供参考。

(1)赵女士,28岁,足月妊娠,入院待产。入院后因改变环境导致睡眠不佳;看周围的产妇今天你生一个儿子,明天她生一个女儿,既着急又担心,担心自己1.55m的身高能不能正常分娩。整天心烦意乱,唉声叹气,面对喜欢的饭菜也没有食欲,甚至还迁怒自己的丈夫、病房的护士。请模拟角色,体会赵女士的心情,解决赵女士的问题。

(2)白小姐,35岁,新晚报社记者。负责报道热点新闻,不管酷暑严寒,只要有热点新闻就要立即奔赴事发地点,与各媒体记者竞争新闻焦点,再加上报社每月、每季、每年的数量、质量考核,长期不规律的生活及高负荷的精神压力,使她患上了胃溃疡。病人主诉:胃痛、反复发作2年,经常反酸、嗳气、食欲不振,胃纳差,睡眠、精神欠佳。请护士态度热情、语言温柔亲切,为病人做健康教育,解除病人紧张焦虑的心情,对所患疾病有正确的认识,树立战胜疾病的信心,并指导病人放松心情,保持乐观情绪,做到劳逸结合,养成健康的生活习惯。

(3)王先生,65岁,已婚,育有一儿一女。退休前是国有企业的工程师,最近常常咳嗽、胸部不适,自行使用消炎药不见好转,到医院检查被诊断为"肺癌"。既往史:吸烟,每日一包,少量饮酒。家属交代:病人个性急躁、耿直,乐于助人,喜欢结交朋友,退休后在老年活动中心参加乒乓球训练,还参加了老年大学的烹饪学习。住院期间,病人由于生活规律的改变,远离了球友、老年大学的同学,加上思念6岁的小孙子,常表现出忧郁情绪。病人妻子每当病人反复疼痛并谈及"死"时,都感到手足无措,只能趁病人熟睡之际暗自垂泪,并向护士诉说心中的不舍及不敢面对病人离去的日子,晚上回家害怕接到医院电话,夜间常无法入睡。请护士通过良好的沟通,使病人信任护士,一起回顾以往的生活,树立病人的成就感,并酌情解释疾病知识,介绍医疗护理水平;尽量使病人了解疼痛的原因,采取多种方法解除或缓解病人的疼痛;接受家属的情绪宣泄,做好家属的心理护理。

(4)藏阿姨,54岁,环卫工人,做城市美容师有十个年头了。不管春夏秋冬,无论酷暑严寒,每天清晨天不亮就已经战斗在工作岗位上了。一天早上九点,藏阿姨负责的路段南岗区新华大街发生了一起交通事故,急救站的救护车赶到后,发现藏阿姨躺在路边,身下一滩血迹,查体:神志清,脉搏弱,50次/分钟,血压80/50mmHg,肢体不能活动,怀疑下肢胫骨骨折,腰椎骨折待排除。急救站决定,就近送往只有10分钟车程的医科大学附属第四医院。请模拟急救站的护士搬运藏阿姨上救护车,并电话通知医科大学附属第四医院急诊室做好接诊和手术准备。

(5)李大爷,83岁,因最近身体不适,在保姆的陪同下去指定医疗单位某老年康复中心抽取血液标本做生化检查。进门时因腿脚不便,绊倒在医院5cm高的门槛上,造成左侧股骨颈骨折而入院准备手术,继而引发感冒并诱发原有疾病肺心病复发,20多天后治疗无效死亡。请模拟角色扮演,重现李大爷就诊过程,避免出现上述严重后果。

(三)训练方法

1. 训练内容 护患交流中,运用文明礼貌用语、赞美性语言、安慰性语言、鼓励性语言、解释性语言、劝说性语言、保护性语言,杜绝禁忌用语。同时恰当使用言谈沟通技巧,达到最佳交流效果。

2. 训练指导 小组为单位,组长负责制,教师安排分组练习任务、提出训练要求并引导学生角色扮演、组织情境对话和语言规范练习,教师巡视检查、个别指导、以小组为单位鉴定打分,适当地提供优秀学生展示机会,最后由主讲教师总结训练情况,传授经验、铭记教训,旨在熟练运用护理职业用语。

3. 训练要求 根据具体情境,合理、灵活地使用护理职业用语,同时恰当运用言谈沟通技巧。

(四)效果评价

1. 学习态度评价 着装整齐、仪表端庄大方,情境设计合理,练习过程严肃认真、一丝不苟,按要求完成训练内容。

2. 能力发展评价 合理使用护理职业用语,恰当使用言谈沟通技巧完成护患交流,达到交流目的。

3. 创新意识评价 善于观察、发现问题,有自己的独立见解,具有评判性思维,灵活应变地处理和解决突发问题。

4. 职业情感评价 能控制自己的情绪,对病人保持高度的责任心、爱心、同情心和耐心。语言和蔼可亲,语调温柔亲切,具有较强的应变能力。有较强的自信,能很快取得病人的信赖,建立和谐的护患关系。

5. 团队精神评价 小组成员配合默契,情境模拟真实。集思广益情境设计,全部参与角色扮演练习。具有集体协作精神,共同应对实际问题。

(王 力)

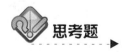 **思考题**

1. 熟练掌握日常生活中的礼貌用语。
2. 交谈中有哪些是宜选的话题?哪些是禁忌的话题?

3. 交谈中怎样做到语言准确恰当？

4. 护理工作中，常用的文明礼貌语言包括哪些？

5. 与病人交谈中，有哪些沟通技巧？

6. 刘女士，因甲状腺功能亢进入院，由住院处的护士陪伴步入病区。你是内分泌科的一位年轻的护士，你如何接诊？怎样做入院介绍？按医嘱给刘女士输液，刘女士嫌你太年轻，请你另找一位老护士来，你怎么办？输液过程中，出现输液不滴的现象，刘女士按床头呼叫器，正巧是你接的电话，你该怎么做？请展示护士语言礼仪规范。

第六章 生活社交礼仪规范

一、知识目标
1. 掌握书面求职礼仪、求职面试礼仪的原则及要求。
2. 熟悉护士见面礼仪、交往礼仪以及公务礼仪规范。
3. 了解工作过程中称谓、乘车、馈赠以及庆典礼仪要求。
二、技能目标
熟练掌握求职面试礼仪的规范行为。

生活社交礼仪，是指人们在日常和社交活动中共同遵守的行为规范与准则。是要求人们在生活交往中互相尊重，互相关心，使言行、举止合乎人情事理，符合礼节和礼仪的要求。护士在护理工作中要与各种各样的人接触、交往，学习必要的交往礼仪，有利于护士建立良好的同事、护患关系，提高自身的交往能力。

第一节 见面礼仪

见面礼仪是人际交往过程的第一步，是给对方留下第一印象的关键，因此护士要了解见面时的一些礼仪规范，使护患交往有一个良好的开端。在护理病人过程中，一个礼貌、合乎礼仪的称谓，热情、大方的自我介绍，均可拉近护患之间的感情，有助于今后护理工作的顺利开展。

一、称谓礼仪

称谓就是指人们在日常交际中彼此之间所用的称呼语，它是人际交往的桥梁和纽带，也是交往成功的重要环节。它既属于道德范畴，又涉及礼仪范畴。在日常工作和生活中选择正确、恰当的称谓，可反映一个人的文明和教养，以及对对方的尊敬程度，并可折射出社会的文明和风尚。

（一）称谓礼仪的作用

1. 启动交谈，表示尊重 在人际交往中，称谓起着启动交谈的作用。得体的称谓可表达会面双方相互尊重，使交谈双方感情融洽、心灵相通，利于交谈的顺利展开。

2. 彰显修养,缩短距离 在社交场合,使用符合他人身份和年龄的称谓,可表现出自身的修养、学识,体现出对他人的尊重,并反映出双方关系发展的程度、交往的深度。

(二) 称谓的原则

1. 使用尊称,文明礼貌 是人际交往的基本原则之一,每个人都有自尊心,并希望得到他人的认可和尊敬,礼貌、得体的称谓,恰好表达了对他人的尊重,同时表现出自身文明、守礼的社会交往素养。例如会面时使用"您"时的作用比"你"大得多,它可大大提高办事效率,"您老"、"您老人家""校长您"、"师傅您"又比单用"您"更能显出对人的尊重。

2. 称谓得体,尊崇长序 中国礼仪文化对人们的影响深刻而久远,"长尊有序"、"敬老爱幼"一直是人们交往中遵守的原则。对相当于父辈者,可称其"伯伯"、"叔叔"、"阿姨";对同龄者,称对方为"姐、妹、哥、弟";对晚辈可称其"贤侄、侄女";对副职管理者,可免称"副"字。在人多的场合,打招呼的次序为先长后幼、先高后低、先女后男。

3. 选择称谓,适度恰当 根据会面场合、双方关系等选择适当的称谓是交往礼仪的重要原则。例如:对产业工人、厨师称其师傅恰如其分,对教师、军人、医生、干部称其职业或职衔更显尊重。

(三) 称谓的方式

1. 国际通用称谓

(1)通称:国际上称谓不受年龄的限制,通常称成年男子为先生,对已婚女子称夫人、太太或女士;对未婚女子称小姐;对婚姻状况不清楚者,泛称小姐或女士。

(2)职衔称谓:这种称谓,国内外都有应用,它是表示对人的尊重、爱戴。①对高级官员一般称为"阁下",也可称职衔或"先生";对有地位的女士可称为"夫人",对有高级官衔的妇女,也可称"阁下";对其他官员,可称职衔或"先生"、"女士"等。②对有明确职务者的称谓可单独称其职务、职称或学位,例如:×××院士、×××教授、×××医生等。③对有军职者的称谓一般称其军(警)衔或军(警)衔后加先生,例如:"麦克·阿瑟将军"、×××警官先生。④对神职人员的称谓可称其神职或姓名加神职,例如:×××主教,×××牧师等,另外,主教以上的神职人员也可称"阁下"。

(3)惯用称谓:对君主制或君主立宪制国家的国王、皇后,可称为"陛下";王子、公主、亲王等可称为"殿下";对有公、侯、伯、子、男等爵位的人士既可称其爵位,也可称其"阁下",或称"先生"。

对有同志称谓的国家,在姓名后加同志,如"×××同志"。

2. 国内通用称谓

(1)通称:除应用"先生"、"女士"、"小姐"等国际通用称谓外,还可称谓"同志",另外,在校学习或服役官兵可互称"同学"、"战友"等。

(2)敬称:在交往中为体现对他人的尊重,可用"您"、"尊"、"贵"、"贤"、"玉"、"兄"、"令"等称谓对方。

(3)谦称:中国礼仪注重谦虚、内敛、自省,在称谓自己和家人时,常用谦称。例如:称自己的住处为"寒舍";称自己的长辈为"家父"、"家严"、"家母"或"家慈";称谓辈分较低的家人,常用"舍"、"犬"、"小"等。

(4)职业称谓:在社会交往中,为了表示对对方职业、劳动技能的尊重,通常可直接称其职业,或姓氏后加职业名称。例如:"×××护士"、"×××医生"、"×××老师"等。

(5)职衔称谓:是以他人的职务作称谓。在现代礼仪中,职务称谓可以分为以下三种情况:省去姓名,只称职务:例如"校长"、"局长"、"主任"等,给人一种特别亲切的感觉;还可以省去名,在职务前加姓氏:如"夏校长"、"潘局长"、"朱主任"等,这样的称谓既有区分的作用,又有表达礼貌亲切,运用场合比较广泛的作用;也可以在职务前加上全名:有一种庄严感和严肃感,适合庆典等特别重要的场合使用,例如:"张伟校长"等。

(6)学术头衔的称谓:与技术职称不完全一样,这类称谓实际是指他人在专业上的成就:有直接称谓,如"博士"、"院士"等;也可以在称谓前加上姓或姓名,例如"王博士、钟南山院士"等;还可在头衔前加上他们所从事的行业,例如:"医学博士"、"法学博士"等。

(7)姓名称谓:可用在工作岗位上,也可用于亲友、同事、熟人间。姓名称谓可分为以下三类:直呼其姓名,例如:"张前";直呼其姓,在姓前加:"老、大、小",例如:"老陈、大李、小张";只称其名,不呼其姓,如"良晨、小璐"等。

(8)亲属称谓:在非亲属间交往中,为表达对对方的亲近、热情、敬重,有时可用亲属称谓,例如:"王奶奶","张姐"等。尤其在非正式场合交往中,亲属称谓能拉近彼此的距离,使人感受到亲情。

护士在工作中,应善用国内、国外通用称谓,礼貌地称谓每一位病人,例如:对年长的女病人可称"姜阿姨",对部门领导可称"吴局长"、"陈厅长"等,体现文明、礼貌、亲切、和蔼的职业素养。

(四)称谓礼仪禁忌

护士在使用称谓时,应文明、准确,要避免以下几种错误。

1. 无称谓 不称谓对方,直接开始交谈或请求帮助是非常失礼的行为。

2. 不恰当的称谓和简称 如"帅哥"、"美女"、"哥们","上海吊车厂"简称"上吊"等称谓,使用这些称谓给人以不庄重、缺乏修养的感觉。

3. 地方性称谓 北京人习惯称人为"师傅",山东人习惯称人为"伙计"。南方人认为"师傅"等于"出家人","伙计"肯定是"打工仔"。因此在公共社交场合或工作过程中,不要应用地方性称谓。

4. 误会性称谓 大陆人喜欢称"同志",但在港澳地区,"同志"有一种特殊的含义——同性恋者;中国人称"爱人",外国人则将"爱人"理解为"第三者"。

5. 替代性称谓 在医院里,护士喊床号"21床",服务行业称顾客"下一个"等,这均是不礼貌的称谓,是对人一种极不尊重的表现。

6. 失礼的称谓 在公共场合使用小名或乳名;用绰号、昵称或蔑称,例如"土包子"等称谓对方,极易伤害交往的对象,并显现出自身的低俗,缺乏教养,应绝对禁止。

7. 错误的称谓 中国文化博大精深,很多汉字都是多音字。在社交场合中不要念错他人的姓,这样会造成双方的尴尬。如"解(jiě)"作姓时应念"解(xiè)"、"朴(pō)"作姓时念"朴(piáo)"、"单(dān)"念"单(shàn)"等。

想一想

著名的演说家曲啸一次应邀到少年管教所去演讲。面对这群特殊的听众,曲啸面临一个称谓的难题。请你和同座同学商量一下,如何在演讲开始时,给少管所的孩子们一个得体的称谓?

二、介 绍 礼 仪

在社会活动中,经常要接触和结交新的交往对象,人们可通过介绍和被介绍来实现交往的目的。介绍是人际交往中与他人进行沟通、增进了解、建立联系的一种最基本、最常规的方式。护士在工作中,应学会各种介绍方式,更好地为病人服务。

(一) 介绍的礼仪要求

1. 介绍顺序　在介绍过程中,介绍者先提到的人是被敬重、有威望、位尊者,社交场合在介绍两人认识时,应本着"尊者有优先知情权"的原则,介绍顺序为:

(1)将男性介绍给女性:同龄或职位相当时,先介绍女士;如果男士为尊者或长者,则应将女士介绍给位尊或年长的男士。

(2)将年轻的介绍给年长的:在同性别的两人间进行介绍时,年轻者被介绍给年长者,例如:"王阿姨,这是我的同学王佳"。

(3)将职位低的介绍给职位高的:例如:"丁处长,这是科技科的王科长"。

(4)主宾型介绍顺序:客人年轻先介绍客人,客人年长先介绍主人。

(5)其他介绍顺序:将迟到的介绍给早到的;将未婚的介绍给已婚的;先介绍个人,后介绍集体;先介绍自己人,后介绍外人;当介绍双方性别相同、年纪相仿、职务相当时,可不分先后自由介绍。

2. 介绍礼仪

(1)了解意愿,热情介绍:正式为他人介绍之前,最好先了解双方是否有结识的愿望,切不可贸然引见。较客气的介绍方式是介绍者先用征询意见的口气询问位尊的一方,如"李老,我可以介绍小张和您认识吗?""您想认识王先生吗?"等。如对方同意,才可以进行介绍。在正式介绍时,应先说:"请允许我为您介绍⋯⋯"等礼貌用语。

(2)介绍有礼,手势规范:为他人介绍时的手势语应采用指示礼仪,掌心向上,四指并拢,拇指略开,四指指尖朝向被介绍方,切忌用手指指点点。介绍双方应微笑面对。被人介绍后,被介绍者可以用礼貌用语互相问候,如"久仰大名"、"能认识您,真是非常荣幸"等,切忌反应冷淡。

(3)语言清晰,内容简练:介绍时语言要简洁,介绍内容可以是姓名、单位、爱好等。如"这位是张先生,是某某大学教授","这位是王同志,在某某单位供职,爱好书法"。在介绍过程中应先称呼女性、年长者、职位高者、早到者、已婚者。例如把男性介绍给女性时可以这样说:"王女士,这位是张先生。"然后介绍说:"张先生,这位是王女士。"

(4)积极应对,握手致意:被介绍双方应与介绍人呈三角形站位,不应背对任何一方。如果介绍双方是坐位,可站起来互相问好;也可以握手致意;如双方不便握手,可以点头微笑;如随身带名片,可以互相交换名片。

(5)长幼有序,注意细节:把晚辈介绍给长辈,晚辈一定要有礼貌,要用尊称,如长辈未先伸手,晚辈不宜主动伸手握手。介绍男女认识时,不管女性是站着还是坐着,男性应先点头欠身,然后等女方反应,如女方不主动伸手,男方不宜伸手握手。

(二) 介绍的方式

人们相互介绍、彼此认识的方式多种多样,护士在工作和社交场合中,常用的介绍方式主要有自我介绍、他人介绍、名片介绍、集体介绍。

1. 自我介绍　自我介绍是人们相互认识的常用方式之一。自我介绍的形式有以下几种:

(1)应酬式:适用于办理公务、公共场所或一般社交场合。这种介绍最为简洁如:"您好,我叫李洁。"

（2）工作式:适用于工作场合。介绍内容包括本人姓名、工作单位、职务或从事的具体工作等。例如:"您好,我叫秦力,是市医院外一科护士长。"

（3）交流式:适用于各种社交活动,希望与交往对象进一步交流与沟通。它大体包括:姓名、单位、籍贯、学历、兴趣爱好等。如:"您好,我叫王晓,毕业于安徽医科大学高护专业,在市医院工作,我喜欢旅游。"

（4）礼仪式:适用于应聘、报告、演出、庆典等一些正规而隆重的场合,是一种表达对交往对象友好、尊敬的自我介绍。内容包括:姓名、籍贯、年龄、学历、爱好、特长,同时还需加入一些谦词、敬词。在介绍自己的姓名时,为使对方听清自己的准确姓名,往往要对姓和名加以诠释。对姓名的诠释不仅能反映一个人的文化水平,性格修养,更能体现一个人的口才。例如:在一次服务行业礼仪大赛中,一位参赛者这样自我介绍:

大家好,我叫王梅。我的生肖第一,属老鼠,我去年进入瑞佳宾馆工作,今天是我参加工作以来的第一个"五一节",我也是第一次参加如此大规模的比赛,但愿这么多的"第一"会给我带来好运,谢谢大家!

这种自我介绍较恰当地引出了自己的年龄、职业、参赛信心,给人留下深刻印象。

（5）问答式:适用于应试、应聘和公务交往场合。

2. 他人介绍　是经第三方为彼此不相识的双方引见、介绍的一种介绍方式。

第三者介绍通常是双向的,将被介绍双方均做一番介绍;也可进行单向介绍;将被介绍者一方介绍给另一方,其前提是前者了解后者,而后者不认识前者。根据实际需要,灵活掌握介绍内容和方式,常用形式有以下几种:

（1）标准式:适用于正式场合。介绍内容以双方的姓名、单位、职务为主。例如:"请允许我介绍二位认识,这位是×××医院的胸外科××主任,这位是×××大学×××教授"。

（2）简介式:适用于一般的交往场合。内容只有双方姓名,甚至只提及双方姓氏,然后由双方自行介绍或交流。例如:"这位是小黄,这位是老蒋,你们认识一下吧"。

（3）强调式:适用于各种场合。其内容除被介绍者的姓名外,往往还刻意强调某些事项或被介绍者与介绍人的特殊关系,以便引起另一位被介绍者的重视。例如:"×××教授,这位是张桐,我的外甥,在您的系里读研,请您严格要求他,还要您多关照,先谢谢啦!"。

（4）引见式:适用于普通的社交场合。介绍者将被介绍者引导到一起,不需要表达任何实质性内容,根据被介绍者的意愿自行安排。例如:"我们一起出来玩,现在请各位自报家门吧!"

（5）推荐式:适用于比较正规的场合,介绍者根据目的,有意将一方举荐给另一方。因此介绍者通常会对被举荐者的优点加以重点介绍。例如:"刘院长,这是×××护校的毕业生,去年在全国护理技能比赛中获得第二名,现在想到咱们医院见习,请您多关照"。

（6）礼仪式:适用于正式场合,是一种比较正规的为他人介绍的方式。介绍内容略同于标准式介绍内容,但语气、称谓、表达上更为礼貌、谦恭。例如:"张局长,您好,请允许我把市防疫站的刘站长介绍给您。""刘院长,这位就是教育局的张局长。"

3. 名片介绍　名片是一种经过设计,能表示自己身份、便于交往、联系和执行任务的卡片,是当代交往中一种经济、实用的介绍性媒介,是礼仪信物之一。名片从内容大体可以分为三大类:一类是社交名片,名片上一般只印姓名、地址、邮政编码、电话号码;第二类是职业名片,名片上除了姓名、地址、邮政编码、电话号码外,还将所在单位、职称、社会兼职等内容印在上面;第三类是商务名片,名片内容与职业名片相同,但名片背面通常印上所经营的项目。

名片从款式上可分有竖式和横式两种,目前社交礼仪中常用的名片为横式,规格一般长约 9～10cm,宽约 5.5～7cm(如图 6-1)。制作名片的材料更是多种多样,有布纹纸、白卡纸、合成纸、皮纹纸,以及不锈钢、黄金、光导纤维等。

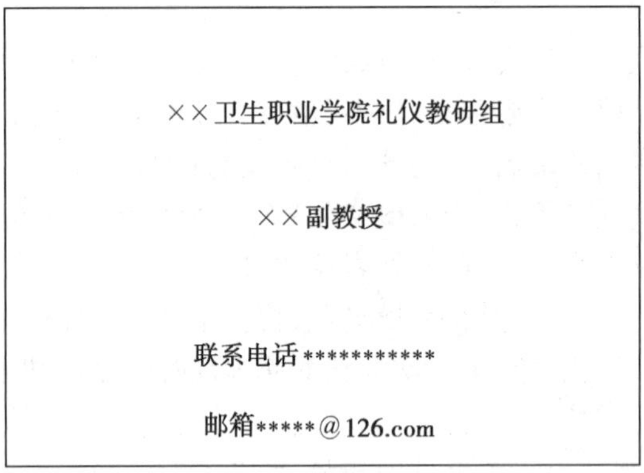

×× 卫生职业学院礼仪教研组

×× 副教授

联系电话***********

邮箱*****@126.com

图 6-1 名片

名片是现代人用来自我介绍的卡片,在人际交往中被广泛使用。名片一般是在被介绍后或自我介绍后出示的。恰到好处的使用名片,既可显示自己的修养和风度,又可以更快地帮助自己进入角色。使用时应遵循以下礼仪要求:

(1)出示名片,郑重其事:出示名片应把握时机,一是交谈开始前,二是交谈融洽时,三是握手告别时。递交名片时应双手,郑重其事,目光正视对方,身体上身略前倾,名片以正面出示并附"请多关照,请多指教"等寒暄语。交换名片的顺序为:职位低的、年轻的、被介绍方先递名片,再由职位高的、年长的、后介绍方回复。集体递送时的顺序是由尊而卑,无尊卑顺序时,按顺时针方向。

交换名片时不可用左手递交名片,名片不可高于胸部,不可用手指提夹名片给他人,以免失礼、缺少尊重和自重。

(2)接受名片,微笑站立:当交往者表示要递名片给自己或交换名片时,应暂停手中正做的一切事情,起身站立,态度谦恭,面含微笑,目视对方,双手恭敬地接过并加以确认。同时口头致谢,可以说:"谢谢"、"能得到您的名片,真是十分荣幸",不可一言不发。接过名片后,应十分珍惜,并认真阅读,最好能将其名牌上的内容诵读一遍,如有疑问,可当面请教,以表示重视对方。不可接过名片即丢于桌上、放进口袋,或拿在手中把玩、折叠,以显失礼。

若需当场交换名片,最好收好对方名片后再递自己的名片,不要一来一往同时进行,有失礼仪和身份。

收到名片后可按汉语拼音字母顺序或英语字母顺序、行业、国别或地区三种方法分类收藏,以便以后查找和使用。

(3)索要名片,委婉谦虚:需要对方名片时,态度谦恭,语言要委婉,可用相互交换名片的方式,也可用询问的方式。例如:"我们可以交换一下名片吗"、"今后如何向您请教"、"以后怎样与您联系"等。如果没有必要,尽量不要强行索要他人名片。

当他人索取名片而自己又不想给对方时,语言要谦和,应委婉地拒绝,可以说:"真对不起,我忘带名片了"、"抱歉,我的名片用完了"等。

4. 集体介绍 集体介绍是他人介绍的一种特殊形式,被介绍者一方或双方都不止一人,大体可分两种情况:一是为一人和多人作介绍;二是为多人和多人作介绍。

(1)集体介绍的顺序:进行集体介绍的顺序可参照他人介绍的顺序,也可酌情处理。但注意越是正式、大型的交际活动,越要注意介绍的顺序。①"少数服从多数":当被介绍者双方地位、身份大致相似时,应先介绍人数较少的一方。②强调地位、身份:若被介绍者双方地位、身份存在差异,虽人数较少或只一人,也应将其放在尊贵的位置,最后加以介绍。③单向介绍:在演讲、报告、比赛、会议、会见时,往往只需要将主角介绍给广大参加者。④人多一方的介绍:若一方人数较多,可采取笼统的方式进行介绍。如:"这是我的学生"、"这是我的同学"。⑤多方的介绍:若被介绍的不止两方,需要对被介绍的各方进行位次排列。排列的方法为:以其负责人身份为准;以其单位规模为准;以单位名称的英文字母顺序为准;以抵达时间的先后顺序为准;以座次顺序为准;以距介绍者的远近为准。

(2)集体介绍注意事项:集体介绍的注意事项与他人介绍的注意事项基本相似。除此之外,还应再注意以下两点:①在首次介绍时要准确地使用全称,不要使用易生歧义的简称;②介绍时要庄重、亲切、正规。切勿开玩笑、随意,以免与场合不适宜,出现尴尬局面。

三、致意礼仪

致意是向他人表达问候、尊重、敬意的一种礼仪形式。是随着现代生活节奏加快而产生的,在人际交往中使用频率较高的一种礼节,它没有十分严格的模式,但在人际交往中的作用不容忽视。礼貌的致意,给人一种友好、友善的感觉,并表达出自己的交往意愿,同时也体现一个人的修养和素质。相反,则会被认为是傲慢、无礼、没有教养。

(一)致意的方式

致意因地域文化、风俗习惯、宗教信仰等,形成不同的致意方式,常见的致意方式有点头礼、挥手礼、举手礼、击掌礼、作揖拱手礼、叩头礼、握手礼、鞠躬礼、注目礼、合掌礼、吻手礼、拥抱礼、脱帽礼等,护士在工作中常用致意方式除有握手礼、鞠躬礼等,还包括以下几种:

1. 点头致意 点头致意是在公共场合用微微点头表示问候的一种方式。

(1)点头致意的场合:①遇到领导、长辈时:在一些公共场合遇到领导、长辈,一般不宜主动握手,而应采取点头致意的方式。这样既不失礼,又可以避免尴尬。②遇到交往不深者:交往不深的两人见面,或者遇到陌生人又不想主动接触,可以通过点头致意的方式,表示友好和礼貌。③不便握手致意时:一些场合不宜握手、寒暄,可采用点头致意的方式。例如:与落座稍远的熟人等。④比较随便的场合,一些随便的场合,如在会前、会间的休息室;在上下班的班车上;在办公室的走廊上,不必握手和鞠躬,轻轻点头或欠身致意即可。

(2)点头致意的要求:致意者根据环境可驻足或正常行走,面带微笑,目视被致意者眼睛,如人员较多,应扫视全体人员后,微微点头,幅度不宜过大,速度不宜过快,一次为宜,不可反复多次点头。

2. 欠身致意 欠身致意,是指在工作过程中遇到领导或参观宾客时,微微向前鞠一躬,施以欠身,表示对来访者和领导的尊敬。

(1)欠身致意的场合:会议、会谈进行中,人声嘈杂的街道上,客人和领导经过某人的工作岗位,在电梯门口和电梯内遇见客人时,工作人员需起立站好,并问候:"您好",行欠身礼。

(2)欠身致意要求:欠身要头颈背成一条直线,目视对方,身体稍向前倾。欠身致意时不可弓背,腰身扭曲,否则欠身毫无恭敬之意。

3. 脱帽致意 朋友、熟人见面后打招呼的方式,以示问候。

(1)脱帽致意的场合:在街道或公共场所,朋友、熟人见面。

(2)脱帽致意的方法:微微欠身,用距对方稍远的一只手脱下帽子,将其置于大约与肩平行的位置,同时与对方交换目光。若自己一只手拿着东西,则应以另一只空着的手脱帽。朋友、熟人见面若戴着有檐的帽子,则以脱帽致意最为适宜;若是熟人、朋友迎面而过,可以只轻掀一下帽子致意即可;戴无檐帽,不必脱帽,只需欠身致意即可,但注意不可以双手插兜。

4. 微笑致意 是应用范围最广的一种致意方式,在任何场合,女士只要给他人一个甜美的微笑,即可表达问候。

(1)微笑致意的场合:任何交际场合。

(2)微笑致意的方法:目光注视对方,在对方目视自己的时候,微微一笑。

(二) 致意的规则

通常情况下,致意应按下列规则进行:男士应先向女士致意;年轻者应先向年长者致意;下级应先向上级致意。在行非语言致意礼时,最好同时伴以"您好"等简洁的问候语,这样会使致意显得生动、更具活力。如远距离致意,可脱帽、挥手致意,不可大声喊叫有失礼仪规范。

(三) 致意时注意事项

1. 根据场合,合理应用 应了解不同致意方式适用于不同的场合。举手致意一般用于向远距离的熟人打招呼。在不适宜交谈的场合,欠身致意、点头致意即可,遇到长者和领导,欠身致意能表达出尊敬之意,女士以点头或微笑表示问候,通常女士不先致意。

2. 把握时机,适时致意 致意要注意掌握好恰当的时间。一般会面时即致意。如受礼者正在应酬,应等应酬告一段落后,再上前行礼致意。

3. 当面致意,诚心诚意 致意是靠身体语言来传递对他人的问候,需要彼此双方有默契,受礼者能看到。因此不要站在距离较远的地方向对方致意,也不要站在对方的侧面或后面,应站在对方正前方致意,致意的态度应诚心诚意,认真谦虚。如遇对方向自己致意,应以同样方式还礼。

第二节 交往礼仪

交往礼仪是人们在社交场合中形成,并被大多数人认同的交际准则和规范。护理工作是为人的健康服务的,护士在工作中要与各种各样的人接触、打交道,或作为单位的一员,参加一些社会活动。因此护士应学习必要的交往礼仪知识,以提高社会交往能力,有助于护士在护理工作中建立良好的人际关系。

本节简介常见的几种交往礼仪:接待礼仪、乘车礼仪和馈赠礼仪。

一、接待礼仪

接待亦称礼宾,是指在公务活动中主办方对有关人员进行相关招待,以达到某种目的的社会交往活动,是接待来宾时应共同遵循的行为规范。由于护士在护理工作中需要与各层次、各类人接触和来往,因此熟悉接待礼仪也是体现护士良好职业素质的重要内容。

(一) 接待礼仪的原则

接待礼仪是指接待来宾过程中的一些具体细则,在执行具体细则时应遵循以下四个规则：

1. 平等规则　接待客人时应平等对待。在同一场所、同一时间、同一地点,需要接待来自不同地区、不同部门、不同职位、不同单位的来宾,要充分考虑接待对象的问候、信仰、种族等,不可厚此薄彼,应一视同仁。

2. 对等规则　讲究礼尚往来,双方接待时应规格相同。

3. 惯例规则　在接待从未接待过的贵宾时,参照惯例,借鉴其他单位经验,按其他同行单位接待同等级别人物的方法接待。

4. 主随客便　作为接待方,接待人员在礼宾工作中,要以宾客为中心,从客人角度考虑事情的安排。

(二) 接待方案的制订

为做好接待工作,应事先设计好接待方案。接待方案是接待的总方针。

1. 接待方针　是接待时的指导思想与总体要求。在接待时,接待方应本着平等互尊、真诚礼待、热情有度、主随客便、因人而异的原则。在接待不同身份的来宾时,侧重点要有所不同,这样才能加强宾主间的交流与沟通,共创轻松愉快的宾主关系。

2. 接待规格　接待工作的具体标准,是对来宾重视程度的一种具体体现。

(1)对等接待:是指陪同人员与来宾的职务、级别大致对等。

(2)高规格接待:是指陪同人员的级别高于来宾的级别,体现对来宾的重视。

(3)低规格接待:是指陪同人员的级别低于来宾,这就要求陪同人员一定要注意热情、礼貌。

以上接待规格在具体实施时可参照各级政府的明文规定,采取当地目前通行的方式;也可比照本单位的常规做法或借鉴他方的成功做法。

3. 预算经费　在确定好接待规格后,应对接待中所涉及的种种费用进行详细的预算。接待经费一般参照各级政府部门的明文规定,勤俭节约,压缩一切不必要的开支,提倡少花钱,办实事。对某些需要来宾负担的费用或宾主双方共同负担的费用,接待方应先告知来宾,并与对方协商,切忌单方做主。总之,在预算接待经费时既有一定的标准,又能体现主办方的重视程度。

4. 地点选择　选择接待地点既要根据接待规格又要根据自身的实力。一般情况,接待地点可选择办公室、会议室、接待室、贵宾接待室。总之,要选择采光充足、室温适宜、陈设庄重大方,安静且不受外界干扰的地方。选择好地点后应提前通知宾客。

5. 安排食宿　根据收集的回执资料统计来宾的人数,预订宾馆。选择宾馆时应考虑到接待经费、宾馆等级以及实际接待能力。宾馆除具有基本的生活设施外,还必须具备良好的消防和安全设施。宾馆楼层安排应照顾长者和女士,相对集中,尽量靠近会场。主办方还应预先制订一套详细的就餐方案,饮食要卫生、规格要适中,同时还应照顾特殊人群的饮食习惯。

6. 接待日程　接待日程包括迎送、会见、会谈、参观、宴请等,日程安排要紧凑、合理。对每天的接待时间、安排进行全盘考虑后,应制定活动日程表,下发到来宾手中,以便来宾及时了解。

7. 接待人员　接待人员的表现直接影响到接待效果,所以接待人员应具备仪容端庄、举止得体、热情大方、善于沟通等良好的素质。对于特殊宾客,接待人员还需通晓来宾的语言、习俗以及宗教信仰。重要接待活动,还要根据实际情况对接待人员进行专门的礼仪培训。接待人员在接待时着装应大方得体、妆容清新淡雅,饰物佩戴和谐。为更好地完成接待任务,必要时还要成立专门工作小组,据其所长,责任到人,合理分工接待。

8. 交通工具　对来宾来往以及停留期间所需的交通工具,接待方应做好周全的安排。为来宾提供安全舒适、快捷方便、服务良好的交通工具,所需费用应本着勤俭节约、规格合适的原则。

9. 安全保卫与宣传　重要接待时,安全保卫与宣传工作也应列入计划之内。安全保卫工作应高度重视,要事先制订预案,专人负责,注重细节;有关图文报道资料,主办方应主动向接待对象提供,并注意存档备案。

(三) 接待礼仪要求

1. 提前到达,恭候来宾　提前到达迎宾地点是表达主人热情,体现主人礼貌素养的重要方面。热情、周到的安排会给来宾留下良好的第一印象,为进一步接触打下基础。

(1)了解信息,预先准备:了解对方到达的车次、航班、时间和地点等信息,根据确认后的情况,安排与来宾身份、地位相称的人员迎接,并告知来宾迎接的时间、人员和地点,提前为来宾准备好交通工具。

(2)提前到达,迎接来宾:接待人员到车站、机场等场所迎接来宾,对初次来访、不认识的来宾,可使用欢迎条幅、接站牌等,以确认来宾身份,并提前到达迎接地点,恭候来宾,以免迟到让来宾久等,有失礼仪规范。

2. 以礼相待,热情问候　来宾到达时,迎宾人员应主动相迎,进行自我介绍,并为来宾拎拿行李,问候来宾路程的辛苦。

(1)热情相迎,周到细致:车辆停稳后,接待人员一手拉开车门,一手遮挡车门框上方,以免来宾头部触碰车门框。如来宾是年长者,要主动上前搀扶;如遇到下雨时要主动撑伞迎接,以防来宾淋湿;根据来宾意愿,协助提拿来宾所带物品,并注意轻拿轻放,不随意乱丢和按压。

(2)亲切问候,安排食宿:在迎宾之时,主办方人员应及时上前迎接,主动伸手与来宾相握以示热烈欢迎,致意、问候"辛苦了"、"欢迎到我们医院"、"一路辛苦了"等。帮助来宾办理住宿手续,将活动或会议资料交给来宾。接待人员视来宾情况,进行自我介绍、交谈,但接待人员不宜久留。离开时将下次联系方式、时间、地点告知来宾。

3. 规范引领,适时提醒　引领者的身份通常与接待的重视程度直接相关。在引领时要做到心到、手到、眼到、话到。

(1)走廊引领:接待人员应站在客人左前方大约1.5m处进行引领,遇到灯光暗淡、拐弯之处,应及时提醒客人,指引手势应明确地告诉来宾正确的方向,在进行交谈时头部、上身应转向对方。

(2)楼梯引领:引领来宾上下楼梯时,接待人员应在前面,走在楼梯中间,来宾在后面,走楼梯的里面。接待人员应配合来宾的步伐,以保证来宾的安全。

(3)电梯引领:乘坐升降式电梯时,为确保来宾的安全,接待人员应先到电梯门口,进入电梯,控制电梯开关。宾主出入电梯的顺序是:主人先进后出,客人后进先出。乘扶手式自动电梯时,尽量靠近右侧扶手。上电梯时,接待人员居后;下电梯时,接待人员在前。

(4)房门引领:接待者先行一步,反手开关房门,站在门旁或门后,待来宾通过。

(5)轿车引领:宾主不同车时,接待车居前,来宾车居后;宾主乘同一辆车时,接待者后上先下。

（6）并排引领：两人并行时，内侧高于外侧；三人同行时，中间高于两边。宾主单行时，接待者行走在前，来宾行走于后。

（四）待客礼仪

1. 及时沟通，合理安排　接待人员要提前与来宾沟通，了解来宾的计划和安排，根据具体情况，安排招待时间和地点。公务性来访一般不宜选择午间、晚间休息时间作为招待来宾的时间。常规招待场所有接待室、会议室、办公室等。室内进行必要的布置：设有桌椅、音响设备、灯光、空调设备等。准备好饮用水、水果等。可根据来宾身份选用具体招待地点，接待身份高贵的来宾，选择宾馆档次高的贵宾室；接待重要来宾，可选用会客室；接待一般来宾，可在办公室。

2. 按照惯例，安排座次　我国座次排列时一般应遵循"以右为上，居中为上，远门为上，前排为上"的原则。

（1）会谈座次，以右为上：会谈一般采用长桌、椭圆桌、圆桌。会谈桌横放时，客方面对正门而坐，主方背对正门而坐。会谈桌竖放时，以进门时面向为准，右侧为上，请客方就座；左侧为下，请主方就座。在会谈时，双方的主谈者应居中而坐，其他人员应遵循右高左低的惯例，依照各自实际身份的高低，自右而左分别就座于主谈者的两侧，各方的翻译人员应就座于主谈者的右侧，并与之相邻。在会谈时，如是圆桌，各方人员不分座次，自由择座。

（2）会见座次，主宾居右：会见时一般只设有沙发。会见的座位安排有多种形式，有分宾主各坐一方的，有宾主穿插坐在一起的。通常这样安排：主宾、主人席安排在面对正门位置，主宾座位在主人右侧，其他客人按礼宾顺序在主宾一侧就座，主方陪见人在主人一侧按身份高低就座。离房门较远的座位为上座，离房门较近的为下座，翻译人员、记录员通常安排在主人和主宾后面。座位不够时可在后排加座。

3. 热情款待，认真接访　来宾到达之前，应提前安排准备好水果、饮料等，来宾到达后，热情问候、请坐、代存衣帽、端茶倒水等主动相助，并及时与来宾交谈。交谈时，务必神情专注，认真倾听，因故暂时离开时，应向来宾致歉。招待过程中，准确突出来宾身份，让来宾感受到被尊敬和接待方的热情。

4. 返程工作，提前预订　活动结束后，来宾的返程工作也是接待工作的重要内容。要提前为来宾预定返程票，以解决来宾的后顾之忧。和来宾结清所有的费用，并出具正式发票。安排好车辆，把来宾送至机场、车站，主方领导尽可能安排时间到来宾住处送别。

二、乘　车　礼　仪

在日常生活和工作中，无论是上班还是出行我们都离不开交通工具，乘坐这些交通工具时，作为一个职业人就必须遵循一定的规则，了解一定的乘车礼仪。

（一）乘车原则

在乘车时以礼相待是社会文明、进步的具体表现，是每个人应遵守的社会行为规范，作为护士，应随时维护自身的职业形象，遵循以下乘车原则。

1. 文明乘车，讲究顺序　在一些正规场合尤其在一些涉外场合，对上下车的顺序都有要求。乘坐轿车时，按照国际惯例，应当恭请位尊者先上车后下车，位卑者后上车先下车；而乘坐公共交通工具，通常由位卑者先上车后下车，这样便于寻找座位，照顾位尊者。

2. 对号入座，相互礼让　就座时应互相礼让。争座、抢座、不对号入座，都是不文明的失礼行为。乘车时，不仅对位尊者给予座位的谦让，对待同行、地位、身份相同者也应互相礼让。

3. 遵守秩序,律己敬人 在乘坐车辆时,尤其是在乘坐公共交通工具时,必须自觉遵守公共秩序,讲究公共道德。在细节处,要处处严格要求自己,严于律己,对他人不得当的行为应宽容待之。

(二) 乘坐轿车礼仪规范

乘坐不同类型的车辆,座位的尊卑顺序有所不同。

1. 位次排列

(1)双排五座轿车:位次排列一般原则是右座高于左座,前排高于后排。具体可分为以下几种情况:公务用车时,上座为后排右座,左座次之,中间座再次之,末座为副驾驶座;社交应酬中,主人亲自驾车,上座为副驾驶座,其次是后排右座,后排左座,后排中座。

(2)三排七座轿车:在专职司机驾驶的三排七座车上,其座次由尊而卑依次应为:中排右座、中排左座、中排中座、后排右座、后排中座、后排左座、副驾驶座;主人充当司机,其位次由高到低排列为副驾驶座、中排右座、中排左座、中排中座、后排右座、后排左座、后排中座。

(3)多排座轿车:是指四排或四排座以上的轿车,不管谁驾车,座次都是由前而后,自右而左,依距离前门远近排定。

(4)吉普车:在乘坐吉普车时,无论哪种情况上座都是副驾驶座,其他位次为后排右座、后排左座。

(5)旅行车:在接待团体客人时,多用旅行车接待客人。旅行车以司机后面第一排为上座,后排依次递减。

2. 入座礼仪

(1)遵从习俗,次序入座:公务用车时,在副驾驶座位的人,应先下后上,方便照顾其他来宾;主人亲自驾车时,主人先下后上;乘坐三排七座轿车一般情况下由主人打开车门后,客人先上车、后下车;乘坐旅行车时,由于上车人较多,上车时,先上的人应往里坐,下车时,坐外面的人先下车。为安全起见,左侧车门不宜打开,应于右侧车门上下。

(2)女士优先,入座优雅:小轿车在入座时,无论是上下,男士应为女士打开车门,还要注意女士出入时头部不要碰到车顶。女士入座时应站在车门后,弯曲身体,让臀部先坐到座位上,双腿并拢提起放入车内;下车时应双脚先着地,再起身出车。乘其他交通工具,坐下后,叉开的双脚不宜宽于肩部[如图 6-2(1)、(2)、(3)、(4)]。

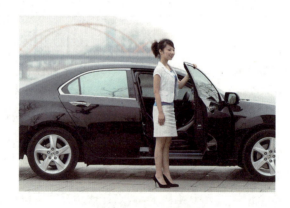

图 6-2 (1)入座姿势

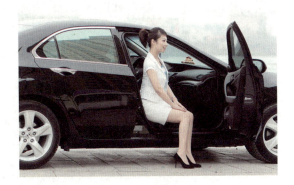

图 6-2　(2) 入座姿势

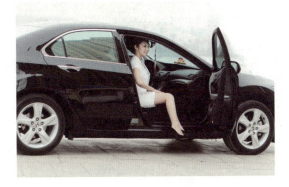

图 6-2　(3) 入座姿势

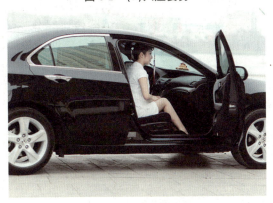

图 6-2　(4) 入座姿势

(三) 乘车礼仪要求

公共汽车、地铁是我国城市居民出行的重要交通工具。因此在乘坐时,必须遵循以下礼仪规范:

1. 按序乘车,敬老爱幼　候车时应自觉排队,按序上车,车靠站后要先下后上或从前门上后门下,老弱病残,妇女儿童应先上。

2. 主动购票,文明乘车　上车后应主动买票,不使用过期月票或假票;使用智能卡乘车时,主动刷卡,不能蒙混过关;乘无人售票车时,要主动投币,不可少交或逃费。

3. 互谦互让,与人方便　先上的乘客应酌情向车厢内移动,不要堵在门口,妨碍后面乘客上车,遇到老人、孕妇、病人、孩童或带小孩的乘客应主动起身让座,被让座者应致谢。

4. 讲究卫生,公德至上 乘客在车上不要吸烟、随地吐痰、乱扔瓜子果皮,外部不干净的物品应包装好,以免弄脏他人衣物。

5. 注意安全,以防伤害 在乘车时要注意安全。不要携带易燃易爆物品上车,不要将坚硬东西指向他人,带雨伞应将伞尖朝下,以免误伤他人。

(四) 乘坐火车礼仪要求

1. 排队上车,对号入座 火车朝前方、靠窗的位置是上座。如是三人座,最外的位置是上座,中间是末座。乘坐火车的旅客,应提前到火车站等候,排队检票上车,进入车厢后对号入座(卧),不可占用别人的位置(卧铺)。

2. 文明礼让,遵守规则 旅客上车后,应迅速将携带物品放在行李架上,不可放在通道上,影响通行,吸烟者到两车厢连接处或指定的吸烟室吸烟,不要乱扔杂物。交谈时,把握分寸,不要涉及他人隐私,不大声喧哗,影响他人休息。

让座礼仪

一天,一辆公交车停靠在站台,上来了一位衣着考究的女士,公交车已没有座位。一位先生见状,立即起身让座,女士一声不吭地坐下,周围人非常不满。这位先生站在旁边,想了想,俯下身问道:"对不起,女士,您刚才说什么? 我没听清楚。"女士诧异地说:"我什么也没说。"先生说:"哦,我还以为您说'谢谢'了。"

三、馈赠礼仪

在人际交往中,人们以互相馈赠礼物的方式来表达彼此间的友情。礼品能够起到增进情感、促进友谊的作用,是人际交往中不可或缺的情感传递媒介。运用得当,使馈赠成为一种佳话,让友谊长存、终生难忘。因此馈赠应遵循一定的馈赠礼仪规范。

(一) 选礼品的原则

礼品是表达馈赠者友情、敬意的物化,同时可具有一定的功能和寓意,并给受赠者以良好的祝愿,因而对其倍加珍惜。礼品选择时,应本着下列原则:

(1)适用性:选购礼品时,应充分考虑对方的实际需求,礼品可有助于受赠者的工作、学习或生活,还可以是受礼者喜欢的某种收藏品,以满足个人兴趣和爱好。赠送的礼品必须符合受礼者的身份、性格、年龄、爱好、习惯或身体状况等。如古人说:"宝刀送壮士,红粉送佳人"。

(2)象征性:在馈赠礼品时,有时还需讲究寓意,具有象征性,比如看病人送"苹果"寓意是"平安康复"的意思;送一枝玫瑰表示"一见钟情";他人乔迁送"香肠"表示"常吃常有",在喜庆的日子里,送礼物都应双份,表示"好事成双"。

(3)纪念性:多数情况,礼品应突出其纪念意义,不必过分强调它的价值和价格,正所谓"千里送鹅毛,礼薄情意重"。

(4)独创性:送人礼品应当精心选购,礼品应突出构思巧妙、富有创意。独具匠心的礼品能使受礼者耳目一新、爱不释手,体现了受赠者在送礼者心目中的地位。

(5)时尚性:选择礼品时,要注意时尚潮流,不要选择过时、落伍、打折的物品,以免让人感到搪塞、应付,易造成受赠者的误解。

(二) 赠送的要素

赠送礼品时要想好赠送的六个要素,使馈赠达到理想效果。

1. 送给谁（who） 是赠送礼品时首要考虑的问题。赠送时根据受赠者的身份、兴趣、品位、彼此间的关系选择能表达赠送者意愿的礼品。

2. 为什么送（why） 赠送礼品应有明确的目的，例如：探望病人、祝贺乔迁、酬谢他人等，否则会使受赠者感到"无功受禄"的不安而心存疑虑，或是觉得"来者蹊跷"而猜忌。

3. 送什么（what） 赠送什么礼品要了解受赠者的需求，根据赠送目的精心挑选，避开所忌，悦人悦己。

4. 怎么送（how） 常见的赠送方式有四种：当面赠送、邮寄赠送、托人赠送、电话委托赠送。当面赠送最多见，有助于受赠者接受礼品和当面致谢。

5. 何时送（when） 赠送礼品应注意时机是否合适，不要给人以唐突感，让受赠者无所适从。人们通常选择贺喜、道谢、慰问、纪念等时机赠送。不可在第三者面前送礼，也不可事后补礼。

6. 何地送（where） 公务交往中，赠送礼品应在工作地点或交往地点；属于私人交往时，赠送礼品应在受礼者家中或受赠者身处的地点。

（三）馈赠礼仪规范

1. 精心包装，不失礼仪 馈赠的礼品要进行精心包装。精美的包装本身就表示对对方的尊重，增加馈赠效果。礼品在包装时应把价格标签除去，对贵重易碎物品，应放在硬材质的盒子里，盒内填充一些防震材料，外部再用礼品纸包装。礼品纸色彩的选择要因人和因事，特别是对不同民族和不同国别的人，更应注意他们对色彩的禁忌。馈赠礼品不能用白纸、黑纸、牛皮纸作为包装纸（如图6-3）。

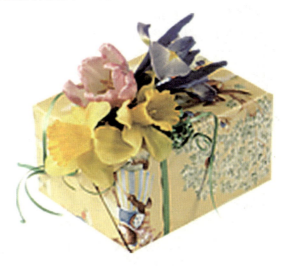

图6-3 礼品包装

2. 郑重其事，表现大方 赠送礼品是为了表达自己对受赠者的尊敬和重视。赠送时应郑重其事地起身站立，走近受赠者，双手将礼品递到对方手中，不宜放下后由对方拿取。

3. 加以说明，态度真诚 当面馈赠礼品时，要对受赠者说明馈赠的理由，实事求是地说明自己的态度，真诚地希望对方能够喜欢，解释礼品所含的寓意，并通过演示让对方了解礼品的功能和使用方法。

（四）受赠者的礼仪规范

1. 欣然接受，深表谢意 接受礼品时，应面带笑容，注视对方面部，以示谢意，双手接过礼品时,要真诚地道谢,并表示喜欢。如在正式场合,接受礼品后可左手托持礼品,右手与对方握手致谢;如果礼品较大,可将礼品先放好再握手。按我国的传统习惯,一般不当面开启礼品包装,如果赠送者提议打开,方可打开并要加以赞赏,但恭贺新婚的礼品,不宜当面打开;如是国际友人赠送的礼品,接过礼品后应当面打开,端详礼品后加以赞赏,并表示感谢。

2. 拒绝有方,委婉谦和　由于某种原因,不能接受他人赠送的礼品时,应用委婉、不失礼的话语,向对方暗示难以接受对方的好意,或说明缘由,以使赠送者不再坚持。还可采用事后退还法或礼品交换法,给对方留有情面,以免尴尬。退还礼品最好在接受礼品24小时之内退还,切勿将退还的礼品私下拆封,更不可用过之后再退还。

3. 平等交往,礼尚往来　接受他人礼物后,应在适当的时候、以合适的方法回赠对方。回赠时间可在客人临别时,或登门回访,也可以在对方有婚事、喜事时作为贺礼回赠。赠品可选择大致等价的礼品,或能表达谢意或敬意的方式还礼。

（五）馈赠禁忌

不同民族有不同的风俗习惯,也有不同的禁忌,因此在馈赠时应尊重他人的习惯和民族风俗。

1. 数字禁忌　首先要避开数字上的禁忌,给日本人送礼忌讳送"9"字;西方人普遍忌讳"13",美国人忌讳"13"和"3";印度人不喜欢"6"和"8",他们认为"6"代表疾病,"8"则代表死亡;朝鲜人忌讳"4"字,"4"与"死"发音相同。

2. 色彩禁忌　要注意色彩上的禁忌,中国人忌讳黑色,觉得黑色是不吉祥的象征,也不喜欢白色,觉得白色是悲哀的寓意。欧美人也不喜欢黑色,但喜欢白色,他们认为白色象征纯洁。巴西人不喜欢紫色和黄色,认为紫色是悲伤,黄色是凶色。法国人认为黄色代表不忠诚;叙利亚人和埃塞俄比亚人在哀悼死者时穿黄色衣服,俄罗斯人和新加坡人也不喜欢黄色;沙特阿拉伯人崇尚白色和绿色,忌用黄色,他们认为黄色寓意死亡。比利时人、伊拉克人忌讳蓝色。泰国人和德国人忌讳红色。日本人不喜欢绿色。

3. 物品禁忌　在中国,结婚不能送钟,"钟"是"终"的同音字;也不能送"梨","梨"表示分离;送朋友不能送"伞","伞"同音"散"。德国人不喜欢郁金香,日本人不喜欢莲花,意大利、西班牙、德国、法国、比利时等国把菊花作为丧花,百合花在英国人眼中代表着死亡。

4. 图案禁忌　阿尔及利亚人忌用猪和熊猫做广告图案,阿富汗人忌讳猪狗图案,英国人忌用大象图案,瑞士人忌用猫头鹰图案,澳大利亚人不能把兔子作为图案,馈赠时切忌把这些图案送给这些国家的人。

第三节　庆典礼仪

庆祝典礼是为某项工作取得显著成绩或为预祝某事顺利完成,还可以作为某个纪念日、节日举行的隆重仪式。庆祝典礼的特点是热烈、隆重而欢乐。庆典礼仪是人们在庆典活动中应遵守的行为规范和准则。它是保证庆典活动顺利召开的重要因素。在日常社交和工作中,护士经常参加一些庆典活动,尤其在护理专业庆典活动中,端庄秀丽的职业形象给人留下深刻的印象。因此护士应掌握必要的庆典礼仪,维护护士职业形象,树立社会威信。

一、开幕式

开幕式是指一个活动正式开始时所举行的大型庆祝活动。开幕式可以使主办单位或社团扩大社会影响力,树立良好的社会形象。因此主办单位应做好开幕式的准备工作,以使开幕式隆重而热烈,扩大单位的社会知名度。

(一) 开幕式前的准备

1. 恪守原则　在举行开幕式时,应本着适度、隆重、节俭三个原则。

(1)适度:是指在举办开幕式前应评估其必要性,开幕式的规模应与本单位的具体情况相符合,切忌一味求大。

(2)隆重:是举办开幕式的重要作用之一。隆重的开幕式不仅可以提升单位的形象,还可以唤起本单位职工的自信心和自豪感。

(3)节俭:在举办开幕式时,应本着勤俭节约的原则,量力而行,切忌铺张浪费。

2. 准备工作

(1)做好舆论宣传工作:举办开幕式的主旨就是提升本单位的形象,所以要为此做好必不可少的舆论宣传,吸引民众的注意,赢得民众的认可。舆论宣传主要可以通过广告宣传和媒体宣传来进行。

(2)做好人员选定工作:确定出席本次活动的地方领导、上级主管部门领导、主办单位、协办单位、赞助单位以及相关单位领导人或代表;邀请社会贤达、各新闻媒体代表和群众代表。涉外的开幕式也可邀请有关国家、地区、组织代表,如有关国家的使节、领事、参赞等参加。

如是一般开幕式,可由主持人致开幕词。重要的开幕式,主办方还要确立身份较高的领导人致开幕词,致辞人的身份应高于主持人,如主持人是学院副院长,那么致辞人应是学院院长。涉外开幕式,要安排其他国家来宾发言,应事先对其发出邀请,来宾致辞的内容应与主办方商定或事先交换致辞内容。

现今,很多开幕式都安排剪彩,剪彩人应当是主办方级别最高的领导人,也可邀请上级领导、协办方领导与主办方领导共同剪彩。

(3)做好来宾邀请工作:在人员确定好之后,主办方将提前对所有参加人员发出书面邀请。书面邀请分为请柬、邀请信和通知三种形式。请柬用于邀请一般来宾;邀请信可根据不同对象来写,除表达邀请出席的诚意外,还可提出一些请求;书面通知则是内部人员专用。请柬和邀请函可根据需要由专人送达或邮寄。书面邀请函发出后,还应进行电话落实。

(4)做好场地布置工作:①入口布置:入口处应有主会标、欢迎拱门、横幅、彩旗、鲜花、氢气球、为来宾铺设条状红地毯、签到台、引导牌以及休息座椅等。签到台可设在入口处,如在室外举行也可设在主席台一侧。签到是举行开幕式的重要环节,既表示对来宾的欢迎,又可以留作纪念。签到处要有醒目的标志,并安排有专人负责接待。庆典性开幕式在签到时还要给来宾准备胸花。签到簿设计要美观典雅或热闹喜庆。②主会场布置:背景墙上端可挂大型红色横幅,书写庆典主题,中间图案设计要紧扣主题,下端两侧可摆放立式花篮(根据场地确定数量)。如果开幕式时间较短或规模较小,主席台可不设座位,站立进行即可,但台下应事先划分好场地以便维持现场秩序。为显示隆重和敬客,可在来宾尤其是贵宾站立之处铺设红地毯。时间较长或规模较大的开幕式,可设主席台和摆放座位,身份最高者居中,其他人按先左后右的顺序(以主席台朝向为准)。主席台台面铺放台布,摆放话筒、席卡、茶具、笔、纸、流程表,台前地面间隔摆放盆栽。右侧主讲台台面摆放卧状花篮和话筒。③音响灯光:按庆典流程调配好灯光、音响、音乐光盘等。④车辆管理:安排好人员负责停车场车辆停放。

(二）开幕式礼仪规范

1. 做好接待服务工作 在开幕式现场,要有专人负责来宾的接待服务工作。

(1)接待贵宾:对重要来宾,主办方领导应亲自迎至大门,并引领到贵宾休息室,稍作休息和整理。

(2)接待服务:组织礼仪队,并配上红色绶带,为来宾引领。护理职业的庆典活动,服务接待人员可穿护士裙装,配好鞋袜,燕帽平整、洁白,以突出职业特色。

2. 做好程序拟定工作

(1)开幕式前播放或演奏欢快的背景音乐,突出喜庆的气氛。

(2)为来宾佩戴胸花和来宾证,引领至台上和贵宾区。

(3)主持人宣布开始,奏国歌(必要时升国旗),全体肃立,行注目礼。

(4)主持人介绍各位嘉宾姓名、职务。

(5)邀请专人揭幕或剪彩。剪彩时,剪彩者向拉彩者和捧球者示意,然后右手持剪刀将红色绸带剪断,红色彩球应准确无误落入托盘。退场时,剪彩者按上台的方向先退,礼仪小姐随后由右侧退场。

(6)主办方领导致开幕词、来宾宣读贺信。

(7)举行参观、文艺表演。

剪彩仪式的由来

20世纪初,在美国的一个乡间小镇上,一家商店即将开业,店主给了许多优惠承诺,为防止顾客在正式营业前耐不住性子闯入商店,于是在门框上拴了一条布带。正当开业时间快到时,店主的女儿牵着一条小狗从店里跑出来,小狗把布带碰落在地,门外顾客认为是店主为开张特地设置的程序,于是一拥而上,大肆抢购,小店开业之日生意异常红火。后来店主在几家连锁店开业时就如法炮制。经过他和后人不断提炼升华,就成了现在的剪彩仪式。

---

3. 做好礼品馈赠工作 开幕式上向来宾馈赠的礼品一般具有以下三个特征:

(1)宣传性:可选用本单位的产品,在产品外包装上印上本单位的标志、广告用语、开业时间等。

(2)纪念性:礼品应有一定的纪念意义,使拥有者对其重视、爱惜,并为之感到难忘和自豪。

(3)艺术性:礼品应与众不同,造型美观大方,使人过目不忘。

4. 与会者礼仪要求

(1)主席台就坐者礼仪:主席台就坐者应遵守相应的礼仪规范,以显示身份,树立在公众面前的威信。进入主席台时,应井然有序,按引导员的引导准确入座。会议进行中,主席台就坐者应认真倾听,不可擅自离席,确有要事,应同主持人打招呼告知后离开。

(2)庆典发言者礼仪:发言者应按秩序发言。发言前应面带微笑,环顾会场,如会场响起掌声,可适时鼓掌答礼,等掌声停落后,再开始发言。发言时应使用普通话,控制语速和音量,吐字清楚,内容不宜过长。发言结束时,应向全体与会者致谢。

(3)来宾礼仪:作为来宾,应遵守"客随主便"的习俗,听从会议组织的安排,做到行为规范,举止端庄。遵守会场要求,不可有"高人一等"的表现。

（4）一般与会者的礼仪：必须遵守会议纪律。在他人发言时，认真倾听，做好记录，切不可在下面交头接耳，也不要随便走动，更不可吹口哨、起哄等。如中途退场，应向有关人员说明情况，并表示歉意，征得同意后方可离席。

二、签字仪式

签字仪式是各种组织之间通过谈判，对政治、经济、科学、文化、教育、体育等某一专业领域的合作事务双方达成共识，以示双方对会谈结果的重视，双方举行签字仪式，以确定其法律依据。签字仪式时，双方都会派出身份较高的领导人参加。

（一）签字仪式的种类

1. 国家间通过谈判就政治、军事、经济、科技等某一领域相互达成协议，缔结条约和公约，一般举行签字仪式。

2. 当一国领导人访问他国后，经过商定达成共识，发表联合公报、联合声明，要举行协定、公报和声明的签字仪式。

3. 各地区、各单位在交往中通过会谈、谈判，最终达成有关项目协议、备忘录、合同书等举行签字仪式。

（二）签字仪式前的准备

1. 选择场所 选择签字仪式场所，应根据仪式的规格以及签字人员的身份和社会地位，由双方共同协商解决。可选择专门签字厅，也可选择较有影响、干净整洁、宽敞明亮的宾馆或部门会议室。

2. 会场布置 签字厅的地面应铺设地毯。背景墙主题鲜明；以长桌为签字桌，签字桌应面向房门横放于室内，桌面覆盖台呢，台呢色彩要考虑到双方的习惯和禁忌。

桌上摆放各方保存文本，文本前方放置签字用的用具；中间是悬挂各方旗帜的旗架，插放有关方旗帜，各方旗帜应插放在该方签字人座椅的正前方。

3. 确定人员 根据签字仪式的内容，由缔约和会谈双方确定签字人。在国际条约签字时，一般由谈判代表签字；以政府名义签订的条约或联合公报，大多由政府首脑签署。在签字前还应提前确定签字双方身份、地位、人数以及大致对等的参签人员。

4. 做好文本 在正式签字前，各方对签字的每个细节内容都应达成共识。国际商务合同应使用英语、法语或签约各方的官方语言，也可以英语、法语、各方语言同时使用。

对以上工作，主方应积极主动为客方提供服务。

（三）签字仪式礼仪规范

正式签字时，各方代表对于礼遇均非常在意。因此双方必须严格遵守签字时的礼仪规范。

1. 人员着装 签字仪式是非常正规而严肃的场合，因此签字双方都应特别重视自己的服饰。签字人员、助签人员以及参签人员，男士都应着正式商务套装，女士应着西装套裙或旗袍类礼仪服饰，以示对签字仪式的重视。签字仪式上的礼宾人员可穿工作制服。

2. 位次排列 签署双边合同时，双方人员按顺序进入签字场，主签人员入座。主方主签人员坐签字桌左侧，客方签字人员坐签字桌右侧，助签人员分别站于签字人员的外侧，协助翻揭文本，指明签字处。其他参签人员按中间高于两侧的原则，分立于各方主签人员的后侧。排列时主方自右向左，客方自左向右，需站两排时，应按前方高于后方的原则依次排列。

3. 签字顺序 签字双方都应共同遵循"轮换制"的国际惯例，先在己方的文本上签字，并把姓名放在签字处首位,然后双方交换文本互签。这样可使在名字排列时,双方都有机会居于首位,以示平等。如是多边合同,一般由主方先签字,然后依一定顺序由各方代表签字。签字完成后,由助签人员换回各自文本,主签人员起立握手,参签人员鼓掌祝贺。礼宾人员端上香槟,双方举杯共饮,以示祝贺,双方在喜庆的氛围中圆满结束签字仪式。

三、毕业典礼

毕业典礼是学生在校期间参加的最后一次学校性的集会,作为一名学生应积极参与。为确保毕业典礼顺利进行,学校可成立临时工作小组,为各项工作做好精心准备。

(一) 毕业典礼前的准备

1. 指导原则

(1)难忘:毕业典礼是学生在母校的最后时光,因此要想方设法在典礼过程中营造出一种欢快、隆重和令人激动的氛围,让学生终生难忘。

(2)节俭:主办者在举办整个仪式以及筹备过程中应本着勤俭节约的原则,在经费支出方面应量力而行,节约、俭省。

(3)周密:主办者对每个细节都应进行客观分析,认真策划,力求分工明确、细致,确保万一。

2. 准备工作

(1)选定人员:学校可根据自身的人力、财力等实际情况确定典礼的规模,然后选定参加毕业典礼的人员。通常出席典礼者包括如下人士:上级主管部门领导、院、系领导、教师、学生、家长代表、用人单位代表、社会名流、大众媒体、本校成绩突出或工作业绩显著的毕业生等。

(2)发邀请函:人员名单确定后,应提前一周向有关单位和个人发出邀请函,联络出席嘉宾,确定来宾人数,以便安排好各项接待工作。

(3)舆论宣传:为树立学校的良好形象,吸引社会各界对学校的关注,提升学校的知名度,扩大学校的社会影响,应对毕业典礼进行舆论宣传。宣传的主要途径:一是通过大众媒介和网络的广告宣传,其内容包括典礼举办的日期、地点等;二是邀请大众传媒的记者在典礼当天到现场,以采访、报道的形式对学校进行正面宣传。

(4)选定会场:在选择会场时,应根据庆典规模和现场出席者人数以及自身的实力,可选在学校礼堂,也可在校内广场。

(5)会场布置:毕业典礼会场布置应量力而行,着力烘托热烈、隆重、喜庆的气氛,可摆放拱形门、氢气球、花卉、悬挂彩旗、宣传标语,张挂说明庆典内容的大型横幅。可播放音乐,也可由乐队现场演奏,彰显欢乐隆重的气氛;签到处设在主席台一侧,由专人负责,并配有留言簿供领导和来宾留言、题词(可参看开幕式会场布置)。对音响、设备应事先做好调试,以防在使用时出差错。

(6)拟定流程:邀请来宾就座后,主持人宣布仪式开始,可奏乐、燃放礼花、全体到场者应热烈鼓掌。此后介绍主席台各位嘉宾,全体起立唱《国歌》;嘉宾代表致辞、院领导致辞、毕业班教师致辞、学生代表讲话;颁发毕业证书和学位证书、合唱《毕业歌》;宣布庆典结束(致欢送曲)。

(7)做好接待:在典礼当天除了要求全体同学在来宾面前人人都要以主人翁的身份,热情、礼貌地接待宾客,还必须有专人负责各项接待,在接待贵宾时,应由校主要领导亲自接待。

（二）毕业典礼学生礼仪规范

1. 入场 提前进入场地,是每一位参加毕业典礼学生必须遵守的重要礼仪规范。入场后按既定的座位入座。入座后要保持安静。

2. 仪表 每位同学到会时,都应整理好自己的仪容。发型应端庄、大方,面部要干净、整洁。男生应剃去胡须,女生不要染发。在着装上应穿戴整洁,着校服或学士服,女生不宜佩戴过多与身份不符的饰品,男生不宜佩戴任何饰品。女生不宜化浓妆。

3. 庄重 在庆典期间,都要表情注重、认真倾听。在唱《国歌》和《毕业歌》时,要起立,脱帽、立正、面向国旗和主席台行注目礼。

4. 态度 每位同学都有义务自觉保持会场的肃静,以维护会场秩序,不影响发言者的讲话与其他人的倾听。当发言者意见和自己相左时,更应体现尊重,不要起哄、吹口哨,发言人发言完毕时要鼓掌致谢。

5. 自律 在典礼过程中不可随便走动,或与周围同学窃窃私语,也不可收听录音机或MP3,更不可接打手机和把玩电子游戏机。

在典礼现场,学生绝不能逃会,如需要离会,必须向有关负责人正式请假,不可不辞而别。

6. 退场 庆典结束后,要起来行注目礼让来宾先退场,然后有序退场。

（三）毕业典礼致辞人礼仪规范

1. 仪表风度 致辞人的仪表风度是最先为听众所感知的表象,能使观众形成第一视觉印象。所以致辞人要对自身的仪容、服饰事先进行认真修饰。发型要庄重大方。男士宜穿深色西服套装、白色衬衫、黑鞋黑袜,并且打领带。女士应穿单色套裙,肉色丝袜,与套裙色彩相协调的高跟皮鞋。

2. 举止得体 致辞人举止要自然大方、儒雅得体,站立有姿,坐行有势。表情自然,精神焕发。发言前,要环顾全场,向听众微笑致意,如有掌声,也应鼓掌还礼。

3. 措辞生动 致辞人的语言是否生动,直接影响到现场气氛。因此致辞人在发言时,应生动灵活,适当采用一些幽默风趣的语言、巧妙地运用典故,在理论上说服听众,在内容上吸引听众。致辞人要讲究语速,不快不慢;讲究音量,不高不低;讲究节奏、语气、声调,始终保持感情充沛。重要的地方,要加重语气,提高音量,形成高潮。注意把握住停顿和节奏,在感情上紧紧抓住听众。

第四节 公务礼仪

公务交往礼仪,是指国家工作人员在工作场合和环境中,执行公务或处理公事等活动时与人交往或合作时应遵循的礼仪规范。修学公务交往礼仪,有助于提高个人的修养,提升个人和部门的形象,改善人际关系,提高服务质量。作为护士学习并运用好公务交往礼仪,可以使自己在交际中充满信心,并能正确处理工作中的人际关系,有助于护理工作的顺利完成,更好地为病人服务。

一、办公礼仪

办公礼仪,是执行公务、办理公事时所必须遵循的行为规范。遵守办公礼仪,营造和谐的办公氛围是对每个职业人的基本要求。

（一）政务工作礼仪

1. 政务工作基本要求 办公室的政务工作量大而繁杂，是各部门工作的枢纽，起到承上启下、组织协调的作用，工作人员应努力遵循以下礼仪要求。

（1）勤于政务，尽职尽责：热爱本职工作，充分了解本职工作的重要性。在工作中做到忠于职守、认真严谨、一丝不苟地将单位的政务事情办理好。

（2）认真学习，善于总结：学习基本的办公规则和方法，及时总结经验和不足，掌握工作要领和重点，难易结合，有条不紊，分门别类，井然有序，注重效率和效果。

（3）公私分明，不贪便宜：不利用办公室设备处理个人事情，或利用空闲时间干私活。例如：打长途电话、在单位推销产品等，这些行为既不符合办公礼仪，又有损国家利益，是极不道德的行为。

（4）敬业守时，严于律己：上班时间内，不做与政务工作无关的事情，不乱窜办公室，妨碍他人办公。严格遵守单位作息时间，不迟到、不早退、擅自离岗，努力做到自觉、自律。

2. 建立良好的人际关系 办公室工作离不开与方方面面的人打交道，能否处理好各种人际关系，直接影响到政务工作的正常运行，每个工作人员应遵守以下工作交往礼仪。

（1）服从领导，积极配合：在工作中应遵循服从的原则，认真执行上级下达的各项任务。遇到重大问题及时向上级领导汇报以示对领导的尊重；与领导有分歧时，应以谦逊的态度、合作的诚意、理解的心态与之配合。明确自己的责任范围，不擅自越位，注意维护上级领导的威信，并努力去适应领导的工作方法。

（2）关爱下属，公平公正：作为上级，必须严格要求自己，提高自身的综合素质，以平等的价值观看待下属，尊重下属，在对方不能理解自身意图时，应耐心解说，切忌一味指责。工作中多体谅下属的难处，宽容对待下属的不足之处，肯定下属的成绩，并做到公平公正、一视同仁。生活上，关心、照顾下属，生活中遇到困难，积极帮助解决。

（3）同事相处，以诚相待：融洽的同事关系可以营造出宽松、愉悦的办公气氛，是提高工作效率的关键。因此同事相处应遵循以下几个原则：第一，要一视同仁，真诚友善，互相帮助，切忌虚情假意；第二，有双赢的团队合作意识，做到共同合作，相互学习，一同成长，助力支持；第三，尊重他人的人格、隐私、生活习惯、宗教信仰，切忌盛气凌人、颐指气使。

（4）对待访者，热情周到：来访者一进入办公室应站立相迎、微笑致意、亲切问候、倒水、让座；告辞时，起身相送。积极主动为来访者服务，不要推三阻四，真心实意地帮助对方解决问题和困难；切忌对来访者亲疏有别，只说不做。对于来访者提出的问题应耐心解释，不厌其烦，认真细致，并端正工作态度。

3. 注意维护集体形象 单位环境和个人精神面貌是人们评价和认识一个部门的关键，因此工作人员应保持办公环境清洁、安静、雅致，自身的仪表仪容应符合礼仪规范。

（1）布局合理，环境整洁：办公室环境的布置应严肃、大方、雅致，不乱挂和张贴与办公环境不适宜的广告画和标语，办公家具布局合理，室内色调和谐统一。办公室应该经常打扫或定期大扫除，及时处理和装订报刊、杂志，文件用后及时归档，桌面不摆放个人生活物品，确保办公室干净整齐，没有异味。

（2）规范着装，修饰得当：办公室人员着装应突出干练、文明、雅致等职业特点，不可穿薄、透、露、短、紧的服装，并随时清洗，保持干净无异味。女士仪容大方、得体，不可浓妆艳抹，花枝招展，让人感到庸俗、乏味。男士每日应剃须刮胡，梳理头发，以保持良好的精神面貌。

（二）护士办公礼仪

1. 护士办公礼仪要求　同事间友好的相处,相互理解、帮助是顺利开展工作的基本条件,礼待同事更是做好护理工作不可或缺的礼仪要求。

（1）护士见面礼仪:同事间相遇时,应互相问候、打招呼或点头致意,一个简单的问候显示了彼此友好、文明相处的愿望。

（2）护士共事礼仪:①相互尊重,崇尚文明:同事间来往,应互相尊重、互相支持,文明相处,礼貌相待,是为人处世的基本原则,也是基本职业要求,更是增加集体凝聚力的关键。一个人脱离了集体,其能力会受到限制,更显微不足道。因此护士在工作中应团结有爱、互谅互让,发挥集体的合力作用。②待人宽厚,正身律己:与同事相处,要多为他人着想,以礼相待。对别人的错误不可耿耿于怀,难以接受或谅解,更不可私怨纠集在心。护士应正确认识自己,反省自身的不足,以求改正,并及时改变对事情的态度,达到内心平衡。③谦虚谨慎,戒骄戒躁:每个人的能力有大小、高低之分,但每个人的尊严是一样的,不可因人的资质不同,而厚此薄彼,或冷眼相对、讽刺、挖苦,应看到自己的短处,谦虚学习他人的长处,是每个职业人应遵守的礼仪原则。

（3）同事间的礼仪禁忌:一忌毫无原则,斤斤计较:同事相处,避免在无原则的小事上纠缠不休。不必因他人的过失或错误而斤斤计较,耿耿于怀。纠缠不休只会损害同事间的友好关系,并影响工作心情,不利工作和健康。二忌搬弄是非,挑拨离间:同事之间交往,不要论长道短,给别人搬弄是非的机会,更不能有意无意间成为挑拨离间的是非之人。否则不利于团结,又不利于自身的发展,有损自身形象。三忌冷漠无情,漠不关心:在工作中应建立正常的同志关系,不要对同事持冷漠、敌对态度,对同事的困难漠不关心。应相互尊敬、相互关心,融洽同事关系,使工作中保持轻松、愉快的心情。

2. 护理工作交往礼仪

（1）交接班时的工作礼仪:护士交接班是一个比较正式的场合,护士应该注意自己的行为举止和言论,不可随随便便,不检点自身行为,给人留下散漫、不认真的感觉。交接班可分为集体交接班和床旁交接班:①集体交接班要求:护士应做到衣帽整齐、精神饱满、仔细倾听、严谨认真、规范行为、尊重他人;②床旁交接班要求:护士应做到仪表端庄,言语谨慎。在病人面前交班时注意讲话技巧,内容翔实,使下一班护士能接续好工作,且不会给病人带来心理压力。接班者应注意倾听,不要分散注意力,以免给人以不认真的印象。

（2）与其他科室协同工作的礼仪:与其他科室协同工作时,护士要谦虚、谨慎、积极主动,工作中注意自己的言行,不要表现出支配对方、责备、埋怨、不耐烦等不良情绪,以免影响合作。如对方无法提供合作时,应尽快提出折中办法,以利双方工作的进行。

（3）与合作者意见分歧时的礼仪:当工作中意见不一致时,护士应当以良好的礼仪风范,调节并缓和矛盾,使工作能顺利进行。对方解释的过程中应当仔细倾听,不要因为急于表达自己的看法而打断对方的陈述,在对方陈述完看法后,护士可以陈述自己的意见,但要注意不要随意评价对方意见的正确与否,只陈述自己的不同观点并注意保持语气的平和与谦逊。

二、会议礼仪

会议,是一种经常性的公务活动,是对某问题进行讨论、研究、解决的一种社会活动形式。为达到会议预期目的和取得理想效果,人们在准备和参加会议的过程中应遵循一定的礼仪规范。

（一）会议组织者

1. 拟订计划，翔实有效 为确保会议顺利进行，会前应成立会务组，对会议进行周密策划和具体部署。在会议前，应对会议作出客观分析，明确会议主题、内容、形式、议程、日程安排、与会人员等，力求计划做到目的明确、内容翔实、有效。

2. 发放通知，及时准确 会议通知一般由主办单位提前发放，以便对方做好准备。通知内容应由标题、主题、会期、出席人员、报到时间、报到地点、会议要求、联系方式以及回执等部分组成，并确保内容准确无误，以防影响会议正常进行。如需要邀请领导或嘉宾，还应发放正式请柬以及起草正式文件等。

3. 会务准备，充分有序 会务工作应由专人负责，根据会议性质和规模预订会场、布置环境、安排座次、准备会议资料、检查音响、媒体等设备，对大型会议需对礼仪服务人员进行礼仪培训。

4. 热情接待，细致周到 对与会者应认真接待，礼貌周到，注意迎送礼仪；重要会议时，会场内外应有专人引导、迎送、陪同与会人员，对于年老、体弱者，还需重点照顾。实行与会者签到制度，以便按规定安排好食宿，对一些有特殊要求者应给予特殊照顾。

5. 端正会风，确保安全 主办单位对举办会议应严谨认真，端正态度，不牟取暴利，做好会场监督和管理工作，以便及时发现问题，及早采取措施，保证会议顺利进行和圆满完成。

6. 主持灵活，主题突出 会议主持者的言谈要与会议内容、气氛相吻合，突出会议主题；控制好开会时间，在某些座谈会或讨论会上，要尊重他人的发言和提问，不可随意阻止或打断。

7. 会议发言，言简意赅 会议发言是会议的主要内容，它直接关系到会议的效果，发言者应遵循下列礼仪规范。

（1）备好稿件，明确主题：发言稿应主题突出、明确，论述合乎逻辑和语言规范，内容简练不冗长，时间控制得当，切忌临场发挥，漫无中心，既影响会议效果又招致听众的反感。

（2）吐字清楚，抑扬顿挫：吐字发声要准确到位，要注意重音的选择；把握好节奏和停顿，以此吸引听众的注意力；语气语调要抑扬顿挫，使发言具有鼓动性和艺术性。

（3）表情自然，注意回应：发言者表情有三忌：一忌拘谨木然、表情僵硬；二忌神情紧张，手足无措；三忌娇柔做作，故作姿态。在发言时，要与听众目光构成实质性的接触，特别要注意后排听众的回应。发言结束，应向听众致谢。

（二）参会者礼仪

会议的成功，同样离不开参会者的高度重视和积极配合，参会者在开会中应遵守会议礼仪要求。

1. 准时到会，严守纪律 接到会议通知，应准时到会。如遇特殊情况不能参加，应事先与主办方沟通、请假或委托他人代替参加，重要会议不要迟到、缺席。会议中，要严格遵守会场纪律，严禁中途离会和随意走动。

2. 着装得体，举止文明 参会者着装应根据会议性质，选择合适的服装，力求简洁、大方、符合场合和身份。在讨论、交流时，应按主持人的要求，围绕会议主题主动发表自己的意见，但不可目中无人，独占话筒，或经常打断他人讲话，与人争辩不休，影响团结，阻碍会议的进展。

3. 认真听讲，符合礼节 出席会议时，参会者要专心听讲，且做好笔记。不允许在台下接打电话、交头接耳、玩游戏、听录音等不良行为。他人发言完毕后，要及时掌声鼓励，不可喝倒彩、起哄。

三、参 观 礼 仪

参观是指有计划、有准备地对特定项目进行实地考察。参观的具体项目，在一定程度上应该与自己的业务范围相关。参观礼仪，是指人们在参观时应遵守的行为规范和准则，是树立单位形象，维护公共道德的有效手段。

（一）参观前礼仪

1. 选定项目　参观项目的正式确定，一般应由双方确定，但当参观者不太了解情况时，也可由接待方根据情况确定。无论哪种形式，都应坚持如下原则：

（1）针对性：参观项目可选定对自己最主要、最具实际价值的项目。安排具体的参观项目时，要考虑到费用大小、时间长短、路途远近、交通便捷，从实际情况出发，坚持量力而行。

（2）统一性：参观项目的选定应照顾到大多数人的意愿，要了解参观者的兴趣，适合其专业特长，这样才能调动参观者的积极性，从而达到参观的效果。

（3）守法性：参观任何项目都应遵守国家法律和特殊行业的特殊规定。如涉及国家和企业的机密项目就不能随意安排参观。

（4）应急性：要确保参观不受天气、交通等客观条件的干扰，对每个参观项目都应至少准备一个应急预案。

2. 制订计划　进行正式参观前，都应提前做好参观计划。参观计划主要包括下述内容：参观项目、参观人数、参观负责人以及工作人员、起止时间、交通工具、安全保健、饮食住宿、费用预算。以上计划制订后，应报请上级领导批准，批准后，应和东道主进行沟通并逐项落实。

3. 了解背景　为了使参观者对参观项目有一个全面的了解和认识，并且在参观时，目标明确，重点突出，所以很有必要在参观前了解参观项目的背景，避免在参观时提出不合时宜的问题。

对于国内的参观项目，我们着重了解参观项目的历史、现状、发展前景、主要特色、优点和不足以及在本行业中的地位和影响。

在国外参观时，我们应严格遵守外事制度，还要了解该国的经济政治、文化风俗等知识，以便互相尊重。

4. 明确分工　确定参观人数、负责人以及工作人员后，为了使参观顺利进行，在参观前，对全体参观者进行必要的分工：领队、接洽、应酬、翻译、交通、膳食、医疗、安全等具体工作都应落实到具体的人，使每件事都有专人负责。在合理分工后，应及时向所有的参观者通报，让参观者心中有数，以备后患。

（二）参观时礼仪

1. 服饰大方，场合适宜　参观者的服饰根据参观项目来确定，要应时、应景。在参观学校、工厂、部队、机关时应着正装或按规定着装，或者在现场按要求换装；参观旅游景点时，应着便装；参观者为了方便记录，参观者应准备两支以上的笔和卡片纸，如果在参观时，需录音、拍照或摄像，还应备齐录音笔、照相机和摄像机，但必须征得接待方的同意。

2. 遵守制度，文明道德　所有的参观者都应严格遵守接待方有关参观的具体规定，不能明知故犯。

（1）把握时间，明确内容：每一个参观项目都有具体的时间和内容，与参观者的身份、地位直接相关。所以参观者要准确定位，不要向接待方提出过分的要求，如超过规定的时间，接待方将难以接待。

（2）确定路线，遵守条款：参观者要严格遵守参观项目所规定的参观路线，以使参观秩序井然地进行。要严格遵守参观现场明文禁止的条款，不能做出造成其他参观者困扰的行为和威胁其他参观者人身安全的行为，更不能做出任何抵触本国法律或是治安条例的行为；还要遵守主办单位的规定，禁止吸烟，参观者不得自闯禁区。

（3）严守秘密，尊重产权：涉及专利、机密的参观项目，参观者要为之保密，不可公开宣传、不可接受媒体采访、不可向非相关人士进行传达，或作为自己的成果发表、申请专利等不道德行为。

3. 礼貌待人，行为自律 参观时，尽量不要遮挡他人的视线，不要随意打断介绍人的介绍，也不要大声发表自己的意见，严禁不打招呼随意离队，在遇到其他参观者时，应礼貌致意。

4. 珍惜机会，注重实效 在参观前，还应根据每位参观者的个人特长，把提问、记录、录音、拍照等具体任务分配下去。这样在参观时，参观人员就可各司其职、目标明确，便于更详细、全面地了解情况。

（1）抓住重点，仔细观察：参观者应对参观项目进行仔细观察，特别是对一些需要重点了解的地方更应进行认真细致的考察。

（2）认真倾听，不耻下问：参观者参观时应认真倾听主办方和讲解员的介绍，对一些重要资料和数据应加以牢记，对没听清楚的内容应进行核实，对有疑问或弄不懂的问题应及时向现场工作人员询问。

（3）详细记载，反复核实：参观者应利用拍照、摄像、录音、笔录等一切方式为自己的参观做好记录，记录的重点是数据、图表、模型、实物等，记录后应反复核实。

（4）整理记录，及时总结：参观后，参观者应对参观记录整理、归纳，并加以总结，及时写出参观汇报，以取得良好的参观效果。

第五节 求 职 礼 仪

求职礼仪是公共礼仪的一种，是求职者在求职过程中与招聘单位接待者接触时，应表现出的仪表、行为规范和准则。具体内容包括求职者的仪表、仪态、言谈、举止以及求职者的书面材料。求职过程中，展示良好的礼仪修养，往往会给招聘单位留下深刻印象。护理专业学生毕业后同样要面临求职应聘，因此护理专业学生在具有良好的专业素养基础上，应掌握求职礼仪，通过展示个人的礼仪修养来反映自身的综合素质，以使自己在竞争中脱颖而出。

一、书面求职礼仪

书面求职是最常见的求职形式之一，书面求职是一张写在纸上的"自我介绍"，虽然无声，却能起到语言的作用，达到自我宣传、自我推销、说服他人、获得求职录用的效果。因此写好书面求职信，掌握书面求职的基本礼仪，对求职者来说至关重要。

书面求职资料包括：个性化封面、学校简介、个人简历表、学校推荐表、成绩表、各种有效证件（各类证书以及各种获奖证书）的复印件。

（一）封面设计

封面设计既要彰显自己的个性，又要和自己学校、专业以及个人的意愿紧密相关。封面设计一般分为上、中、下三个部分：

封面的上半部是学校的全名（字体大而显眼），学校名称上面是学校所属性质（国家级重点院校等）。

封面的中间部分应是一幅个性化的图案。如学校标致性的建筑、个人着行业装的照片、展现个人特长的图片，也可以是代表个人意向的图片，如蜡烛、一叶小舟、雄鹰展翅、一支钢笔等。

封面的下端是个人的一些信息资料。包括：姓名、学历、专业、联系电话、通信地址，还可以加上实习单位（如图 6-4）。

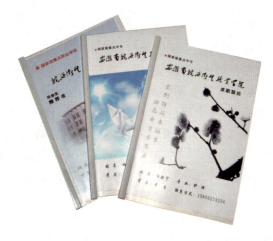

图 6-4　封面设计

（二）学校简介

把毕业学校的概况介绍给用人单位，让他们从中了解培养你的母校是一所什么样的学校。对省外的一些用人单位，学校简介显得越发重要。

（三）求职信

求职信是用于向某个企事业单位举荐自己，希望得到聘用的礼仪书信，是个人求职意愿的反映，有一定的格式要求。

1. 求职信写作的目的　求职信也称自荐信，是求职者以书信的方式向用人单位自我举荐、表达求职愿望，陈述求职理由、提出求职要求的一种信函，是求职者与用人单位沟通的第一步。在写求职信前要明确两点：一点是用人单位感兴趣的是什么，另一点是你哪些方面让用人单位感兴趣。求职者在明确这两点后，可在信中向用人单位全方位、立体地展示自己的专业技能和人文修养，让用人单位了解、喜欢，从而选择。

2. 求职信的分类　求职信可以分为三类：

（1）目标明确，重点突出：求职者具有明确目标，熟知某单位的某一具体职位，认为自己完全有能力胜任此岗位。据此书写一封重点突出、目标明确、具有很强的感染力和说服力的求职信，这是一种有效的求职方式（例 1）。

（2）应用广泛，节时省力：求职信具有普遍性，缺少针对性。这种信只需更换称谓就可广泛适用于不同的用人单位，这种求职信省时省力，但缺乏针对性，效果相对要差。

(3)综合实用,利于成功:此类求职信综合以上两种求职信的特点,属于"综合性"的求职信。信的主体部分不变,只是根据用人单位的性质和需求条件适当增加或删去某些内容,开头和结尾注意使用得体的称谓和准确的措辞即可。这种求职信比较实用,既可节省时间,又可增加求职的成功率(例2)。

3. 求职信写作技巧

(1)语言简洁、重点突出:用人单位,会在短时间内接到大量的求职资料,阅读这些资料的时间和精力都很有限。使用简洁明快、开门见山的语言,可以使对方迅速了解你的意向和优势。另外重点要突出,更要突出能引起对方兴趣的内容,例如专业能力、社会实践能力、沟通能力、特长、个性等。

(2)谦虚有度、用词恰当:在写求职信时,要谦逊有度。一个谦虚的人容易获得别人的好感,但过分谦虚以至于妄自菲薄,也会适得其反,让别人怀疑你的能力。谦虚的本身不是自我否定,而是实事求是对自己做出一个准确的评估,以便恰如其分地表现自己。在写求职信时还要注意措辞恰当,恰当的语言是一盏信号灯。既不可妄自尊大,摆出一副"唯我独尊"的面孔,更不能欲擒故纵,故意在信中炫耀别的用人单位对自己有聘用意向。另外,初次接触不要在信中谈薪水、谈待遇,这样最容易引起用人单位的反感。

(3)富有个性、敢于创新:在写求职信时,可参照他人的"模板",但要想在众多的求职信中脱颖而出,只模仿他人是不够的,需要充分发挥自己潜在的能力,把求职信写得富有新意和个性。以精辟的陈述和多元化的思考方式给对方留下深刻印象,以引起用人单位的兴趣,并吸引其注意力。一封求职信无论辞藻多么华丽,结构多么合理,若不能引起用人单位的兴趣,一切都将前功尽弃。

(4)了解需求、正确应对:求职信写作的关键是要了解对方的实际需要,然后按其所需,采用相应的对策,以情动人、以诚感人;实事求是、言出肺腑;优点要光大,缺点不隐瞒;恭敬而不自卑,自信而不自傲。总之,设法引起对方对你的兴趣,获得面试机会。

(5)篇幅适宜、不断完善:由于考虑用人单位的精力和时间,求职信不宜过长,一般控制在800字左右,要避免错字、别字。求职信写好后,应反复推敲,并根据用人单位的不同要求适当增减内容,以求不断完善。

4. 求职信的内容

(1)称谓:求职信一开始都要写上阅读信函人的称谓。称谓应在信的第一行起首的位置书写,单独成行,以示尊重。因为收件人第一眼看到的就是称谓,所以它有着很重要的作用。

如果目标明确,可在信头直接写上"李院长"、"张主任"等称谓。广泛适用于不同单位的信件,不知道具体情况者可以写"某某医院负责人"、"尊敬的院领导"等称谓,在此前不能加"各位"两字,以使收信人感觉求职信是专门写给他个人的。另外,在中文求职信中避免使用"亲爱的"等不够庄重的称谓。

在称谓下面另起一行(空两格)写上"您好!"而非"你好"。我们在能用"您"的地方绝不用"你",这样既体现对别人的尊重,又有亲和力。

(2)开头:求职信的开头应加上一些"感谢您在百忙之中惠阅我的来信","感谢您给我的这次求职机遇"等谦词。然后简洁明了地介绍自己的姓名、年龄、学历、求职目标等。开头表达力求简洁、生动,能吸引对方读下去,切忌虚言冗长,客套问候,离题万里。

(3)正文:正文是求职信的重要部分。正文可以从两个方面写:一部分着重介绍在校其间主修了哪些专业理论知识、实践技能以及相关辅修课程。针对求职目标,扬长避短,具体阐明自己的主要成绩以及专业优势、技术特长;简明突出自己的相关实力和应聘优势;强调自己的相关经历、学历与学位、受过的培训以及已取得的成就等;还要突出介绍自己的人文修养,包括自身的各种能力、爱好、特长、个性等求职优势。总之,在这一部分,力求全方位、立体展示自己,突出自身的求职优势,以便引起用人单位的足够兴趣和慎重考虑,加快求职的进程。

第二部分主要写自己在实习岗位上如何把理论转化为实践,在实践中又是如何实现自己的职业目标的,以及取得的成绩和效果。

(4)结束语:再次表明自己求职的诚意,说明如果被录用将会以怎样的敬业精神、专业素养做好本职工作。同时提出下一步行动的请求。例如,礼貌地注明希望获得面试的机会,提及个人简历,提醒对方查阅附加材料,留下便于联系的电话与地址。为前后呼应,最后应对求职信的阅读者再次表示感谢。

(5)落款:包括致敬语、署名和日期。因为是求职信,供求双方不了解,所以更要用礼节性的致敬语。在正文结束后,可写上祝福语,或在正文结束后,另起一行,空两格写上"此致"二字,不用打标点,再在"此致"的下一行顶格书写"敬礼"二字,后面打感叹号。在致敬语的右下方,签署求职者的姓名及具体日期。

5. 求职信范文

例 1

李院长:

您好! 我知道您很忙,但恳请您能看完这封求职信。

我叫张号,毕业于安徽省皖西卫生职业学院护理专业,在贵院实习了 8 个月,在即将毕业之际,我想为贵院的发展尽自己的一份微薄之力。

从我的推荐表中您可以看到,我出色地完成了全部学业,成绩优秀,曾多次获得学校一等奖学金和各项表彰。在贵院实习期间,我担任实习小组长,很好地完成了理论和实践的结合,在每一次转科技能考试中成绩都名列前茅。我利用自身善于沟通的特长,经常为患者解除一些心理问题,深得患者的喜爱。我擅长舞蹈,喜欢打乒乓球,为此我多次参与医院的各项文体活动。在实习结束时,我荣幸地被评为"优秀实习生"。

在实习期间亲身感受了贵院的发展,我深知贵院领导十分重视人才,办事效率高,人际关系融洽,团队合作精神强。我深深地爱上了贵院宽松、和谐的工作环境,我以能成为贵院的一员为我的奋斗目标。

当然,我深知,进入贵院绝非易事,但我坚信我有能力敲开贵院的大门。我已熟练掌握本专业的基础理论及操作技能,在语言沟通能力方面尤有特长(附上我的老师孙鑫教授的推荐信供您参考)。在一个崇尚公平竞争的单位里,我想我会如愿以偿的。

最后,我真诚地希望贵院能给我一个为您服务的机会。我热忱地期盼您的答复。

此致

敬礼!

张　号

2011 年 5 月

例 2

尊敬的院领导:

您好! 首先感谢您能抽出宝贵的时间来看我的自荐信。

我叫祝蕾,是安徽省皖西卫生职业学院2011届护理专业专科毕业生。我喜爱护理这个职业,我将会为自己的选择奋斗终生。

五年学校的生活,我勤奋刻苦、力求向上,努力修学了各门专业知识和人文知识,学习成绩一直名列前茅。在学有余力的情况下,我参加了本科自考,也参加了康复护理、妇幼护理、膳食护理等培训班,还拿到了普通话和计算机等级证书。这些学习充实了我的知识视野、完善了我的知识结构。

我深知当今社会需要高质量的复合型人才,因此我时刻注意自身素质的全面提高,建立合理的知识结构。我个性开朗活泼,喜欢唱歌、跳舞,我既是校天使艺术团的成员,又是校礼仪协会的成员,今年我代表学校参加了省职业院校"专业礼仪"大赛,荣获了"一等奖"的好成绩。作为班长我思路开阔,办事沉稳;关心集体、责任心强,待人诚恳,工作主动认真,富有敬业精神。我所在的班级连续四年被评为"优秀班级"。

校园生活给我的仅是初步的经验积累,对于迈向社会还是远远不够的。在实习期间,我着重理论和实践的衔接,虚心向老师们学习。在10个月的实习中我积极将理论转化为实践,并且通过我的努力获得了"优秀实习生"的称号。我的理论知识得到了升华,操作技能更加熟练。

希望通过我的这封自荐信,能使您对我有一个更全面深入的了解,我愿意以极大的热情与责任心投入到贵医院的发展建设中去。您的选择是我的期望,给我一次机会还您一份惊喜,忠诚地期待您的回复。

最后祝贵医院的事业蒸蒸日上、稳步发展!

此致

敬礼!

祝　蕾

2011 年 5 月

(四) 个人简历表的撰写

个人简历表,一般附在求职信后面,简历表是用最简洁的形式来介绍自己的基本经历。所包含的信息量比求职信大。它一般分为表格式和文字式,我们常用表格式。

简历表填写时要突出"简"字,招聘人员面对成千上万的简历,不可能每一份都仔细阅读,所以简历的内容要简明扼要,层次分明,重点突出,同时一定要避免错字、别字。如字写得特别漂亮,可用手写体,反之可借助电脑打印。

1. 个人简历表的内容

(1)个人信息:姓名、年龄(出生年月)、性别、籍贯、民族、学历、政治面貌、身体状况、家庭地址、联系电话等。在右上角处贴上个人近期免冠半身正面照片,以彩色为最佳。一张精神饱满、充满青春朝气的照片也会帮你在瞬间赢得用人单位的青睐。

(2)学业资料:就读学校、所学专业,外语、计算机掌握程度,普通话水平等级,以及其他各类资格证书等。

(3)个人履历:个人从高中至就业前所获得最高学历阶段之间的经历,这些履历应前后年月相接。适当突出在大学阶段的社会工作,党团、学生会工作以及各项社会实践活动等相关情况。可具体列出工作单位、工作部门、各类工作(或活动)性质、工作(或活动)日期、所任职务等。

(4)所获荣誉:三好学生、优秀学生干部、优秀团员或团干部、专项奖学金、社会实践、相关专业竞赛等各种较为重要的奖励和荣誉。

(5)爱好特长:计算机、外语、文艺、体育等。

(6)求职意向:即求职目标或个人期望的工作职位。此项内容也可以与个人特长、奋斗目标等结合写在一起。

2. 个人简历表的设计

个 人 简 历				
姓　　名		性　　别		照片
出生年月		籍　贯		
学　　历		政治面貌		
身体状况		家庭地址		
手 机 号		E-mail		
学业资料				
个人履历				
社会实践经历				
所获荣誉				
爱好特长				
求职意向				

(五)学校推荐表

学校会给每位合格的毕业生发一份推荐表,并在推荐表上客观公正地写上各位同学在校的表现。

(六)成绩表

学生在校期间各学期成绩一览表。通过此表,用人单位可对毕业生在校几年的学习情况进行了解。

(七)各种有效证件

毕业生在校期间获得的各种荣誉证书、英语等级证书、计算机等级证书、普通话等级证书以及各种相关证书的复印件。

以上七个部分是求职书面资料的完整内容。

二、求职面试礼仪

面对面的交流是求职者在求职过程中一个富有技巧的重要环节,它将求职者的能力、素质、形象和性格特征等综合地展现在招聘者面前,也是求职成功的关键所在。因此要在短暂的面试时间内充分展示自我,就需要求职者做好全方位的准备,对答要简洁明了、机智灵活、注重礼仪规范,举止大方得体,为求职成功打好基础。

(一)求职前的准备

1. 求职信息的收集 收集就业信息,关键在于信息渠道广泛、畅通、可信度高、收集方法正确、适用。对于即将毕业的学生可通过以下渠道收集就业信息:

(1)学校就业指导中心:学校就业指导中心是可靠的信息来源地。他们长年和用人单位之间保持着密切的联系,建立了合作共赢的关系。每年学校就业指导中心都会及时向社会各用人单位发函询问就业需求,并向这些单位发出邀请,到校召开供需见面会,实行双向选择。学校就业指导机构还会在校网站上为毕业生提供用人单位信息,同时也会为用人单位提供毕业生信息。

学校就业指导中心提供的就业信息可信性、针对性、可靠性都比较高,是学生求职的主要信息来源。

(2)就业信息网和人才服务机构:随着科技的发展,网络以快捷、方便、经济等优势普及到了千家万户,深受人们的青睐。毕业生可通过就业信息网查找就业信息。还可到职业介绍所、劳动服务公司、人力资源部、人才交流会等获取求职信息。这些机构可详细介绍各用人单位现状、发展情景及人才需求,涉及面广,信息量大。

通过这些渠道获取信息时,毕业生要学会比较和分析,要把那些适合自身条件的信息从浩如烟海的信息海洋中筛选出来,再作进一步的重点了解。了解用人单位的性质、前景以及各种保障措施,比较分析一下自己到这个用人单位的可能性,有哪些利弊得失。在拿不准的情况下,还需求助老师、家长以及亲朋好友。

(3)广泛的社会关系网:毕业生在就业时也可动用亲戚、朋友、老师的关系,请他们给你提供就业信息。利用这一渠道,应根据他们的实际能力有的放矢。

亲戚、朋友出于责任心,往往对自己所提供的就业信息先进行一番筛选、推敲,再传到毕业生手里,求职成功的可能性较大。

教师特别是一些老教师,他们桃李满天下,有着广泛的社会关系网,关心学生也是他们义不容辞的职责。教师可从同学、朋友、已毕业的学生那里获得大量的就业信息,这些信息基本都和毕业生的就业意向相符合。老师们还能针对不同的学生给予不同的信息。因此学生平时要养成尊重老师的习惯,加强和老师之间的沟通,增进师生之间的友谊,在自己去向问题上多请教老师,以吸引老师对你就业的关注,强化帮助你就业的责任感,从而使你获得更多的就业机会。

2. 核实信息的准确度　当我们通过各种渠道收集到就业信息后,我们应对这些信息进行甄别、筛选,把那些符合自身兴趣,适合自身条件的信息挑选出来,再进行重点核实。进一步核实用人单位招聘条件、用人单位所属性质、地理位置、规模、设备、效益、发展前景以及各种劳动保障是否完善。核实信息的准确度是为了防止上当受骗。

3. 求职时谨防几种骗局　由于大部分毕业生缺乏社会经验,特别缺乏求职经验。面对形形色色的就业广告,要清醒的辨清真伪。由于就业市场压力大,求职人员众多,各种职业介绍所也应运而生。这些中介组织大多都是以营利为目的,收取中介费是职业中介机构谋生的主要手段,所以因受到利益的驱使,他们往往采用各种行骗手法。

(1)无中生有,瞒天过海:职业中介往往用虚假信息,骗取中介费。

(2)偷梁换柱,骗钱骗色:职介所利用报刊发布招聘信息,称某某大公司招人,用待遇丰厚等诱人的承诺向求职者收取高额中介费后,而让他们从事非法行为。

(3)串通一气,骗取劳力:中介机构和一些厂家串通一气,假装接受求职者,试用期为3个月。在这3个月内,应聘者恪尽职守、尽职尽责,但3个月后终究还是被老板找个理由辞退了。

(4)借鸡下蛋,夸大其词:中介利用一些较知名的机构制作虚假广告,夸大工资、待遇、职位,诱惑求职人员。

(二) 面试前的准备

1. 充分准备,缓解压力　求职面试会给多数人带来或多或少的心理压力,使求职者感觉忐忑不安,不知所措。如果面试前能客观评价自己,了解面试环境,可缓解面试时的心理压力,以利于面试顺利通过。求职者在面试前可采用以下方法有助于缓解心理压力:

(1)认识自我,扬长避短:充分利用好短暂的面试时间,给招聘者留下积极、肯定而深刻的第一印象尤为重要,因此求职者应客观地评价自己,将自己的优缺点一一列在纸上,面对自身的长处要充分发挥,积极准备,对于自身的不足,应考虑回避的技巧,或准备坦诚应对方法,做到扬长避短。

(2)放声背诵,鼓舞士气:自信是求职者面试成功的重要因素。多数求职者很难在紧张而短暂的面试时间内做到举止大方、镇定自若。因此应聘者在面试前应熟记自己的各种资格和能力,反复大声朗读,或在熟人及朋友面前大声陈述,并能倒背如流,直至能够轻松、自如地谈论自己的资历、爱好以及目标岗位对自己的重要性。注意多肯定,不要随便否定自己,提醒自己能做好,能做得更好。

(3)提前到达,熟悉环境:如有可能,事先到即将面试的地点和场所看一看以熟悉环境,以缓解面试时的紧张情绪。

2. 坚持锻炼,精力充沛　身体健康、形体匀称是体现个人全面发展的重要标志,是求职成功的必要条件。因此求职者要养成良好的卫生习惯、健康的生活方式,坚持体育锻炼,保持良好的身体素质和健康的体魄,从而给招聘者以精力充沛、健康向上的感觉,提高求职的成功几率。

3. 勤学苦练,成绩突出 扎实的专业基础和技能是面试前准备的重要内容,尤其是护理专业求职应聘,技能操作往往是面试的一部分。护理专业的学生在校学习期间应该发奋学习、苦练基本功,力求掌握多种实用技能,从而在求职时给人以较好的专业素质形象,增加录用机会。

4. 知己知彼,百战不殆 求职之前,求职者应对目标单位有所了解,一方面利于求职者掌握主动,另一方面,可增加成功机会。面试前需要了解的有效信息包括三方面:用人单位的信息、用人条件信息、用人待遇信息。求职者可通过与招聘者交谈、网上查询或朋友相助来获得信息。

5. 仪容端庄,服饰规范 求职者在短暂的面试时间内给招聘者留下良好的印象,求职者的仪容、仪表都起到非常重要的作用。因此在面试前,求职者要在仪容和服饰方面做好充分准备。

(1)仪容庄重,清爽干净:面试时,男士应保持仪容干净、清爽、整齐、无异味。发型简单、大方、不怪异。鼻毛不外露,胡须刮干净,指甲修剪干净,整洁。女士要保持端庄、干净的形象,发型简约、典雅,适当应用饰品,颜面修饰要清新、素雅,指甲修剪得体、干净、不涂有色指甲油。

(2)着装合体,职业规范:面试时,面试者的服装要合体、大方、整齐、色彩搭配协调、一致。男士以穿深色调、反差小、款式庄重的西服套装为宜;女士以穿着朴素、得体的裙装或套装为宜。护士在面试时往往要求穿护士服,因此护理专业学生应聘时,应按护士着装礼仪规范来着装。

(3)慎用饰品,以少为佳:面试时,男性和女性均可选择手表作为饰品,女士也可选择一枚戒指,但要注意饰品不可过多,以免俗气。

(4)注意小节,避免尴尬:面试时,求职者和面试者之间距离较近,因此求职者在面试前要沐浴,确保体味清新;此外,求职者要注意口腔卫生,及时治疗牙疾,面试前不食用大蒜、韭菜等有较强异味的食物,有口腔异味者可用口腔清新剂去除异味,或在面试前嚼一块口香糖,但在与招聘者见面前应及时吐出。

(三)求职面试过程的礼仪

面试是招聘单位在选拔人才时最常用的一种考核形式。是求职应聘过程中一个非常重要的环节,是毕业生对自身素质和能力的挑战。在面试中,招聘单位往往会对招聘者的仪表仪态,言谈举止,专业素养进行综合判断。因此求职者应规范面试中的礼仪。

1. 举止文明,从容自信 面试时,面试者得体的仪表,稳重的举止,自信的神情、机智的对答,能体现其文化修养、精神面貌、审美情趣以及良好的职业素质,给招聘者留下深刻的印象。因此毕业生在求职面试前,应精心设计自己的仪表形象,突出职业人具有的稳重、整洁、自信。在面试时,面试者应大方得体、自然从容,言语应遵循礼貌、标准、简洁的原则。

2. 恪守时间,准时到场 守时是对职业人的基本要求,也是一个人良好素养的具体表现。所以按时间要求,准时到场是面试中最基本的礼仪。迟到,给人以言而无信,没有时间观念,不尊重他人,没有责任感等负面印象;过早到达招聘地点,又给人以坐立不安,不知所措,不稳重,缺少自信的感觉。如因为客观原因不能准时到场时,应及早告知面试方并表歉意。一旦迟到,要主动致歉。为避免迟到,求职者应提前半小时到达面试地点。在进入面试室之前,有充足的时间阅读有关告示,熟悉面试环境。如遇到恶劣天气,更要准时抵达。求职面试时最好不要与亲友、父母前往。如有人陪同,应让其等候在外面,否则用人单位会觉得面试者没有能力,缺乏主见。

3. 耐心等待,彬彬有礼　在等待面试时,对面试室门口的接待员以礼相待,多使用敬语和礼貌用语。等待过程要保持心态平和、宁静。不要随意走动、大声喧哗,更不要探头探脑、坐立不安,以免产生负面影响。进入面试室前要敲门,准入后方可进入。即使房门未关,也应轻轻叩门以示进入,得到准许后,再进入房间,并转身把门关好。

4. 微笑致意,礼貌问候　进门后应步态稳健地走向面试者,主动向面试者微笑致意。微笑,可展示自信,缓解紧张情绪,拉近彼此的距离,又可给人留下良好的第一印象。致意后主动向面试者问候,可以应用"您好"、"见到您很高兴"等礼貌用语。如与面试者打招呼后,面试者首先伸手行握手礼时,求职者应积极响应,给予礼貌的回握;如面试者没有主动握手,求职者不宜主动行握手礼。

5. 沉着练达,坐立有相　面试时面试方要求求职者站立或坐下,作为求职者应服从安排,沉着练达、大方自如。站立时挺胸收腹,面带微笑目视面试者,身体不可摆动、扭捏作态,更不可低头、用脚撮地,以免给人以卑微自鄙,不成熟、缺少自信的印象。如面试者示意请坐,求职者首先表示感谢,然后就座。就座时动作要轻稳,坐下后应坐座椅的三分之一部分,上身微微前倾,以示谦逊,也可保持标准坐姿。

6. 自我介绍,把握关键　自我介绍是面试双方相互了解的基本方式。求职者做自我介绍时,应注意以下几点:

(1)充满自信,落落大方:自信是成功的基础,也可折射出一个人对事情的态度,因此自信的外表对求职者极为重要。求职者自我介绍时应不卑不亢、大方自如,态度坦诚。

(2)表达准确,轻松自然:介绍过程中,应用准确、简练、幽默的语言,可以使短暂的面试起到高效的作用,同时反映出求职者的严谨、干练、自信、活跃的职业品质和个性特征,加深面试者的印象。

(3)张扬内敛,收放有度:自我介绍时,应突出自己积极向上、阳光朝气的一面,可以增加人的亲和力;在介绍自己的优势时做到语气平和、目光亲切、神态自然,体现谦虚、自尊的良好形象;不可表现出神态得意,目光逼人,不可一世的样子,以免给人以骄傲自大,目中无人,缺少内涵的不良记忆。

(4)内容简练,重点突出:自我介绍的内容要言而有物,重点介绍与应聘岗位相关的内容,用事例说明自己求职岗位优势。切忌大话、空话,以防给面试者形成自我炫耀的感觉。

7. 交谈有法,讲究实效　通过面试交谈,使面试者对求职者有了进一步的了解,并由此决定是否录用。因此求职者遵循面试中言谈礼仪是极其重要的。

(1)诚恳谦虚,文雅大方:求职者与面试者交谈时,要注意语气平和、语调适中、语言文明,问及专业问题时,表现镇定从容、温文尔雅、冷静应答,必要时可用专业术语回答,避免谦虚和夸大其词,对于自己不明白的问题,及时表示歉意,坦率地承认自身的不足,并诚恳说明自己会认真学习,使面试者感到求职者诚实可靠,具有良好的职业修养。

(2)仔细倾听,思路清晰:注意倾听是交谈中的重要礼节。倾听表示对对方的尊重,同时使自己获得更多的信息,以调整自己谈话的内容。遇到不明白之处也不可随意插话,当与对方的谈话出现间隔时,不要急不可耐地往下讲,应给自己留思考空间,快速理清思路,让面试者感觉求职者沉着冷静、思维清晰。

（3）切中要害，富有哲理：回答面试者问题时，要围绕问题中心、突出重点，对面试者感兴趣的问题要多谈，不感兴趣的问题要少说，简单的问题边问边答，复杂的问题边思考边回答，发表个人见解，客观、慎重。

8. 适时结束，保持风度 为了在有限的时间内提供有效的信息，求职者应想好交谈的话题，把必须说的问题，简洁、明了地交代完毕，便可准备结束。当面试者说出："你的情况我们已经了解了""谢谢对我们工作的支持"等，求职者即可起身，站好，面露微笑，诚恳致谢意后离开。在面试失败后，更应注意维护自身的风度，控制好情绪，不要流露出沮丧、灰心的不良情绪。做到善始善终，保持最后的礼节。

（四）面试结束后的礼仪

1. 及时致函，加深印象 圆满的结束是另一个圆满的开始，面试后的礼仪不容忽视。面试结束后，招聘单位要对求职者的面试情况进行讨论并投票，人事部门需要汇总相关数据，进行一系列分析研究，最后确定录用人选。这个阶段可能需要 3～5 天的时间。在这段时间里，为了加深用人单位对求职者的印象，增加求职成功的可能性，求职者最好给招聘人员写封 E-mail 表示谢意，邮件要简洁，邮件中应提及求职者的姓名、工作经历、对该单位的兴趣以及能为单位作出何种贡献。

2. 主动联系，善于总结 在面试两周后，或确定的答复时间到来时还没有接到招聘方的答复，求职者则应根据招聘方提供的联系方式，立即与招聘方取得联系，问清面试结果。如在竞争中失败，不要因此气馁沮丧。应鼓励自己：这次失败了，还有下一次，关键是要从失败中汲取经验教训。如有可能，求职者应虚心向用人单位询问自己有哪些不足，并针对这些不足重新做准备，调整好心态，全身心投入下一次面试准备，期待下一次的成功。

应 聘 礼 仪

某出版公司准备招聘一些编辑。招聘通知这样写道：某月某日对初试合格的人进行笔试、面试。初试的形式待定。不久，许多应聘者接到出版公司的电话，他们明白，这是电话形式的初试。初试形式很简单，问题也十分简单，人人都能应付自如。有些应聘者出于礼貌和对工作的渴望，初试完后加了一句："希望能再见到您。"谁知没说这句话的，在第一关便被淘汰了。

第六节　社交礼仪实训

求职面试模拟实训

（一）训练目的
熟练掌握求职面试礼仪的基本要求和规范。

（二）训练准备

1. 环境准备 以班级为单位设计一个模拟面试现场。

2. 用物准备 学生桌椅、题签（略）、求职者评价表、笔、面试的相关材料。

模拟应聘(面试)评分表

序号	姓名	评分标准				备注
		整体印象(30分)	自我介绍(30分)	语言表达(30分)	应变能力(10分)	
1						
2						
3						
4						
5						
6						
7						
8						
9						
10						
11						
12						
13						
14						
15						

说明:

1. 整体印象　包括着装打扮、面部表情、态势动作。

2. 语言表达和应变能力　指在回答问题过程中表现出的各种能力。

3. 学生准备　自我介绍内容背熟,着护士服要求衣帽整齐符合护士着装礼仪。

(三) 训练方法

1. 训练内容　求职着装礼仪、行为举止礼仪、言谈礼仪、会面礼仪、称谓礼仪、介绍礼仪、求职礼仪等。

2. 案例资源

(1)某省结核病院到我校招聘护理专业毕业生5人。

录用条件:中专或中专以上学历,有良好的道德品质,热爱本职工作,学习成绩优秀,勤奋好学,技能过硬的应届毕业生。有特长者优先考虑。

面试要求:附带个人简历一套,着装符合护士礼仪规范,自我介绍2分钟,自选一项护理技能进行操作。

(2)某市儿童医院计划在学校招聘护理专业毕业生3人。

录用条件:中专或中专以上学历,有良好的道德品质,性格开朗,善于与儿童沟通,有爱心。热爱本职工作,严谨认真,成绩突出者,有文艺特长者优先。

面试要求:附带个人简历一套,着装符合护士礼仪规范,自我介绍2分钟,静脉输液技能操作。

(3)某医院扩建拟招聘40名护理专业毕业生。

录用条件:中专或中专以上学历,有良好的道德品质,热爱本职工作,严谨认真,技能全面,成绩突出者。

面试要求:附带个人简历一套,着装符合护士礼仪规范,自我介绍1分钟,技能操作一项(抽签)。

面试时间:××××年××月××日:8:00～10:00

面试地点:学校礼堂

联系电话:×××××××

3. 训练指导　指导学生写好自我介绍内容,设计好个人简历以及招聘考试题签。以小组为单位,组长负责制,预先练习,内容背熟。教师对训练内容进行讲解和分析,指导学生求职的礼仪要点,学生以角色扮演、角色互换的方式进行练习,教师提出要求,根据学生情况个别指导。

4. 情境训练要求

(1)个人简历全面,自我介绍准备充分。

(2)着装得体自然,充分展现自信。

(3)注重语言表达能力,应用敬语和礼貌用语。

(4)举止端庄、稳重,显示良好的教养。

(四) 效果评价

1. 学习态度评价　在面试前按要求做好方方面面的充分准备,在面试过程中态度端正,按要求完成训练任务。

2. 能力发展评价　灵活运用面试礼仪,提升沟通能力和应变能力。

3. 创新意识评价　如何在求职场上立于不败之地,除了必须具有应对职业挑战的学识、满怀工作激情外,还要具备一些基本的沟通技巧。简历设计与众不同。

4. 职业情感评价　培养学生严谨、务实、精益求精的工作态度。

5. 团队精神评价　角色双方默契是否配合,准备时分工明确,每位成员能积极参与。

(陈　文)

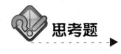

思考题

1. 王琦明天参加某医院内科护士招聘,作为王琦应如何准备自我介绍?

2. 学校办公室李主任和司机小李开五座轿车去接卫生局沈局长到学校开会。请问,李主任和沈局长应各坐在车里的哪个位置?

3. 小李是某名牌高校的毕业生,准备到某公司应聘。小李很早就来到公司,没事可做,他决定到处看看,以便全面了解公司情况,他从一间办公室看到另一间办公室,正当他在一间办公室门前驻足观望时,保安进来把他当小偷送进公安局……

小李在去应聘时做错什么了? 他还能去这家公司应聘吗?

4. 毕业典礼时学生应遵守哪些礼仪?

5. **小思考**　阅读以下求职应聘的小故事,看看从中我们可以获得哪些启发。

(1)地上的小纸团:一家公司招聘高级管理人才,对一群应聘者进行复试,可应聘者无一例外都是失望地离开。最后一名应聘者走进了房门,他一眼看见地毯上很不协调地扔着一个纸团。任何时候都一丝不苟的习惯使他弯腰捡起了纸团。这时考官发问了："您好,朋友,请看看您捡起的纸团吧!"应聘者打开纸团,只见上面写着:"热忱欢迎您到我们公司任职。"后来这位应聘者成了一家著名大公司的总裁。

(2)拒绝第一杯咖啡:某公司招聘一个销售助理的职位,应聘者多达 200 余人,层层筛选后剩下了 5 名女孩。面试正式开始前,为了缓和紧张的气氛,考官说:"你们想喝点什么,请随便来。"有 3 名女孩说要咖啡。当一位销售代表拿来第一杯咖啡时,一个女孩说:"哎呀这个放糖放奶了,我喝咖啡不加糖不加奶。"第二个女孩说:"我喝加奶但不加糖的咖啡。"第三个女孩说:"拿给我吧,我无所谓,怎么样都行"。

这时候正式的面试还没有开始,但是招聘小组中已经有人在面试评价表上划去了前两个女孩的名字。

第七章 护理工作礼仪规范

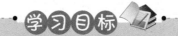

一、知识目标
1. 掌握护理工作礼仪的基本原则和操作规范。
2. 掌握不同岗位护理工作礼仪规范。
3. 了解常用护理操作礼仪范例。
二、技能目标
熟练掌握不同岗位护理工作礼仪。

护理工作是科学、爱心和艺术相结合的具体表现,护士除了要具备丰富而扎实的护理知识、精湛的护理技能外,还要有丰富的人文社会学知识,高尚的职业道德,使护理服务中的礼仪风范成为一道美丽的风景。护士在工作中应以最佳的精神面貌、温文有礼的举止为每一位需要健康帮助的病人提供优质服务。

第一节 常规护理工作礼仪

随着人们健康意识的不断提高,病人对护理质量、医疗护理安全的要求有了更高的标准,并利用法律武器竭尽全力维护自身的合法权益,对护士提出了更为严格的要求。因此护士严格按操作规程进行护理操作,周到、礼貌的服务,不仅有利于病人的康复,也有利于护士自身的安全,更有利于医院整体服务质量的提高。

一、护理工作礼仪的基本原则

护士在护理工作中,应时刻注意自己的言行,以符合人际交往的行为规范,并遵守以下原则。

1. 平等尊重 护士要平等地对待每一位病人,并在服务过程中尊重病人的人格和其应有的权利,使每一位病人都能保持良好的心态,不可因疾病训斥或歧视病人,维护病人的尊严。护士不能因社会地位、经济条件、个人好恶、志趣爱好而对病人有亲疏之分或厚此薄彼。对所有病人均应平等对待,相互尊重。

目前病人的个人隐私权已受法律保护,护士在工作中应注意以下四点:

(1)不得触及和泄露与医疗、护理无关的个人隐私:护士在搜集资料或护理操作时,不可追问与其治疗、护理无关的个人隐私,当病人告知后,护士一定要注意保护其隐私,不可泄露给他人,更不可作为交谈的话题。

（2）选择合适的场合谈隐私：当谈话内容涉及隐私性问题时，最好选择保护性强的房间进行沟通，避开人多的病室和办公室以及有人穿行的走廊交流。对于涉及隐私的病例讨论，应在单独的房间进行。

（3）保护生理方面的隐私权：护士在为病人做处置过程中，要了解操作的方法，病人可能暴露的部位，充分了解后，根据需要拉上屏风或床帷帘，遮挡暴露部位，嘱咐无关人员回避，在操作中尽量减少暴露，必要时在处置室完成护理操作。

（4）对健康信息要守密：病人的健康信息属于个人隐私，不可将病例在非治疗护理区域进行传阅，更不可作为茶余饭后的素材，向他人谈及。

2. 诚实守信 诚实守信是人们在待人接物过程中要真诚，对已承诺的事情要付诸行动加以实现。护士与病人在治疗、护理过程中逐渐相互了解，并相互信任后，病人有健康、生活等问题困扰或需要帮助时，往往会向护士倾诉，并请求帮助。此时，护士应根据病人的健康状况和医院的实际条件及要求，尽可能提供帮助。如不能满足时应向病人解释清楚，不可用含糊不清的言辞来搪塞。已承诺的事情，一定要想方设法完成，并告之详情。只有真诚相待，才能形成良好的护患关系，利于病人健康的恢复和护理质量的提高。

3. 文明礼貌 护士的行为举止可以直接影响病人对其信任的程度，尤其在护患初次接触时，护士的言谈举止、仪表、风度等给病人留下深刻的"第一印象"，并左右其交往意愿。所以护士的举止应文雅大方、态度真诚、和蔼可亲，切忌在公共场所、院内、办公室、走廊嬉笑、打闹等不雅行为。当病人询问和请求帮助时，护士应热情相助，表情自然亲切，称呼恰当有礼、语音准确、语气温和、语调平和，使病人感到温暖，可信赖。

4. 雷厉风行 护理工作是救死扶伤过程中不可或缺的一部分，在紧急情况下，争取到时间就是赢得生命。因此护士在护理工作中，尤其在抢救工作过程中应果断机智、从容冷静，具有雷厉风行的工作作风。任何迟疑不定，优柔寡断都会使急需抢救的病人失去救治的最佳时机，致使病情恶化、丧失生命。所以护士除要有扎实的护理专业知识外，还要培养严谨、认真、雷厉风行的工作作风。

5. 共情帮助 共情是从对方的角度出发，用对方的眼光看问题，体会对方的感受，并设身处地为对方着想。

共情不是同情。同情是以自身的眼光看对方，在某种程度上可以与对方产生情感的共鸣；共情则是把自己摆在对方的位置上，去体验对方的内心感受。在与病人沟通过程中，护士应多表达共情，减少病人无助的孤独感，使其感受到护士能理解他，促进护患关系的良好发展。护士对病人的共情不是无理智的"悲病人之所悲、乐病人之所乐"，而是在理解、感受服务对象及其家属在内的情感同时，能明确自己应该如何采取有效措施来帮助病人提高健康水平。

最美护士——潘美儿

潘美儿，荣获第 42 届南丁格尔奖章，在人民大会堂接受了中共中央总书记、中国红十字会名誉会长胡锦涛的颁奖。1996 年，20 岁的潘美儿从湖州卫校毕业后，被分配到浙江省皮肤病防治研究所麻风住院部，并主动申请去风险最高的现症病人区承担护理工作。十三年如一日，她把最美好的青春献给了麻风病护理事业。尽管只有中专学历，但潘美儿已经在国内外麻风病权威杂志上发表了麻风病病人的心理研究、麻风溃疡综合治疗等多篇高质量论文。她撰写的学术论文"麻风溃疡综合治疗研究"，还在2008 年 1 月召开的国际麻风病大会上进行了学术交流。

二、护理操作中的礼仪规范

建立良好的护患关系,可以稳定病人的情绪并可增加其战胜疾病的意愿和信心,提高护理工作效率,降低护理风险因素。因此护士在实施护理操作过程中,应保持热情、友善、礼貌的工作态度,从而使病人以积极的心态配合治疗和护理工作。

1. 操作前的礼仪　护士温和、简明的操作前核对、解释、充分的物品准备是顺利完成护理操作任务的基础。

(1)明确目的,准备充分:实施护理操作前护士应清楚病人的基本情况、健康状况、操作目的、操作方法、操作中的注意事项以及应急事件的处理方法。经过充分准备的护理操作才能确保护理工作的安全和有效,进而增加病人对护士的信任。

(2)仪容大方,举止得体:护理操作前,护士要衣冠整洁、步履轻快、动作敏捷,推治疗车(持治疗盘及病历)的姿势要规范美观,行至病房门前先轻声敲门,再轻推门进入,并随手将门轻轻关好。进入病房应微笑示意,亲切、礼貌地与病人打招呼、问好,然后再开始操作前的各项护理工作。

(3)言谈有礼,解释清晰:操作前的核对和解释是确保病人准确安全地接受各种治疗、护理措施,并能够使病人了解本次操作的目的、病人需做的准备、操作过程中可能出现的感觉,使其有效地配合护理操作。护士的语音、语调、表达方式、行为方式是否维护病人的尊严直接影响解释的结果,决定病人与护士的配合程度。因此护士在核对、解释时语言要诚恳、温和、用词准确,简明扼要,面部表情自然、亲切,对可能暴露病人隐私的操作项目进行解释时,应在病人耳边低声交流,使病人感到被尊重和理解。

2. 操作中的礼仪　操作过程中护士的言谈、举止、娴熟的技能往往会影响到病人对护理操作的接受程度,为达到良好的护理效果,护士应注意以下三点:

(1)态度和蔼,真诚关怀:护士操作过程中的态度要和蔼、真诚,通过语言、表情和体态语的表露来表达对病人的由衷关怀,而不是没有内在情感的单纯职业性的工作程式。注意随时与病人沟通,科学合理地解释操作方法和意义,了解病人的感受,及时疏导,为其解除痛苦和疑虑,或给予适当的安慰,消除病人对护理措施的恐惧和神秘感,以取得病人最大程度的理解和配合。

(2)尊重病人,保护隐私:在多项护理操作中,不可避免地会暴露病人肢体或生理隐私,护士应注意环境是否适宜进行操作,必要时请无关人员暂时离开病房,或用屏风遮挡,操作过程中需要语言交流时,语调要低,声音要轻,态度真诚,对有生理缺陷者不可大惊小怪,过多关注病人的缺陷同样会使病人感觉不适。

(3)技术娴熟,适时指导:扎实的医学护理知识、娴熟的护理技术是对合格护士的基本要求,也是对病人的尊重和礼貌。熟练的操作技术、轻柔的动作、温和的态度可有效地减轻病人在接受护理过程中的紧张和不适,如需要病人配合,护士要耐心地指导,并及时肯定其做出的努力,通过配合和沟通可有效增进护患之间的信任感,减少护士操作的难度,提高工作质量和效率。

3. 操作后的礼仪　护理操作结束后,应根据病人的态度和操作项目给予病人鼓励、嘱咐应注意的事项,并对病人的配合表示感谢。

(1)亲切嘱咐,及时鼓励:操作结束后,护士要根据病情、护理内容给予病人亲切的嘱咐,交代注意事项,再次核对,并询问病人是否有不适,鼓励病人克服困难和自立,使其具有自我认同感和被认可、尊重的良好感受,树立战胜疾病的信心。

(2)真诚安慰,诚恳致谢:护理操作会给病人带来不同程度的不适感或紧张情绪,如果护理内容持续时间过长还会使病人产生焦虑、疲劳,护士应及时给予安慰,并对病人在操作过程中给予的配合和支持表示诚挚的谢意,向病人致谢是护士良好的礼仪修养和高尚职业道德的具体体现。

三、常用护理操作礼仪范例

护理操作的礼仪应当根据操作的具体要求和病人的不同年龄、性别、职业等给予区别应用,做到因时、因地、因人而异,灵活掌握,举一反三,绝不是生搬硬套,懂得每一位需要健康帮助的人都应享受到"白衣天使"真诚友善的帮助。下面介绍几项护理操作礼仪范例,供学习时参考。

1. 生命体征的测量

【病例】　患者王某,女,52 岁,教师,因贫血待查入院,护士为她测量体温、脉搏、呼吸、血压。

(1)操作前解释

护士:"王老师,您好,我要为您测量体温、脉搏、呼吸和血压,您半小时内有过外出或剧烈活动吗?"

病人:"没有,天有些热,我不活动还出这么多汗。"

护士:"出汗会帮助您散热,但是请您用毛巾及时把汗擦干,以防止感冒,现在,我先给您测体温,好吗?"(护士身体前倾,目光亲切地看着病人)

病人:"我自己来吧"(病人起身,向护士要体温计)

(2)操作中指导

护士:"还是我来帮您吧,请您先将衣扣解开,我把您腋下的汗擦干。"(护士边说边协助病人解衣扣)

病人:"为什么还要擦汗呢?"(病人好奇地问)

护士:(微笑回答)"因为汗液会影响测体温的结果。"

病人:"噢,原来是这样。"

护士:"请您将体温计夹紧,前臂过胸,需夹 10 分钟,然后看结果。"(边说边帮助病人摆正姿势)

病人:"护士,我在家测体温可没有这么讲究,而且我没带表。"

护士:"我已经计时了,您放心,到时间我会帮您将体温计取出来。"

病人:"好的,一切听您的安排。"

护士:"请您注意夹好体温计,现在我给您测脉搏、呼吸,请您将另一只手臂伸给我,好吗?"

病人:"好的。"(病人边说边把手臂伸过来)

护士:"把手放这儿,这个姿势舒服吗? 我测脉搏时请您暂时不要说话,这样测的脉搏准确。"

病人:"好的,没问题。"

护士:"您的脉搏每分钟 72 次,呼吸每分钟 18 次。"

病人:"我没看你测呼吸呀?"

护士:"呼吸是受自我意识影响的,我没告诉您测呼吸,这样您的呼吸会更自然,计数才准确,我还要给您测血压,我帮您脱掉袖子,注意那只手臂夹紧体温计,可以吗?"(护士协助病人脱掉没夹体温计侧的衣袖,并注意病人夹体温计的情况)

病人:"我夹紧了。"(护士为病人测血压)

护士:"您的血压正常,收缩压 124mmHg,舒张压 86mmHg,您平时的血压怎样?"

病人:"我平时血压比你测的低一点,怎么回事?"(病人看着护士,略有着急地问)

护士:"请您不要着急,您的血压仍在正常范围内,血压比原来高的原因,可能是您住院期间没有休息好,当您适应了医院的环境后,血压会恢复到您正常水平的,不要担心,一定要放松,有问题及时告诉我们,我们尽力为您解决。"

病人:"给你们添麻烦了。"

护士:"这是我们应该做的,体温已测 10 分钟了,我把体温计取出来,请您放松手臂。"(护士边说边取出体温计)

病人:"您看我温度高吗?"

护士:"37.5℃,稍高一点,不过天气热,散热不好,也可以影响体温,再观察几次,请您注意多喝水,还要适当补充盐分。"

(3)操作后嘱咐

护士:"请您休息一下,过一会儿我带您去做其他项目的检查。"

病人:"还有好多项检查吗? 我需要做什么准备?"

护士:"请您放心,您好好休息就行,一切事情我们联系好了再来找您,以免您等着着急。"

病人:"那太谢谢了!"

护士:"不要客气,我要谢谢您对我工作的支持,我们一会儿见。"(护士退出病房轻轻关门)

2. 口腔护理

【病例】 患者刘某,女,60 岁,退休工人。因慢性胆囊炎急性发作、胆结石急诊入院,术后 1 天。目前禁食水,持续胃肠减压,生活自理困难,每日口腔护理两次。

(1)操作前解释

护士:"刘阿姨,您感觉好些了吗? 切口疼吗? 您的身体很虚弱,又插着胃管,现在还不能进食,为了防止口腔感染,需要给您做口腔护理,好吗?"

病人:"什么是口腔护理?"

护士:"就是帮助您漱漱口,洗洗牙。这样可以清除口腔的病菌,预防口腔炎症,我一定轻轻地操作,不会让您疼痛,做完口腔护理您会感到清洁舒适的,请您放心。"

(2)操作中指导

护士:"刘阿姨,我先给您湿润口唇,好啦,现在请您吸点水漱漱口,将漱口水吐在弯盘内,好,请您再张大一点……好,您配合得很好……感觉累吗? 如果不舒服就告诉我……检查好了。"

"我把您的假牙取下来刷洗一下吧,这几天您还不能吃东西,假牙我给您泡在冷开水杯里,能吃东西时,我再给您戴上。"(护士边操作边指导病人配合,并鼓励病人,同时要注意观察病人的反应)

"您的假牙就放在桌子上的玻璃杯里,每天要给假牙换一次水,现在口腔感觉舒服吗?"

病人:"好舒服,谢谢你。"

护士:"不用谢,我们的工作就是让您舒舒服服地治疗疾病。"

（3）操作后嘱咐

护士："刘阿姨,您配合得真好,下午我还会再来给您做一次,保证您的口腔没有炎症,您看怎样?"

病人："姑娘,你真好。谢谢你啦!"

护士："这都是我应该做的。您放心好了,在这里我们就跟您的儿女一样,如果有事,您按这个呼叫器就行了! 我也会经常过来看您的,您休息吧。"

3. 静脉输液法

【病例】　患者王某,男,42 岁,公司职员,胃穿孔修补术后,给予静脉输液治疗。

（1）操作前解释

护士："王师傅,今天感觉怎么样? 晚上睡得好吗? 看起来您的精神好多了,伤口还疼吗?"（了解病人情况后,核对准备需要输液的药物）

护士："现在我来为您输液,因为您暂时还不能进食、水,所以要输的液体很多,总量有2500ml,一共有 6 瓶。您要不要先排一下尿? （了解病人需求,必要时递给病人便壶）

（2）操作中指导

护士："请您把手伸出来,让我看一下血管,您要用左手是吗?"（放压脉枕,铺治疗巾,扎止血带,选择血管）

护士："您的血管真好,很直还很充盈,请您放心,我会一针刺入血管内的,只是进针时有点疼,请您握紧拳头,这样手背的皮肤会绷得紧一些,进针就快,可以减少疼痛。"

病人："我拳握紧了,我手术都做了,这点疼不算啥。"

护士："好,针头已在血管中,您可以松开拳了,您配合得真到位,请您暂时不要动,我先固定好,调一下液体滴速。"（穿刺、固定、调节输液速度）

（3）操作后嘱咐

护士："我已用输液贴把针头固定好了,不会影响您轻度的活动。但是您输液的时间比较长,您还是要注意安全,防止针头滑出血管外,以免药物渗到组织和皮下,给您带来疼痛。"

护士："液体滴速我已经调节好了,每分钟 60 滴。请您不要自己随意调节滴速,这样很危险。"

病人：（看了看滴速）"60 滴是不是太慢了?"

护士："输液速度是根据病员的年龄、病情、药物性质而调节的,小儿、年老体弱、有心脏疾病的速度要慢一些,有的药物输液速度也要慢。您的体质很好,又没有心脏病,每分钟输液 60 滴是完全可以承受的。您输的液体虽然多一些,但输得太快,短时间内增加大量血容量会给您心脏带来负担,也影响您的健康。"

病人："如果太快了有生命危险吗?"

护士："您问的问题太好了,如果年龄偏大或有心脏病,输液太快可能加重心脏负担,造成肺水肿、心力衰竭。请您放心,这个速度,您不会出现这些问题。等一会儿输含钾的药物时我会为您调慢一些的,因为含钾的药物会使人感觉比较疼痛,而且需要缓慢输入。"

病人："我只是了解一下,谢谢您。"

护士："不客气,您还有什么问题吗? 有事请您按床头的呼叫器。我会经常巡视,并及时为您更换液体的。"

4. 使用约束用具

【病例】　患者田某,建筑工人,因事故致头部挫伤、胸、腹部复合外伤。意识模糊、躁动不安,采取保护措施,确保安全。

(1)操作前解释

护士:"您好,您是田师傅的家属吧,田师傅现在处于躁动状态,不是很清醒,容易发生坠床、撞伤、抓伤的危险。为了防止意外事故的发生,我们已经安装了床档,但是现在还需要用约束带限制他的肢体活动,防止胸、腹腔的引流管被拽出来,希望您能理解。等田师傅清醒后,我们会马上为他解下来的。"(护士表情真诚地向家属说明)

家属:"那好吧,我用什么固定啊?"

(2)操作中指导

护士:"这是约束带,现在我要固定田师傅的手腕和膝部,在固定的时候,我不会绑得太紧,不会影响正常的血液循环,但也不能太松,否则起不到固定作用,就没有什么意义了。"(边操作边解释)

护士:"您看,约束带内还可以放一个手指,不会影响田师傅的血液循环,还控制了田师傅的活动。"

家属:"太好了,我一直担心他会把导管拔下来,这下我不紧张了。"

(3)操作后嘱咐

护士:"我们已经用约束带固定了田师傅的手腕和膝部。这是暂时的保护性制动措施。您看,约束带里衬有棉垫,我们会定时放松约束带,进行局部按摩,不会产生不良后果。田师傅的病情必须这样做,以保证他的安全,使治疗能顺利进行,让他尽早清醒,我们这样做,还得请您多多谅解。"

家属:"我明白,谢谢啦!"

5. 术前皮肤准备

【病例】 患者姜某,男,56 岁,公司职员,胃底部大面积溃疡怀疑有癌变,行胃大部切除术,术前一日进行手术区皮肤准备。

(1)操作前解释

护士:"姜先生,您好,明天要给您做手术,我们还要给您做几项术前的准备工作,您看现在行吗?"(来到病人床边,亲切地向病人说明术前准备的目的)

病人:"好的,我还需要准备什么?"

护士:"您保证好好睡觉就是最好的准备,为了减少手术感染的机会,我们现在要给您准备好明天手术的部位,请您随我到处置室,为您做一下皮肤的准备。"

(2)操作中指导

护士:"姜先生,请您躺好,"(一边扶助病人躺到病床上,一边进行解释)皮肤准备就是要清除皮肤上的污垢和汗毛,减少术后感染的机会,伤口一旦感染是很难愈合的。现在我要用肥皂水清洗干净手术区的皮肤,再用剃刀剃去汗毛。我会很小心的,既不会伤到您的皮肤,也不会把汗毛留在手术区里,请您不要紧张,我会很快完成,我们经常为手术病人准备皮肤,不会有什么疼痛感。"

病人:"我不怕疼,我应该怎么做,您尽管说。"

护士:"谢谢您支持我的工作,您把手术部位露出来就可以,躺好,我剃汗毛时您不动就行。"

护士:"姜先生,您手术要取腹部正中切口。所以我要对肚脐内的污垢进行彻底处理,我们先试一下肥皂液凉不凉? 如果感到凉,请告诉我,我再加点热水……好了肚脐内的污垢全清理干净了,我们再检查一遍看看有没有没剃干净的部位,太好了,非常干净,明天的手术一定很顺利。"(边解释,边帮助病人擦拭、清洗)

病人:"借您吉言,我手术一定顺利。"

(3)操作后嘱咐

护士:"姜先生,您可以起来了,回病房再去洗一个澡,并更换衣服,修剪指甲,注意不要着凉、感冒,不要太用力搓洗皮肤,以免损伤皮肤影响手术。"

病人:"我记住了。"

护士:"姜先生,您可以回病房去休息了。谢谢您的配合,还有什么不明白的地方,我随时为您解答。"

病人:"谢谢您,我回病房了。"

护士:"再见。"

6. 氧气吸入疗法

【病例】　病人蔡某,男,65 岁,退休,慢性阻塞性肺气肿、心力衰竭,因呼吸困难给予低流量氧气吸入。

(1)操作前解释

护士:"蔡大爷,您现在喘得厉害,憋得难受吧! 我们遵医嘱要为您吸氧治疗,吸氧后您就会感觉舒服一些。您看就用这种双侧的鼻导管吸氧,插入鼻腔很浅,不会刺激您的鼻黏膜,请不用担心,导管固定在您的耳朵上,很方便。"

病人:"行,能让我上来气就好。"

(2)操作中指导

护士:"您老同意,我们现在就给您吸氧。"

护士:"您还是坐着舒服吧,请您坐在床头这侧,靠在被上,这个姿势舒适吗? 请稍抬一下头,我用湿棉签给您清洁一下鼻孔,以便氧气进入顺畅……氧气流量调节好了,来,我帮您放好吸氧管,固定带松紧合适吗? ……我再为您调节一下可以吗?(病人点头)好了,大爷您配合得真好!"

(3)操作后嘱咐

护士:"您现在感觉怎样,固定带紧不紧,请您不要自己调节流量,我已给您调节到您最适合的吸氧流量了。"

病人:"吸上氧气感到不那么难受了,我得老坐着吗?"

护士:"不是的,当您吸氧一段时间后,感觉不那么憋闷了,您就可以躺下休息。"

护士:"现在您房间的氧气含量要比平时高,氧气又是助燃的气体,为了您的安全,请您和您的家属一定不要在室内吸烟,更不能使用电炉、酒精炉烧饭,要保护好您自己。我也会经常来看您,有事情请按呼叫器,我们会及时过来。现在,您好好休息吧。"(护士轻关门,离开病房)

7. 晨、晚间护理

(1)晨间护理

【病例】　某外科病房,清晨。

护士:"大家早晨好! 为了让大家感觉舒服,有一个清洁的环境,我们来做晨间护理,帮助大家洗漱,整理病房。"

护士:"小王,(病人阑尾切除术后第二天)伤口还疼得厉害吗? 如果您还能忍受,您应该下床少量活动,这样可以促进肠蠕动,防止肠粘连,我扶您起来,很好,您走几步,我为您清理一下床单……小王看您走步的样子,您恢复的一定快。"

护士:"赵大娘(新入院病人),您老昨晚睡得好吗?我扶您下床,先坐在椅子上(病情允许),我们帮您整理床位……床整理好了,请您回床上吧,有不清楚的地方尽管说,我们会告诉您的,上床小心,我扶您。"(扶病人上床)

护士:"黄大娘(胃癌已发病危通知的病人),您感觉好一些吗?您看起来精神比昨天好些,胃又疼了吗?昨晚休息得怎么样?您要安心休息养病,不要胡思乱想,晚上疼得厉害我们会给您打针,不要硬撑着,我们愿意为您做事,而且减轻病人的疼痛也是我们的责任和义务。……这是您的漱口水,我来帮您漱口,漱完口把水吐在这个弯盘里,再帮您擦擦脸(替病人洗脸),我把您的头发重新梳理一下吧。昨天您呕吐得很厉害,床单衣服都脏了,我们帮您换一下,您配合一下好吗?大娘,我扶您先向左侧翻身,您不要动,很快就会好的……我们帮您更换一下床单。再来翻到右边(协助病人翻身),床单已经换好了,这是干净的衣服,我帮您换上。您感觉舒服多了吧,您盖好被子,一定要安心养病。思想负担过重会影响您的康复。"

护士:"外面天气很好,比较暖和,空气很清新,我们开窗通通风好吗?请大家穿好衣服,盖好被子防止着凉,准备好了吗,好,我开窗了,30分钟后我们再把窗关上。"

(2)晚间护理

【病例】 某医院内科病房,晚上九点。

护士:"大家晚上好,现在是晚间九点钟,到睡觉的时间了,我来为大家做晚间护理,帮助大家洗漱,整理病床。"

护士:"小张(大叶性肺炎病人),您的精神好多了,是不是感觉寂寞了?请把收音机的音量调低些好吗?不要影响您旁边的大爷。您要想早康复,就要早点休息。"

护士:"王大爷(上呼吸道感染病人),您刚用退热药退烧,出了不少汗,不要着凉,衣服没换吧?我帮您擦擦身,换身干净衣服您再休息,舒舒服服睡一个好觉,您会轻松很多。您老先侧身躺下……(熟练轻柔地帮助病人更换衣服)衣服换好了,请您盖好被子,晚安。"

护士:"秦大爷,您昨晚睡得不好,今晚我给您接一盆热水,您好好泡泡脚,再喝杯热牛奶。一定睡得香,您试一下水温合适吗?……今天天气冷,您老再盖一床毛毯吧,当心别着凉。"

护士:"大家晚安。"(护士退出病房,轻轻关上门)

8. 胸腔引流管的护理

【病例】 病人李某,大学三年级,自发性气胸,胸腔排气引流手术后,因病人第一次经历生病住院,心里非常紧张,护士为病人做心理疏导。

护士:"你好,我是你的责任护士,我姓王,我的年纪比你大几岁,假如你愿意,你可以把我当姐姐,有什么事情请找我,在我的职权内我会尽力为你办好。"(微笑面对病人,流露亲切和关心)

病人:"现在,我真希望有您这样一位姐姐在身边护理我,身体上插着引流管,我动也不敢动,连呼吸都快不会了,如果有您在,至少我不会那么紧张,您能告诉我气胸的原因吗?引流有没有危险?"

护士:"不用紧张,我们都在关心你。人体的肺组织是由数以万计的肺泡组成的,这些肺泡与外界之间进行着气体交换,源源不断地为我们机体提供氧气,使我们保持正常的生命活动。你的肺组织中,有一小部分肺泡可能因先天因素或是疾病引起的,发生肺泡的融合,形成一个非常大的气泡,肺泡壁变得很薄很薄。在你剧烈活动或频繁换气的时候,肺泡壁突然破裂,气体直接进入你的胸腔,并且气体越积越多,直到限制了你正常肺组织的换气功能,因此你出现了呼吸困难的症状,医生给你插入胸腔引流管后,你感觉呼吸顺畅多了吧?"

病人:"感觉好多了。现在我明白了,原来我肺内有一个大气泡,那引流有什么作用,不是液体才可以引流吗?"

护士:"引流液体或气体要看是什么疾病,你的疾病是自发性气胸,要把气体从胸腔排出,当然引流气体啦,你听到下面引流瓶内的水泡声吗? 这根胸腔引流管直接插到你的胸腔里,把肺内积聚的气体引出来,你的肺组织又可以舒张了,呼吸困难的症状就消失了。"

病人:"是这样,可是,引流管插在里面,我一点也不能动。"

护士:"并不是一点不能动,这几天你只是不能下床活动,你可以在床上做一些肢体活动,但一定要注意这根引流管,不要弯曲折叠,以防止引流不畅,翻身时动作要慢些,幅度不要太大,以免把引流管拽出来。你看到引流瓶内的长管了吗? 它的液面比瓶内液面高出8～10cm,水柱随着你的呼吸上下波动,你每次活动后看一下波动,如果没有波动及时找我,如果要出去检查或拍 X 线片,一定叫我,我可以暂时把引流管夹闭,否则,引流管与外界相通,使密闭的胸腔又开放了,会加重你的病情。"

病人:"什么时候引流管才能拔?"

护士:"要等你胸腔内的积气排出,并且 X 线片证实肺部膨胀良好,你的胸闷症状完全改善后,引流管就可以拔了。"

病人:"出院后,我可以打球、跑步吗?"

护士:"恐怕对一些剧烈的运动会有一定的限制,你还要避免抬举重物、剧烈咳嗽、屏气,还要保持排便通畅。"

病人:"听了你的讲解后,我不那么紧张了,以后我有问题可以找你吗?"

护士:"当然可以,有事按床头的呼叫器,我们会及时过来,现在你要好好休息,你这样年轻,身体素质好,只要你按照我们的要求做,你会很快康复。"

(护士微笑示意,离开病房)

9. 胃部术后舒适护理

【病例】　病人张女士,工程师,51 岁,胃部切除术后 8 小时,病人清醒,责任护士来到病人身边,进行术后护理。

护士:"张老师,您哪儿不舒服,告诉我好吗?"(看到病人术后痛苦的神情,护士关切地问)

病人:"我全身都不舒服,感觉很累。"

护士:"是长时间的一个体位造成的,让我帮您换个卧位好吗?"(目光亲切,用征询意见的口吻说)

病人:"这么多导管在身上,我也不敢翻身,我真想拔掉这些导管,尤其是鼻子里的这根导管。"

护士:"这么大的手术您都挺过来了,这些管子您一定能忍耐的,再说,这些导管对您很重要,它们会帮助您尽快恢复健康的。不要怕,再坚持两天,医生会帮您把导管拔去。现在,我们先翻个身,你会舒服些。"(护士边说边帮助病人固定各个导管,协助病人改变体位)

病人:"这些导管有什么作用?"

护士:"腹部手术一般都会发生伤口少量渗血、渗液,插在腹壁上的两根引流管主要是帮助引流腹腔内的渗血、渗液。3 天后,引流液明显减少了,医生就可以把这两根引流管拔掉。您鼻腔内的导管是胃管,它可以引出手术后渗出的液体和胃内产生的胃液。您的胃和腹腔内的肠子做了吻合术,为了吻合口愈合得更快、更好,必须要把胃内液体引出来,否则会影响切口愈合,过早拔管,胃内积液太多,张力过大会使吻合口裂开。所以胃管现在还不会拔除。"

病人:"可是胃管刺激我的喉部,我总感觉要吐。"

护士:"您感觉不舒服的时候,可以做深吸气,然后再慢慢呼出,这样能好一些。还有,您可以将注意力转移到其他事情上,不累的时候看一看电视,听听收音机。"(护士为病人做深呼吸示范)

病人:"在病房可以听收音机吗?"

护士:"当然可以,只要不影响到其他病人就可以。您注意力不要集中在胃管上,多想一些开心的事,您的感觉就好多了。"

病人:"好的,我会尽力克服,谢谢你。"

护士:"不要客气,这是我应该做的。如果您有事情请呼叫我们,我们会帮您解决的。好好休息吧,再见。"(护士微笑致意,离开病房)

第二节 不同岗位护理工作礼仪

不同的护理工作岗位,使护士面对的病人有所不同,护士要根据病人疾病的缓急,年龄长幼,文化程度以及自理能力,坚持护理工作礼仪原则,按照各部门护理工作礼仪要求,积极主动、热情周到地以高度的职业责任感来完成各项护理工作。

一、门诊护士工作礼仪

门诊是医院面向社会的窗口,是医院工作的第一个环节,是病人与医护人员接触的第一关。判断医院服务质量的优劣,精神面貌的好坏,首先是通过门诊工作人员的工作态度来衡量的,而门诊与病人接触较多的是门诊护士。因此门诊护士的精神面貌、工作态度、礼仪修养往往成为医院形象的"代言人"。加强门诊护理人员的礼仪培训,提高护士职业修养,已成为护理礼仪工作的重要内容。同时,病人到医院就诊,客观上存在一种忧虑、被动、求助的自卑心理,加之环境陌生,易产生孤独感和恐惧感,希望得到医务人员的关心、理解和同情,因此他们对医务人员的言谈、举止甚至一个下意识的动作都很敏感。护理人员礼貌的言谈,周到的服务,文明端庄的仪表、落落大方的举止,成为抚慰病人的良药,是解除病人心理压力的重要因素。

(一)门诊护士工作礼仪要求

1. 仪表端庄,举止大方 护士的仪表应文明端庄,护士上岗着装要合适得体,工作服必须清洁平整,领边、裙边、袖边不可露在护士服外,胸牌字迹清晰,端正;不化浓妆、不戴首饰,梳妆整齐,燕帽佩戴端正,发饰素雅。护士的举止是一种无声的语言,包括坐、立、行的姿势,操作的动作以及头、手、身体各个部位的体态语,是护患之间非语言沟通的主要内容,门诊护士举止端庄、规范,落落大方可增加病人的信任感,为以后的交流打好基础。

2. 语言文明,表情真诚 护理人员与病人接触时,必须做到语言文明、规范、表达准确,语调柔和、悦耳,语气亲切、和蔼,语速适中使对方能听清楚。护士面部表情自然,态度热情、诚恳、面带微笑不做作,更不谄媚,由衷地表达出对病人的关爱之情。

3. 操作规范,动作娴熟　过硬的护理技术和深厚的理论功底是更好地为病人服务的前提,是对自身职业的尊重,也是对病人生命的尊重。因此门诊护士要掌握本部门工作特点,规范、娴熟地完成各项护理操作技术,并能果断、灵活地应对门诊各种情景。

(二)门诊治疗护理工作中的礼仪

1. 热情接待,耐心解答　病人首次到医院就诊时,对医院周围环境较为陌生,加之疾病缠身,着急、焦虑和期盼的心情时时袭扰着他们,使其坐立不安,不能安静地等待就诊,此时护士不要责备病人,要理解病人的心情,可以为病人创设一个清洁、安静、秩序良好、环境优美的就诊环境,也可播放舒缓的背景音乐,松弛病人紧张的神经,并用亲切谦和的语言来安慰等候的病人。病人较多时,护士应温和地提醒其要按次序就诊,给候诊病人送上一杯水,递上一份报纸都可使病人感到温暖、亲切缓解其焦急等待的烦躁情绪,护士还可以热情地向其介绍当天出诊的各位医生诊疗专长、现在科室的新技术、耐心解答病人提出的问题,不可用冷漠的态度对待病人,更不可耻笑病人的疑问和生理缺陷。

2. 组织就诊,灵活机动　科学地组织好就诊次序可以有效地提高就诊效率,护士应合理安排好初诊和复诊的病人,随时观察病人的病情,对有高热、呼吸困难等症状及高龄病人,应给予特殊照顾;如果病人病情严重,继续等待就诊会带来不良后果,护士应积极安排其提前就诊或送急诊室,并向其他候诊病人解释清楚以取得谅解。

3. 主动介绍,提供方便　当病人就诊完毕,需要进一步检查、治疗或领取药品时,护士应主动询问病人是否需要帮助,介绍各辅助科室的具体方位,详细说明行走的路线、介绍与其疾病相关科室、了解病人所需检查项目后,为病人合理安排各项检查次序,以减少就诊时间和上下楼、各部门往返次数,对于行走不便,身体较为虚弱者,应提供轮椅或其他代步器具等,尽量为病人提供方便;如病人情况危急可由护士全程带领,并与相关科室联系好随时准备急救。

4. 服务周到,健康宣教　在门诊治疗室工作的护理人员要严格执行治疗护理中"查对"制度,对治疗措施给予科学解释,充分尊重病人的知情权。护理操作过程中,要严格执行操作规程,技术熟练,动作轻柔、敏捷,神情专注,态度和蔼,在要求病人配合时一定要"请"字当先,不可用命令式的口气对病人发号施令,对病人给予护理工作的支持要微笑致谢。在治疗护理过程中可以开展健康教育,由于病人受教育程度、年龄、理解能力等方面存在差异,护理人员的语言要通俗易懂,语气温和,语速要根据年龄适当放缓。讲解中注意观察病人的反应,及时了解病人接受情况,必要时给予重复说明。操作结束后,帮助病人穿好衣服,嘱咐病人用药或处置后应注意的事项,给病人留下急需帮助时的联系方式,协助病人带好随身用品。亲切地说:"请您慢走,注意按时吃药,保重身体!"等话语,使病人心情舒畅,满意地离开医院。

二、急诊护士工作礼仪

急诊病人是随时可以发生生命危险的特殊个体和团体。当生命垂危的病人被推进急诊室时,病人和家属紧张、焦虑的心情交织在一起,他们将所有希望都寄托在医务人员的身上,医护人员的一举一动都成为病人病情转归的信号和话题焦点。急诊护士是首先与病人和家属接触的医务人员,她的工作不仅直接关系到病人对医院的信心,也关系到病人生命的转归。所以一名合格的急诊护士,除应具备高尚的职业道德、健康的身体和精湛的护理技术外,良好的心理素质和礼仪修养也是极其重要的。

(一)急诊护理工作礼仪基本要求

急诊室接诊的多是起病急、病情严重、急需抢救的病人,急诊护士应具备优良的职业素质,针对病人不同的心理状况和病情,采取适当的接待方法和救治措施,为病人的进一步治疗争取时间。

1. 健康体魄,精神饱满　急诊护理工作烦琐多样,节奏紧张,突发事件多,体力透支严重并且护理质量要求较高,护士除了完成全天正常的门诊治疗外,还需要有充沛的精力随时应对危重病人的急救。因此门诊护士必须拥有健康的体魄,才能有充沛的精力完成急诊救护工作。

2. 端庄稳重,体贴入微　由于急诊病人病情不稳定、给人不良的感官刺激较强烈,病人及家属均有紧迫的压力感甚至还会出现生离死别的痛苦感受,此时病人及家属期盼医务人员能够以最快的速度为病人救治,希望能够药到病除,对医务人员有极高的依赖心理,对医务人员的言谈举止非常敏感,护士稍有急慢即可招致病人及家属的不满和怨气,甚至出现过激行为。因此急诊护士应随时做好抢救病人的准备,保持服装整洁、仪表端庄大方,举止稳重,动作敏捷,体贴入微,语言简单明了,用高度的责任心和工作热情为病人服务,进而减轻或消除病人的紧张情绪和恐惧心理,增加病人战胜疾病的信心,使病人和家属能够积极配合抢救工作,确保抢救成功。

3. 技术娴熟,尽职尽责　急诊护士的职业能力高低不仅反映医院的整体医疗、护理水平,而且直接关系到病人的生命,对疾病的转归起着关键作用。急诊护士除应有过硬的护理技术和扎实的护理理论,还应具备急救护理知识和组织、配合急救的能力,并且对本职工作充满热情,任劳任怨,工作态度严谨,能够认真完成各项抢救任务,观察、护理急诊病人尽职尽责。

4. 沉着冷静,机智果断　急诊室应对的病人差异很大,病因各有不同,具有很强的科学性、时间性和经验性,在紧张繁忙的急救护理工作中,护士必须有敏锐的观察能力和灵活的应变能力,养成沉着冷静、敏捷果断的工作作风,在急救过程中,能够做到遇事不乱,忙而有序,沉稳果断,从容不迫。

(二)急诊接待礼仪

急诊护士面对的是病情危急,随时可能出现生命危险的特殊病人,对她们的护理服务工作提出更高的要求。因此急诊护士应树立科学的服务理念,坚持以人为本,不断学习新技术,接受新知识,才能满足社会高标准的要求,赢得社会的尊重和认可。

1. 急诊病人的心理特征　急诊病人的特点是起病急、病情重、病情变化快、随时可能出现生命危险、需要抢救处理,同时病人和家属承受着较大的心理压力。急诊护士应掌握急诊病人的心理特征,更有效地开展急救护理工作。

(1)紧张焦虑:紧张、焦虑是急症病人常见的心理状态,往往由于病人起病急、病情重、发展快,多缺乏思想准备,对即将发生的事情无法预知和控制,感到自己软弱和无助,常见于休克早期病人。

(2)极度恐惧:在事故、火灾等突发事件中,受伤者多因事件突然,创伤严重,肢体出现残缺等情况,随时可能威胁到生命的安全,心理处于极度恐慌状态,恐惧死亡和伤残。

(3)应激异常:突然的伤病使病人和家属对现状无所适从,造成病人行为退化、情感幼稚,病人的自我应对能力下降,使其出现心理应激障碍,导致心理异常,如病人因疼痛而呻吟,甚至大声哭闹或有攻击行为。

（4）消极依赖:无论是瞬间袭来的恶性事故,还是突患急病或是疾病的突然恶化,病人都有无助、无奈的感受,易产生消极、悲观的情绪,或是将生还的希望全部寄托于医护人员,产生强烈的依赖心理。

2. 急诊接待礼仪

（1）陈述利弊,稳定情绪:急诊病人由于病情危急,来势凶猛,缺乏心理准备,常表现为情绪紧张、恐惧不安。护士应立刻投入到紧张的急救工作中,有条不紊地进行每一项操作,同时给病人和家属以适当的解释和安慰,说明利弊关系和家属配合的必要性,告诉家属及时抢救的效果,尽快消除病人和家属的紧张情绪,以利于下一步的治疗救护。

（2）抓紧时机,果断处理:急诊护士对病人病情有一定了解后,应立刻实施必要的救治措施,抓紧抢救的最佳时机,组织救护人员。决策果断,措施得力,充分体现医护人员救死扶伤的职业能力和行业精神,增强病人对医护人员的信任度。

（3）急不失礼,忙中守节:急诊病人心理较为复杂,总伴有一定的紧张和绝望感,如果护士再表现出紧张和慌乱,无疑会加重病人紧张和恐惧心理,使病人丧失生还的信心而放弃合作。因此护士在救护过程中,应做到动作轻快迅速,处置及时准确,对待病人态度要温和亲切,表情自然从容,语言礼貌诚恳,给予病人信念上的支持。

3. 急诊救护礼仪　急诊病人一旦入院,需要立刻采取有效的急救措施,此时急诊护士需将平时学习、积累的急救知识和经验充分发挥出来,尽快为抢救工作铺设绿色通道。

（1）急而不慌,忙而有序:急诊工作特点具有紧急性、不稳定性,要求急诊护士随时做好救护的物品和心理准备。物品做到"五定",熟悉抢救设备的性能和使用方法,救护时有较强的应变能力,任务虽然紧急,但神情和动作上应沉稳、干练,事情安排有条不紊,秩序井然,表现出急而不慌的良好职业素养。

（2）团结协作,配合抢救:急诊急救是一项需要多科室紧密配合完成的工作,这些工作经常一环扣一环,在涉及各科室合作救护时,护士应团结合作,注重同事间及时沟通,互相理解、互相尊重,不要因语言不慎、行为过激而伤害同事间的感情,造成矛盾,影响对病人的抢救工作。

（3）文明礼貌,做好疏导:急重症病人在意识清醒的情况下,心理比较复杂,承受压力较大,常伴有恐惧、紧张心理,甚至出现濒临死亡的痛苦感受。急诊护士要针对病人的具体情况做好心理疏导工作,用礼貌、体贴、关心的话语缓解病人紧张、恐惧心理,及时向病人解释和说明必要的治疗和护理,以及治疗处置后的效果,鼓励病人在救护过程中所表现的合作和坚强,使其对疾病的转归充满信心。

（4）给予理解,获得支持:由于病人起病急、病情重,家属往往在短时间内无法接受当前的现实,在思想上没有任何准备,常表现出焦虑、坐立不安、极度担心亲人的病情状况,急于了解病人的一切相关信息,甚至提出进入抢救室想参与抢救等不合理要求。此时,护士应理解病人家属的心情,在抢救的同时,给予病人家属适当的安慰和解释,耐心解答家属提出的各种问题,为保证抢救秩序能正常进行,劝说家属及护送人员在急救室外和家属休息室等候。对于家属过激的言谈和行为,要冷静对待,理解他们此刻的心情,并随时向家属说明病人的病情变化,使他们心理上有充分的准备,妥善处理与病人家属的关系,从而获得病人家属对急诊救护工作的支持。

表达方法对治病态度的影响

　　一位肺癌病人的妻子将其病理报告单给医生看,并问还能活多久,医生看后说:"两年后病死率是90%"。妻子听后愁容满面,丈夫看这种情景,要求出院。几天后另一位医生劝解夫妻二人说:"两年后有10%的病人还活着,到那时有新的医学技术,生命可能还会延长,您二位好好治疗吧"。夫妻二人不再要求出院。

　　以上两位医生意思是一样的,给听者的感受却不同,前者给病人判了"死缓",而后者给了病人活下去的"曙光"。医生与护士能把消极的话赋予积极的含义,才是真正的爱护、关心病人。

三、病房护士工作礼仪

　　病房是病人接受进一步检查、治疗的医疗保健场所,住院病人在饱受疾病折磨的同时,还要承受与家人分离后的孤独、无助的心理压力。此时,病人心情比较沉重,多伴有焦虑、悲伤等情绪。护士作为病房内的主要医务工作者,应热情礼貌地对待病人,亲切地与病人沟通,尽量满足病人合理的生活需求,耐心解答其所提出的医疗护理问题,积极安慰病人和家属,缓解由于疾病和分离带来的忧虑和不适应,使病人能安心住院治疗,从而使疾病尽快恢复。

(一)病人入院护理礼仪

　　入院是病人入住医院治疗的第一环节,入院服务质量的优劣直接影响病人对医院的信任程度以及病人在医院治疗的决心。作为办理入院工作的护士应做到热情接待、礼貌待人、服务周到。

　　1. 办理入院手续　病人需入院治疗时,护士应热情地指导病人和家属持住院通知单到住院处办理入院手续,并详细说明办理的内容,如填写登记表、交纳住院押金等。由于病人和家属对医院环境陌生、不了解医院的规章制度,又获知需住院治疗疾病时,心情比较焦急,在办理入院手续的过程中可能表现出不知所措、情绪急躁、不耐烦。此时护士一方面要对病人的疾病深表同情;另一方面要耐心、细致地指导病人和家属做好住院安排。不要因为病人对医院制度不了解而表现出不耐烦、冷淡,甚至恶语训斥病人。

　　2. 护送病人进入病区

　　(1)热情接待,积极主动:在护送病人进入病区时,要热情接待病人和家属,主动与病人和家属进行交流与沟通,尽可能了解和掌握病人更多的疾病信息,力所能及地解决他们的实际困难。对病人和家属的提问,要耐心地给予解答。护送过程中,能步行的病人可扶助步行,不能行走的或病情危重的病人可用轮椅或平车护送。

　　(2)关心体贴,确保安全:护送病人过程中要根据病人的病情采取必要的安全保护措施,尽量做到周到细致、体贴入微,使病人感到被尊重和重视。平车运送时除随时观察病情变化外,还要注意病人病情所需的卧位。天气寒冷时护送过程应注意保暖,如病人有输液、给氧等,要注意安全及保持各种管道通畅。在护送过程中,护士的动作要娴熟稳重。送入病区后要礼貌、耐心、详细地与负责护士就病人的病情、物品等进行交接,做到服务有始有终、环环相扣。

(二)病人进入病区后的护理礼仪

　　为使新入院病人尽快熟悉治疗环境,积极配合治疗达到早日康复的目的。护士应表现出文明礼貌的行为举止,关心体贴病人,这是实施整体护理的基本要求,也是对病人的尊重,同时也是护士良好职业道德修养的具体体现。

1. 新入院病人的接待礼仪

(1)微笑迎接,亲切问候:当新入院病人来到病房时,病房护士要起身迎接,面带微笑,边安排病人坐好,边亲切地问候,并做自我介绍:"您好,我是值班护士(或办公室护士)××,今天由我负责接待您,请您先把门诊病历交给我。"双手接过病历以示尊重。在场的其他护理人员也应主动向病人或家属打招呼,微笑、点头示意,表示欢迎。

(2)详细介绍,服务周到:办理完有关入院手续,护送病人进入病房后,病房责任护士应该主动向病人进行介绍。介绍时要耐心、细致,语速不宜过快,内容不宜过多,并对自己和主管医生作简单的介绍:"您好,我是您的责任护士。我叫×××,叫我小×就行了,您有什么事情可以随时找我。您的主管医生是×××大夫,他一会儿来看您。"如病人病情允许,可以同时介绍病区环境,如护士办公室、医生办公室、卫生间、治疗室、处置室等。护士用温和的语气告诉病人所在床位、有关设备的使用方法,对住院制度进行介绍时,避免应用命令性语句,须注意使用礼貌用语。

(3)语气温和,态度诚恳:病人进入一个新的环境,尤其在患病阶段,心理敏感且脆弱,极其希望得到护士的尊重和重视。作为护士在与新病人沟通交流时应注意语气和措辞,尽量多用"请"、"谢谢"等礼貌用语,避免使用"……不准……""必须……"等命令式语言,使病人愉快地接受护士的指导。这样,才能消除病人的紧张、焦虑心理,使护患双方相互支持和配合,构成良性循环。

2. 病人住院中的护理礼仪　在护理工作中,护士的一言一行直接影响着病人的心理和情绪,进而间接地影响病人的治疗效果。这就要求护士进行护理活动时必须做到亲切、轻柔、稳重、准确、快捷。

(1)自然大方,语言温和:护理是艺术美和爱心的结合。护士在病房的站、坐、行和各种操作应规范、自然、舒展。行走时脚步轻盈快捷,神情庄重自然,推车应平稳、无噪声,开关门时动作轻稳,各项操作灵巧、准确,与病人交流时语言准确、温和有礼,从而使病人感到安全、舒适、轻松、愉快,以利于疾病的康复。

(2)亲切关怀,平等尊重:病人初次进入病房,都存在适应新环境的过程,在这个适应过程中,护士亲切的话语、礼貌的问候、周到的服务是使病人感到温暖,使其尽快摆脱孤独的重要因素之一。查房、治疗时一个亲切的称呼,一句鼓励的话语,均是对病人的一种安慰。不分新老病人同等对待,要求病人协助做好事情时一个简单的"请"字,得到病人配合后说声"谢谢"等,均可使病人对护士产生亲近、信任和敬重之情,从而缩小护患之间的距离。

(3)快捷及时,安全周到:病人入院后安全的需要仍然是其最基本的需求,及时准确、安全有效的服务是获得病人尊重和信任的主要条件。护士在临床护理工作中,必须做到思维活跃、动作敏捷、操作准确无误,做事细致周到,尤其遇到病人病情危急的时候,凭借严谨的科学态度和丰富的临床经验,给予及时准确的判断和处理,是为病人获得治疗时间的关键,也体现了护士优良的职业素质。

(4)知识丰富,技术娴熟:医疗护理水平是病人安心于所在医院接受治疗的前提,作为病人他们会考虑到医院的医疗护理质量,特别是要考虑到负责自己的医生和护士的技术和能力,医生、护士娴熟的技术是消除病人顾虑的重要因素。因此作为一名合格的护士,要熟练掌握操作技能,不断地钻研业务,掌握现代护理新理念和新技术,更好地为病人服务。

(5)坚持原则,满足需要:对于病房病人的不同需求,护士应通过合理的途径和方法尽量满足其需求。如住院病人入院后急于想获知自己疾病的相关信息等,护士应根据病人具体情况给予指导和帮助,介绍有关知识,并做好解释工作,满足病人的需要,进而获得病人对医护工作的支持和配合。同时可减轻病人入院后的焦虑、恐惧感,从而有利于疾病的康复。诚然,对于病人或家属的需要也不是一味地满足,而是在不违反医院的规章制度、不侵犯他人利益的基础上满足病人合理的要求。

(三) 病人出院护理礼仪

病人通过治疗恢复健康或因其他原因需要离开医院时,护士仍需按护理礼仪规范来要求自己。为保持良好的护患关系,维护医院声誉和职业形象,需注意病人出院时的护理工作礼仪。

1. 祝贺出院,征询意见 病人出院前,护士首先对其康复表示由衷的祝贺,并感谢病人住院期间对医护工作的理解、支持和配合。谦虚地征询病人的意见,对自己工作的不足之处和对病人关心不到之处表示歉意。真诚地表达一如既往的关怀之情,并表示随时都会为病人提供医疗护理帮助和服务。

2. 出院指导,细致入微 病人即将出院,作为责任护士一定要做好出院指导。指导和帮助病人及家属办理出院手续,介绍出院时的病情,如何继续用药治疗,出院后如何控制自己的饮食起居、适应出院后的生活。告诉病人什么时间随访,如何进行康复锻炼,出院后注意事项及复查时间等。

3. 出院送别,守礼有节 出院手续办理完毕,病人即将离开医院,责任护士应该到病房协助病人整理衣物,将病人送至门口或车上,祝贺病人的康复(或好转),嘱咐病人多保重身体,并行握手礼或挥手礼告别。

(四) 各病区工作礼仪特点

由于各病房所治病种和治疗方法不同、针对的病人不同,各个病房的护士需具备的工作礼仪也有所区别。在此,只介绍常见的内科、外科、妇产科、儿科病房的护理工作礼仪特点,其他科室或病房的护士能够从中受到启发,彰显所在科室的礼仪特色。

1. 内科护理工作礼仪 内科病房具有病种繁杂、病症复杂交错等特点,涉及各系统、各器官,且慢性病多、疑难病多、危重病多,年龄跨度较大,疾病痊愈的可能性小,疾病所致的心理反应较多,以上特点决定了内科病房护理工作礼仪的特点。

(1)细心观察,及时护理:内科疾病需要护士具备细致的病情动态观察能力、较强的逻辑思维能力、准确的判断力和娴熟的护理技能。能及时发现病情的动态变化,采取快速有效的应对措施,尤其是要善于发现各种疾病重症危象出现的前兆,为病人赢得生命争取时间。

(2)尊重理解,真诚相待:由于内科疾病的特点,使病人具有较为复杂的心理特征,有些病人表现过于自卑、失望、焦虑;而有些病人表现为盲目乐观、我行我素、过于自信,对所患疾病不重视,不按医嘱用药,使病情进一步发展而造成悲剧。因此护士应有意识地了解不同年龄阶段、不同性格特征、不同疾病过程中病人的心理活动规律和反应特点,有效利用语言、表情、态度、行为等交流手段,达到良好的护患沟通的目的。通过疏导、安慰、解释等方法,努力做好心理护理,真诚地对待病人的每一个问题,减轻病人的不良心理反应,从而使其更积极、更主动地配合治疗和护理。

（3）自我完善，增强信心：在内科病房的护理工作中，护士常会面临复杂、难辨的病情变化，护士除了要具备丰富的专业知识和较高的业务素质外，还必须具备良好的心理素质和行为习惯，要求护士责任心强，严谨周密、钻研护理业务，熟知内科疾病的急救知识和经验。危重病人抢救时能做到临危不乱，镇定果断地采取最佳的急救方案进行救护。

（4）做好宣教，鼓励参与：慢性病在内科疾病中最多见，住院治疗只是疾病治疗过程中的一个阶段，出院后仍需继续用药治疗和康复护理，有必要教病人学会自我护理和自我照顾。因此内科护士要不断培养自己良好的健康教育能力，有计划地安排病人的健康教育活动，向病人介绍疾病发生的原因、治疗方法，教病人如何自我检测等，通过形式多样、积极有效的健康教育手段对病人进行健康教育，并鼓励病人积极参与健康教育活动，参与治疗方案的制订，使其更积极、更主动地完成康复过程。

2. 外科护理工作礼仪　在外科疾病中，性别和年龄特点不突出，无论男女老少、高矮胖瘦都有可能成为外科病人。外科具有较强的专业性，手术是治疗的主要手段，治疗措施具有一定创伤性，急重症病人多，病情变化快，无论何种手术、手术大小，均可使病人及家属产生思想压力。因此外科护士要有较强的观察能力和判断能力，能预见事情的突变，行动迅速果断，处理事物冷静细致，责任心强，技术全面。

（1）术前疏导，注重技巧：病人和家属术前普遍存在焦虑、畏惧等心理，护士应该根据病人的年龄、性格特征、文化程度、职业特点、病种及病情进程等，利用安慰、鼓励的话语、有效的肢体语言等形式做好术前心理疏导工作，以稳定病人情绪。护士向病人及家属讲述术前、术中、术后的护理方案及注意事项时多用正面语言表述，减少负面表达方式，使病人对手术充满希望，还可以介绍一些相关的、通俗易懂的疾病治疗知识，介绍手术医生和护士的工作情况，树立医护人员的威信，以增加病人和家属的心理安全感，帮助其缓解精神的过度紧张。另外，还可以介绍已经成功接受同类手术的病人，让病人之间进行沟通交流，增加病人面对手术时的信心和勇气。

（2）术后效果，解释合理：当病人手术麻醉清醒后，护士要以亲切温和的语言安慰、鼓励病人，告知手术过程很顺利，不要着急，身体会很快恢复健康，及时指导病人如何配合术后的治疗和护理，以减少术后并发症的发生。当病人病情较重时，护士要多鼓励和支持病人，告诉其很坚强，术中配合很好，劝慰家属克制情绪，做好病人的思想工作，配合治疗和护理，以达到理想的治疗效果。

（3）满足需求，缓解疼痛：术后病人由于手术创伤、疼痛和治疗的限制，自理能力下降，使术后病人感觉不适，个体易陷入紧张、焦虑、愤怒等情绪中。护士应及时帮助术后病人缓解疼痛，科学地使用药物止痛和非药物止痛方法减轻疼痛。注意术后病室环境的安排，避免较强的噪声和光线，以免间接加剧病人的疼痛感，多与病人沟通与交流，发现病人的需求和存在问题，并及时解决。

（4）促进康复，及时鼓励：帮助病人积极面对术后的特殊状态，并协助其进行科学的生理功能锻炼以促进康复，护士对具有生理功能缺陷、心理承受压力过大而致敏感、抑郁的病人要给予真诚的同情、关心和爱护。协助病人在术前做好生理功能、活动能力等方面的训练，以使病人能适应手术时的体位，促进术后生理功能恢复，尽快达到生活自理等，以增强病人对生活的信心。介绍病区内克服自身缺陷，积极生活的成功事例，让他们理解术后病人均会经历一段适应期，只要积极配合，坚持功能恢复训练，身体终会康复，鼓励他们勇敢地面对现实，帮助他们树立战胜疾病的信心和勇气。

3. 妇产科病房护理工作礼仪 妇产科疾病多涉及女性的特殊部位、生育能力、个人隐私等，所以大多数病人存在羞涩、自卑、胆怯、焦虑、恐惧等心理特征，对医护人员的一言一行非常敏感，甚至会影响到病人的安全，这对妇产科的护士在礼仪规范方面提出更高要求。

(1)尊重病人，防止伤害：由于妇产科疾病发病部位的特殊性，对于不愿意把自己病情公开的病人，护士一定要遵守保密原则，尊重病人的隐私权。切忌在病人背后谈论有关事情，将病人的病情作为茶余饭后的话题。不可歧视特殊情况下的病人，如性病病人、未婚先孕者等，不能训斥、指责、挖苦、讥讽及使用伤害性语言，以免对其造成心理伤害，护士要引导病人及家属正确认识疾病，教给她们科学的卫生知识及疾病防范知识，以使其出院后能做好自我保健和自我照顾。

(2)细心观察，因势利导：根据妇产科病人的心理特点给予相应的心理护理，由于妇产科疾病的特殊性，病人面临着较其他科室病人更大的精神和心理压力，她们渴望获得护士的同情与支持。另外，由于某些妇科疾病需要接受手术治疗，甚至切除相应的女性器官，病人由此产生自卑、抑郁、失落等心理。因此护理人员应在了解病人存在的心理问题的基础上，给予相应的心理护理，向病人及家属解释接受治疗的必要性、手术治疗后对病人机体功能的影响以及现在可替代功能治疗方法等，使病人和家属能理性地认识治疗的效果，降低不良心理反应，稳定情绪，使病人和家属更好地配合治疗和护理。

(3)科学宣教，破除旧俗：护士要尊重病人、一视同仁，用高度的同情心和责任感关心照顾她们，使其感受到护士的真诚关心与帮助，从而使病人和家属能更主动积极地配合治疗、护理活动。通过健康教育，使病人和家属相信科学，有正确的科学育儿观，能正确对待有关产后的各种传统习俗，宣传母乳喂养和产后营养的重要性，注意个人卫生，保持室内通风，指导产后锻炼，以利于产后子宫的恢复。

4. 儿科护理工作礼仪 儿科接收的主要是从新生儿到14岁的患儿，处在成长发育特殊阶段的孩子。他们的特点是年龄小，生活自理能力差，活泼、好动，单纯、缺乏自控能力。患儿入院后，面对完全陌生的环境，接受治疗和护理，会出现一系列的心理、行为反应，儿科护士不仅要掌握较丰富的护理知识和技能，还要掌握一些有关儿童心理学、儿童教育学以及文学艺术等全面的知识，以使患儿在病房接受治疗护理的过程中健康成长。

(1)慈母关怀，体贴周到：患儿离开父母来到医院，面对陌生的环境，会有焦虑、恐惧和不安心理，作为儿科护士，要有慈母之心，关怀、爱护每一个幼小的心灵。在进行护理操作时，要本着耐心、和蔼、关心的态度进行操作，用鼓励的话语安慰患儿，减少其恐惧感。平时，还应注意多与患儿接触，如陪伴患儿做游戏、讲故事等，以取得患儿的信任从而增加患儿的安全感，减轻恐惧与焦虑等不良心理反应，更好地配合治疗和护理。

(2)环境温馨，保证安全：医院中常规的白色往往会增加儿童的恐惧感，而浅黄色、浅绿色、浅蓝色、浅粉色的墙面，或浅色墙壁上涂儿童喜爱的图案、卡通画等，被子和窗帘选择儿童喜欢的颜色或者图案，护士服选择浅粉色，病房环境布置时安排有一定的儿童活动区域或儿童玩具室等，均可消除儿童住院后的恐惧感、陌生感和孤独感，在患儿之间彼此共处、游戏的过程中，又可以满足儿童正常发展的需求。由于儿童好动，不能预见危险，在儿科病房环境设置上，要特别考虑安全的问题。

(3)巧用沟通，鼓励患儿：由于患儿的语言表达能力、理解能力等有很大的差异，而情感却非常丰富，并渴望得到他人的喜爱和尊重。因此护士要特别注意与患儿间的非语言性沟通,如真诚的微笑、发自内心的爱抚与触摸、恰到好处的肢体语言等,均可以向患儿传达被关心、被喜爱的信息,从而满足患儿爱的需要,减轻其心理上的紧张、焦虑。同时,护士也要关注患儿所传达出来的语言信息和非语言沟通信息,如儿童的情绪变化,体位的改变,要特别注意多巡视病房,仔细观察,认真分析,以便能及时发现患儿生理、心理方面的变化,及时给予针对性的护理措施。在治疗护理过程中,护士要多使用文明用语,尊重患儿的感受,遇事要用商量的口气与他们交谈,避免用命令式语言更不可使用恫吓方式来达到治疗护理目的,以免对患儿造成恶性心理刺激,对于患儿的积极配合要大加鼓励,从而减少对治疗护理操作和护士的惧怕。

(4)疏导家属,正确面对:由于患儿处在陌生环境和治疗过程中,情绪易受外界因素的干扰,尤其是父母情绪的影响,父母的喜、怒、哀、乐可引起患儿情绪的变化,易给患儿带来不安全、不确定的情感体验,惧怕父母的离开。所以为了减轻患儿的心理压力,护士首先要做好家属的安慰工作,要求家属能在患儿面前控制好自己的情绪,做好自我调节,以积极的心态陪伴患儿接受各种治疗护理工作。

四、手术室护士工作礼仪

手术室是医院外科的职能中枢。手术室护士工作独特,责任重要,任何差错、失误都可能给手术者带来不可挽回的影响甚至危及生命。所以手术室护士必须严格要求自己,锻炼体魄,提高自身修养,以最好的精神面貌,负责的工作态度,高质量地完成工作。

(一)术前工作礼仪

手术是一种创伤性的治疗手段,给病人带来生存希望的同时也给病人带来了一定的身体创伤,大多数病人害怕手术,特别是第一次手术,病人多有焦虑、恐惧和紧张心理,表现出坐卧不安、烦躁等种种不良的情绪反应,这就要求护士不仅要配合医生进行手术,而且还要具备关心病人、爱护病人、文明礼貌的职业素养,以减轻手术对病人造成的不良心理影响,确保手术成功。

1. 手术前疏导礼仪 手术病人在术前往往出现焦虑、紧张的心理,担心手术不顺利,危及生命或不能康复,于是表现出失眠、心神不定、焦躁不安,餐饮无味等术前反应。术前恐惧心理如得不到缓解,将会影响病人术中配合和术后恢复程度,甚至可引起并发症。为此,护士针对病人术前的心理特点应妥善地做好心理疏导工作。达到有礼有节,科学可靠,具有教育、开导作用。

(1)亲切交谈,稳定情绪:护士用亲切、平等的话语与病人交流,了解病人的心理需求和对手术的想法,了解病人的生活习惯(吸烟史、饮酒史)、社会背景(职业、社会地位等)、接受手术的态度。评价病人对医疗护理工作的协作程度,启发病人说出自己对手术有哪些顾虑、要求。根据病人的具体情况因人施护,针对具体问题给予恰当的说明和解释,用事例来激励和安慰病人,消除病人紧张心理,解除病人的思想顾虑,让病人对手术做好充分的心理准备。术前疏导时,不宜向病人机械地宣读术前的各种注意事项,使病人感觉冷漠、无助如同接受宣判。

(2)讲究技巧,满足需要:护士与病人交谈时要时刻注意言谈的礼仪要求。选择适宜的时间,错开病人进食、治疗的时间,交谈的时间不要过长,以不引起病人的紧张、疲劳为宜。注意表达信息的准确和婉转,某些护士不知道或不明白的事情,不要含糊地回答病人,应礼貌地向病人致歉,并请医生或其他知情人员解答。交谈时避免说一些会引起病人不安的话语,如癌症、死亡等。不必对手术过程详细说明,以免增加病人的心理负担。经过术前谈话,多数病人能减轻心理压力,对手术有一定的心理准备,对术后出现的疼痛能够耐受,并能自觉地配合术后治疗和护理。部分病人虽然已经接受手术,却对手术效果怀有不同程度的疑虑,对术后出现的疼痛不适、功能障碍等症状不能忍受,出现不良的心理反应。因此护士与手术病人沟通时,措辞既要讲究医学语言的科学性和精确性,还要发挥语言的艺术性和情感作用,积极调动病人的主观能动性,起到心理治疗的作用。

2. 接手术病人礼仪 手术前,手术室护士负责接病人到手术间,接病人的过程虽然很短暂,却是病房护理工作向手术室护理工作过渡的重要阶段,要求手术室护士以亲切和蔼、严谨认真的工作态度对待即将手术的病人,使病人心理放松,有安全、信任感,进而积极配合手术。

(1)仔细查对,严防差错:手术前,手术室护士到病房接病人时,首先要礼貌地与病房护士联系好,核对病人科室、床号、姓名、性别、年龄、诊断和手术项目等,严防接错病人。然后再来到病房,亲切地与病人打招呼,再次核对病人手术相关信息,同时还要核实术前准备工作是否完成。

(2)安慰鼓励,缓解压力:虽然病人对手术已有了一定的思想准备,但病人真要进入手术室时,仍会有不同程度的紧张、恐惧等心理问题。因此手术室护士接病人时,要礼貌温和,表情自然亲切,动作柔缓。根据病人的自理能力协助病人上平车,推车要平稳不可过快,在此过程多与病人交谈轻松的话题,以松弛手术给病人带来的心理紧张。

(二) 术中工作礼仪

手术给病人带来巨大的心理压力,医护人员的言行可引起病人微妙的心理变化,文明、礼待病人也成了医护人员工作的重要内容。手术过程中,医护人员除认真地开展工作外,应尽量不谈与手术无关的话题,表情自然、安详,举止要从容,使病人感到被关注,医生认真负责,从而减轻病人的心理顾虑。

1. 礼待病人,视如亲人 护士对待每一位手术病人,应像对待自己的亲人一样,以高度的责任心和爱心,精心照顾手术病人。如护士推病人进入手术间时,为打消病人对手术室的恐惧感和神秘感,护士可以边走边向病人介绍手术间的布局、设置。根据病人身体状况,扶助病人到手术床上,动作轻稳、带有保护式地帮助病人摆麻醉体位,同时向病人解释正确体位对防止手术意外、麻醉不良反应及术后并发症产生的重要作用。尽量满足病人的要求,用温暖、亲切、鼓励的话语安慰病人,如"请放心,我会一直陪您在这儿"等。当病人进入麻醉苏醒期时,护士来到病人身边,用手抚摸病人的面部,在病人耳边小声而温和地呼唤其名字,轻声说:"×××先生(女士、小朋友)您醒了吗?手术已结束了,感觉痛吗?"促使病人苏醒过来。

2. 言谈谨慎,镇定从容 由于手术麻醉方式、方法不同,病人可有不同的心理反应和情绪体验。非全身麻醉的病人对医护人员的言行很在意,对器械的触碰声和仪器的运转声都非常敏感。所以参加手术的人员除应尽心尽力地进行手术外,还要做到沉稳、冷静,不要在病人面前露出惊讶、可惜、无可奈何、慌乱等负面信息,以免给病人带来不良的心理暗示,更不要讲容易引起病人误会的话,如"糟了","人不行了","错了"等。非全身麻醉的病人,对医务人员的言谈举止都在非常认真地体会和考量,如果术后发生一些不良反应时,病人往往会把手术中听到的只言片语及当时的情景,不合情理地联系起来,执意认为是产生问题的原因,给医护人员带来不必要的医疗纠纷。

(三) 术后工作礼仪

手术完成并不代表治疗的终结,术后仍会发生许多病情变化,医护人员要关注、重视病人术后的症状和体征,及时发现问题,对确保病人生命安全具有重要意义。

1. 和蔼可亲,认真交接 病人术后体力消耗较大,加之切口的疼痛,表现出情绪烦躁,精神萎靡,此时护士要体谅病人,关心、爱护、鼓励病人。除了通过用药和心理暗示法减轻病人的疼痛外,还要告诉病人术后应注意的事项。手术结束后,护士送病人入病房,将病人安置在病床上后,检查各种导管是否通畅,手术局部有无渗血,病人意识等,认真同病房护士交接,并告知家属注意病人体位、保暖、输液等。然后以亲切的态度告诉病人手术过程顺利,术后效果理想,不要担心,赞扬病人战胜恐惧、配合手术的精神,并鼓励其继续发扬这种精神,积极配合病房护理工作,祝病人早日康复。

2. 密切观察,耐心解释 护士要密切观察病人术后的病情变化,注意病人麻醉作用消失后各器官功能恢复情况。常耐心、细致地与病人及家属交流术后出现的反应,指导病人及家属术后注意的问题,直到病情平稳。手术后的病人常会伴随一些不适症状并对一些症状提出质疑,护理人员要礼貌、慎重地给病人及其家属讲清原因。如病人术后的"随症反应"(病人把术中看到、听到的情况与术后的不良反应联系起来),医护人员要给予科学解释,帮助病人淡化"角色行为",告诉病人术后不适是暂时现象,以缓解病人紧张的情绪,争取得到病人和家属的理解和配合,让病人认识到术后病情是逐渐好转的,以增强病人术后康复的信心。

3. 正确指导,鼓励活动 适当的活动、合理的饮食起居对术后病人的康复起着积极作用,护士应掌握术后护理要点,正确指导手术后病人的饮食和功能恢复,鼓励其尽早活动。如鼓励阑尾炎手术后病人要适当活动,以改善血液循环,减少局部粘连,促进康复;指导骨科手术后病人要保持功能位,坚持功能锻炼;颈部手术后病人要防止术后出血,以免影响呼吸等,在具体操作上护理人员要给予病人示范和指导,并把关爱、尊重等美好情感表达给病人,使病人得到切实的文明、优质服务。

第三节 护理工作礼仪实训

一、门诊护士工作礼仪训练

(一) 训练目的
熟练掌握门诊护理工作礼仪的基本要求。

(二) 训练准备
1. 环境准备 模拟门诊环境和治疗室,环境清洁、安静、宽敞。

2. 用物准备 医院前厅:设导诊台和导诊指示牌。

候诊厅:设接诊台放置血压计、听诊器、体温计、弯盘、纱布、消毒液、记录本、笔、必要的检查、化验单。

处置室:治疗车上层置治疗盘放置皮肤消毒液、注射器、注射药物、棉签;治疗车下层放置弯盘。

3. 学生准备 仪表端庄、大方,着护士服,衣帽整洁。

（三）训练方法

1. 训练内容　门诊护理礼仪、护士言谈礼仪、护士举止礼仪、护理操作中礼仪。

2. 案例资源

（1）导诊护士工作礼仪案例：小张，是某医院导诊护士，看到一位年老女士，行走缓慢，伴有咳嗽、咳痰，面色暗黄、疲惫，双唇发绀，神情迟疑，护士小张立刻来到此女士身边，关切地询问病情，指导其挂号，指引就诊路线。

（2）分诊护士工作礼仪案例：护士小王，是消化内科分诊护士，有一位患有急性胃肠炎的女病人，痛苦面容，精神萎靡，护士接过挂号本嘱咐其按号排队入座准备就诊，病人在等待过程中呼吸急促，主述寒冷、剧烈头痛，护士见状，立刻给予生命体征测量，安排其提前就诊。

（3）治疗室护士工作礼仪案例：小赵是门诊治疗室护士，有一位 6 岁儿童需在门诊进行皮下注射，接种麻疹疫苗，小赵接过儿童的预防接种疫苗记录本后，询问儿童近期有无感冒、发热、过敏等健康问题，安排儿童注射疫苗，注射后嘱咐儿童家属近两日不要给其洗澡并注意生命体征的变化，告诉家属注射疫苗后可能出现的症状。

3. 训练指导　以小组为单位，组长负责制，教师对分组练习进行讲解引导学生组织情景对话和练习，教师提出要求，根据学生练习情况个别指导。

4. 情境训练要求

（1）接待门诊医疗服务对象时，正确应用问候语、称谓语、致谢语、询问语、赞美语、安慰语等。

（2）准确应用引领和让座礼仪，恰当地使用肢体语言。

（3）掌握护理操作中的礼仪要求。

（四）效果评价

1. 学习态度评价　训练内容是否按要求全部完成；情景设计是否合理；着装是否整齐；练习过程是否严谨认真。

2. 能力发展评价　语言和举止是否文明、规范；表情是否自然；是否有处理问题的应变能力。

3. 创新意识评价　语言的组织和运用是否有创意、是否与模拟情景相适应。

4. 职业情感评价　训练中精神是否饱满；对服务对象态度是否诚恳、亲切；是否微笑服务；对服务对象提出的问题是否能耐心解答。

5. 团队精神评价　小组成员配合是否默契；每个小组成员能否积极参与，是否有集体协作精神。

二、急诊护士工作礼仪训练

（一）训练目的

熟练掌握急诊护理工作礼仪的基本要求和礼仪规范。

（二）训练准备

1. 环境准备　模拟急诊环境，环境清洁、安静、宽敞。

2. 用物准备　抢救室设有急救车、氧气装置、电动吸引器、除颤仪等抢救设备。车内放置血压计、听诊器、体温计、弯盘、纱布、消毒液、必要的抢救药品和液体；记录本、笔、医疗检查、化验单。

3. 学生准备　仪表端庄、大方，着护士服，衣帽整洁。

（三）训练方法

1. 训练内容　急诊护士礼仪、操作中护士礼仪，同事间工作交往礼仪。

2. 案例资源　小秦、张薇、王霞是某医院急诊室护士，一天，一位重症冠心病发作的病人由家属用轮椅送入抢救室，病人面色苍白，面露恐惧，四肢无力，家属着急地在呼救，三位护士见状立刻实施抢救，一位护士通知医生后准备药物，另一位护士准备吸氧设备，还有一位护士指挥家属将病人移到抢救床上……经过医护人员的积极抢救和配合，病人症状很快缓解，家属非常感谢在场的医护人员。

3. 训练指导　以小组为单位，组长负责制，教师对练习内容进行讲解和分析，指导本组学生组织情景对话和练习，教师提出要求，根据学生练习情况个别指导。

4. 情境训练要求

（1）接急诊病人时，动作敏捷，语言准确、抢救及时，正确应用询问语、安慰语、请托语、解释语等。

（2）准确应用电话礼仪和同事间工作交往礼仪。

（3）掌握护理操作中的礼仪要求。

（4）准确掌握急诊室护理礼仪。

（5）护士向病人及家属介绍医院有关规章制度和作息时间的方式和礼仪。

（四）效果评价

1. 学习态度评价　训练内容是否全部完成；情景设计是否合理；着装是否整齐；练习过程是否严谨认真。

2. 能力发展评价　语言和举止是否文明、规范；与病人及家属的沟通能力；配合协调能力；是否有处理问题的应变能力。

3. 创新意识评价　语言的组织和运用是否合乎急救情景。

4. 职业情感评价　训练中精神是否饱满；对病人和家属态度是否诚恳、关切；对病人及家属提出的问题是否能耐心解答。

5. 团队精神评价　小组成员配合是否默契；每个小组成员能否积极参与，分工是否合理；是否有集体协作精神。

三、病房护士工作礼仪训练

（一）训练目的

熟练掌握病房护理工作礼仪的基本要求和礼仪规范。

（二）训练准备

1. 环境准备　模拟病房环境清洁、安静、宽敞。

2. 用物准备　护理车、治疗车、处置盘、注射器、药物、血压计、听诊器、体温计、弯盘、纱布、消毒液、记录本、笔等。

3. 学生准备　仪表端庄、大方，着护士服，衣帽整洁。

（三）训练方法

1. 训练内容　病房护士礼仪、操作中护士礼仪、护士举止礼仪、护士言谈礼仪、护士交往礼仪。

2. 案例资源

(1)病人赵某,男性,54 岁,因反复发作性咳嗽伴脓痰 2 年,近日有咯血现象,以"支气管扩张"收入院,病房护士小李是他的责任护士,小李送病人入病区,并对住院环境进行介绍,同时向病人做支气管扩张症的宣教工作。

(2)病人小红,学生,16 岁,因头痛昏迷入院,诊断为动脉瘤,入院后行动脉瘤介入治疗。术后第三天,病人意识清醒,四肢活动自如,主诉头痛,体温 38.1℃。护士张炜为病人进行静脉输液治疗,并鼓励病人积极配合治疗,对病人提出的疑问给予解答,嘱咐术后应注意的事项。

(3)钱雪,妇科护士,为明天要行子宫切除术的刘女士做术前准备。钱雪看到病人呆坐在病床上,情绪抑郁,亲切地询问病人有什么顾虑,了解到病人担心子宫切除后女性性征消失,于是向病人解释说明,并为其做好术前准备。

(4)病人小强,男,11 岁,学生。右侧前臂烧伤后瘢痕挛缩,需手术治疗而收入院,小强对手术充满恐惧,并拒绝手术,护士无法为小强做术前准备。病房护士小王主动和小强玩游戏机,以了解小强的心理状态,了解小强的心理后,护士小王在病房为小强进行术前心理疏导。

3. 训练指导 以小组为单位,组长负责制,教师对练习内容进行讲解和分析,指导每组学生组织情景对话和练习,教师提出要求,根据学生练习情况个别指导。

4. 情境训练要求

(1)接病人时动作敏捷,语言准确、正确应用询问语、安慰语、请托语、解释语等。

(2)准确应用操作礼仪和病房接待礼仪,态度和蔼、真诚。

(3)掌握护理操作中的礼仪要求,动作敏捷、举止大方。

(4)护士对病区环境、病室设施的介绍礼仪,多以病人角度进行表述。

(5)内科、外科、妇科、儿科护理工作礼仪,注重心理疏导,适当应用肢体语言。

(四) 效果评价

1. 学习态度评价 训练内容是否完成;情景设计是否合理;着装是否整齐;练习过程是否严谨认真。

2. 能力发展评价 语言和举止是否文明、规范;表情自然大方,有较强的心理洞察能力,语言有较强的感染力。

3. 创新意识评价 语言的组织和运用是否合乎护理情景,情景设计是否多样、灵活。

4. 职业情感评价 训练中精神是否饱满;尊重儿童,对患儿充满爱心;能耐心地做好术前及术后的心理疏导工作。

5. 团队精神评价 小组成员配合是否默契;每个小组成员能否积极参与,角色分配是否合理;训练各成员间配合是否默契。

四、手术室护士工作礼仪训练

(一) 训练目的

熟练掌握手术室护理工作礼仪的基本要求和礼仪规范。

(二) 训练准备

1. 用物准备 手术申请单、血压计、听诊器、手电筒、记录本、笔、各种引流导管、吸氧设备等。

2. 环境准备 手术室和病区的环境清洁、安静、宽敞。

3. 学生准备 仪表端庄、大方，着护士服、衣帽整洁。

（三）训练方法

1. 训练内容 术前工作礼仪、术中工作礼仪、术后工作礼仪、病房护士礼仪、护士举止礼仪、护士言谈礼仪、护士交往礼仪。

2. 案例资源

（1）手术前护理工作礼仪案例：护士齐霞，是手术室护士，来到某病房接一位准备手术的病人。到病房后发现病人有顾虑，于是齐霞耐心地做病人术前的疏导工作。经过有效的交流，解除了病人顾虑，护士再次核对病人，询问是否完成术前准备工作，亲切地引领病人去手术室并鼓励安慰病人，使其减轻压力。

（2）手术室护理工作礼仪案例：小赵是手术室巡回护士，热情接待需要手术的病人并做自我介绍，为其主动介绍环境、手术设备，安置病人于手术床上，注意遮盖，协助病人摆好手术体位，询问病人有何不适，术后轻声呼唤病人名字，观察麻醉苏醒情况，告之手术已完成，送病人回病房，与病房护士做好交接工作后，给病人和家属一些嘱咐，鼓励病人和家属树立战胜疾病的信心。

3. 训练指导 以小组为单位，组长负责制，教师对分组练习进行讲解引导学生组织情景对话和练习，教师提出要求，根据学生练习情况个别指导。

4. 情境训练要求

（1）接待手术病人时，正确应用称谓语、问候语、致谢语、询问语、安慰语、鼓励的话语等。

（2）准确应用引领和介绍礼仪，有眼神的交流。

（3）掌握手术室护理操作中的礼仪禁忌。

（4）护理工作中同事交往礼仪。

（5）护理工作言谈礼仪，语调平和自然，表情真诚，态度严谨。

（四）效果评价

1. 学习态度评价 训练内容是否按要求完成；情景设计是否符合案例需要；着装是否合乎情景要求；练习过程是否严谨认真。

2. 能力发展评价 语言和举止是否文明、规范；表情自然大方；在训练过程中善于发现问题并能及时解决。

3. 创新意识评价 内容的组织和运用是否有创意，情境具有鲜明的专科特征。

4. 职业情感评价 训练中具有真情实感；对服务对象态度是否诚恳、亲切；对病人的疑问能否耐心解答并劝导。

5. 团队精神评价 小组成员配合默契；能否积极参与，是否有集体协作精神。

（孙联伟）

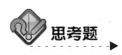 **思考题**

1. 小徐是呼吸内科门诊护士，现有一位过敏性哮喘病人来就诊，您认为小徐应该怎样安排此病人就诊才符合门诊礼仪规范？

2. 有一位开放性肋骨骨折病人来到急诊室就诊，由于病人疼痛、呼吸困难，家属着急的呼救，此时作为急诊室护士接诊时应该注意哪些护理礼仪事项？

3. 病人许某,女,56 岁,冠心病合并肺部感染,住院经抗感染、改善心功能等治疗后好转,今日出院。如果你是责任护士,应该怎样做?

4. 病人小王,卵巢囊肿,定于明天早晨手术治疗,作为一名护士,如何对明天将要手术的病人进行术前疏导?

5. 怎样与 4 岁的患儿进行静脉输液前的沟通?

第八章　多元文化习俗礼仪

一、知识目标

1. 掌握世界上一些主要地区和国家的礼仪习俗,并对国内外习俗禁忌有初步了解。
2. 熟悉各宗教的基本礼仪常识。
3. 了解涉外交往中应该遵循的礼仪规范及一些基本的礼仪常识。
4. 了解世界三大宗教的起源及基本概念。

二、技能目标

使学生在涉外交往活动中,达到融洽交流。

　　不同民族、国家和地区的风俗习惯千差万别,其文化习俗礼仪也不尽相同。随着世界各国之间相互交流的增加,护理人员有可能面临不同文化背景下的护理对象,为其提供护理服务。了解其文化下的习俗礼仪,有助于建立良好的护患关系,从而使护理对象更好地配合医疗和护理,使其更快地康复,更好地促进健康。

第一节　主要宗教习俗礼仪

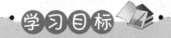

菩　提　树

　　菩提树与佛教渊源颇深,传说,2500 多年前,佛祖释迦牟尼原是古印度北部的迦毗罗卫王国(今尼泊尔境内)的王子乔达摩·悉达多,他年轻时为摆脱生老病死轮回之苦,解救受苦受难的众生,毅然放弃继承王位和舒适的王族生活,出家修行,寻求人生的真谛。经过多年的修炼,有一次在菩提树下静坐了 7 天 7 夜,终于战胜了各种邪恶诱惑,获得大彻大悟,终成佛陀。所以后来佛教一直都视菩提树(如图 8-1)为圣树。

　　宗教是人类历史发展过程中产生的一种社会现象,也是一种社会意识形态。它影响着人们的精神、文化生活。世界上的宗教种类繁多,不同国家、民族会有各自不同的宗教信仰。其中佛教、基督教和伊斯兰教因其历史悠久、影响广泛、教徒众多,常被称为世界三大宗教。了解宗教的一般知识、礼仪和禁忌,是我们了解世界各国人民精神生活和日常生活习俗的一把钥匙,也是在交际活动中对他人尊重和友好的表现。因此我们必须重视对宗教习俗礼仪的了解。

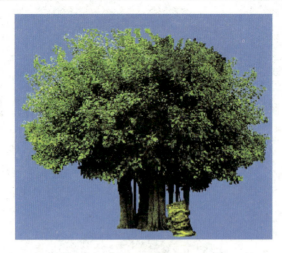

图 8-1　菩提树

一、佛　教

佛教是最古老的世界宗教之一,约于 2500 年前起源于印度,其始祖称为释迦牟尼。佛教徒主要分布在亚洲各国家,佛教的基本教义是把人生断定为无常、无我和苦海。虽然苦海无边,但只要领悟佛教的真谛,就能脱离苦海,到达幸福的彼岸。

(一) 佛教的某些习俗礼仪

1. 称谓　佛教徒有四众和五众之分。四众指出家修行的比丘和比丘尼及在家修行的优婆塞(居士)和优婆夷(女居士),五众则是比丘、比丘尼、沙弥(出家未满 20 周岁的男性)、沙弥尼(出家未满 20 周岁的女性)、正学女(出家未满 18 岁的女性)等组成。这几种是佛教中非常重要的、最常用的书面称谓。佛教信徒中出家的男性称"比丘"简称"僧",俗称"和尚";出家的女性称"比丘尼",简称"尼",俗称"尼姑"。僧尼出家都需剃去须发,披上袈裟,称为"披剃"。一经"披剃"僧尼,即入住寺院。对僧尼称呼,可称"师父",或在他们职称后加"师",通常可称为"法师"等。严禁问僧尼尊姓大名。因为僧尼出家后一律姓释,出家入道后,由师父赐予法名。受戒时,由戒师赐予戒名。所以问僧尼名字时,可问:"法师上下如何?"或"法师法号如何?"这样便可以得到回答。

佛教的教制、教职在各国不尽相同。在我国寺院中的主要负责人称"方丈"或"住持";负责处理寺院内部事务的称"监院",负责对外联系的称"知客",对他们可尊称为"高僧"、"大师"、"长老"等。

2. 合十、顶礼、摩顶　合十也称"合掌",这是佛教的通常礼节。佛教徒见面时,以两手当胸,十指相合来行礼——称合十或合掌(如图 8-2)。一般教徒见面时,多以"合十"为礼表示敬意。如参拜佛祖或拜见高僧时要行跪合十礼,行礼时,右腿跪地,双手合掌于两眉之间。"顶礼"是佛教最高礼

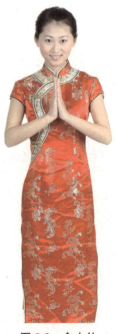

图 8-2　合十礼

节,是向佛、菩萨或上座所行礼节。当佛教徒行"顶礼"时双膝跪下,五体着地,然后用头顶尊者之足,称"顶礼"(如图8-3),俗话称"五体投地"。出家的教徒对佛像必须行顶礼,表示恭敬至诚。摩顶又称"摸顶",是法师的手摸佛教信徒的头顶,表示赐福于信徒。

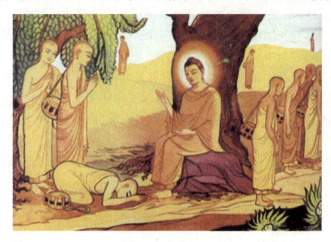

图8-3　顶礼

3. 法事、南无、功课　法事又称"佛事",指念经、供佛、施僧,为人类造福等宗教仪式。南无亦称"男漠"、"那漠"等,是佛教徒一心归顺于佛的致敬语,表示对佛法的尊敬和虔诚。"南无"意思是"把一切献给××"或"向××表示敬意"。如"南无阿弥陀佛",表示对阿弥陀佛的致敬和归顺。在寺院里,僧尼每天的必修课为早晚课诵,又称早晚功课。僧尼一般早上4时起床,洗漱完毕,齐聚在大雄宝殿,恭敬礼佛,端坐蒲团,听候大钟大鼓结束声;随后即念诵早课,晚课在下午4时左右,僧尼立诵弥陀经和跪念忏悔文等功课。

4. 持戒　佛教的戒律甚多,这些戒律是对佛教徒的行为、思想的种种束缚,其目的是加强佛教信仰,统一佛教徒行为。最基本的有五戒,即:不杀生、不偷盗、不邪淫、不饮酒、不妄语。除五戒之外不着彩衣、不用化妆品、不视听歌舞、不睡高床、过午不食、不蓄积金银财宝等根本戒律。

按照佛教教制,僧尼每日仅进一餐。后来,也有进两餐的,但必须在午餐前用完,过了中午就不能进食。这是佛教对僧尼的一个戒条,称"过午不食"。佛教徒绝对素食不吃荤腥,荤食和腥食在佛教中是两个不同意义。荤专指蒜、葱、辣椒等气味浓烈、刺激性强的东西;腥则指鱼、肉类食品,吃了这些东西不利于修道,所以为佛门所禁止。东南亚国家的僧人,或者到别人家托钵乞食,或者由附近人家轮流送饭,无法挑食,所以无素食或肉食之分,只能有什么吃什么。我国大乘佛教的经典中有反对食肉的条文,对于汉族僧尼是信奉大乘佛教的,因此汉族僧尼乃至很多在家居士都不吃肉。无论食肉与否,大乘教派都禁忌荤食。此外,僧尼不能结婚。

戒律中最严重的是破戒,一旦破戒,即使违反了其中一戒,就会失去寺院修佛资格,并被逐出佛门,佛教徒可以通过忏悔灭除以往所有的过错。

5. 入寺礼仪　寺庙被佛教徒视为清净的地方。作为非教徒进入寺庙时应注意自己的言行、举止和仪表,做到衣饰整洁,不穿背心、拖鞋。当寺庙内举行宗教仪式或坐道场时,不能高声喧哗、高谈阔论,而应神情严肃,不能有任何扰乱宗教秩序的言行;未经寺庙内事职人员允许,不可随便闯入僧人寮房和某些不对外开放的坛日。为了保持佛教清净,严禁将一切荤腥及其制品带入寺庙。遇见僧尼不要直接询问姓名,最合适的是行合十礼,严禁主动与僧尼握手。

(二) 佛教的主要礼节

1. 佛诞节 佛诞节是纪念释迦牟尼诞辰的节日。因为对佛祖的生日说法不一,所以各国佛诞节时间也不相同,我国汉族一般是在农历四月初八。小乘佛教则将此日定为公历四月中旬,具体日期不固定。

公元前623年,佛祖诞生在北印度,天上有九龙吐出香水为太子洗浴。因为此典故,便有了庆祝的重要内容之一:以香水沐浴佛身。所以又称浴佛节。

节日期间,佛教徒要举行各种纪念活动,如参与浴佛(用各种名香浸水罐洗佛像)、献花、献果、演戏等节目。有的将佛像请到街上游行,置于大象上,或以花车乘载。有些地方会引入世间的风俗,如舞龙、舞狮,张灯结彩等活动,反映了人们祈盼风调雨顺、五谷丰登的美好愿望。

2. 成道节 是纪念释迦牟尼成道的节日。时间是每年农历十二月初八,在我国民间又称"腊八节"。

相传佛祖释迦牟尼有感人世间生、老、病、死各种痛苦,于是他年轻时为摆脱生老病死轮回之苦,解救受苦受难的众生,毅然放弃继承王位和舒适的王族生活,出家修行,寻求人生的真谛。苦行6年,每天吃一麻一麦,坐卧行止不避艰苦,饿得骨瘦如柴,但收获甚微,仍不知如何解脱,于是决心另创道路。遂入尼连禅河洗浴,但因身体太弱,不能自出,喝了牧女所供给的乳糜,体力略有恢复。吃后他端坐在菩提树下静坐了7天7夜,终于战胜了各种邪恶诱惑,获得大彻大悟,于农历十二月初八终成佛陀,这一天为佛成道节。根据牧女所供给的乳糜传说,每逢成道日,寺院佛教徒都要举行煮粥供佛等活动。

3. 涅槃节 是纪念释迦牟尼的圆寂日。在不同教派、不同地区对佛祖释迦牟尼卒年说法都有所不同,所以时间也不相同。我国每年农历二月十五日为涅槃节。

涅槃节时佛教寺院要举行佛涅槃法会,挂释迦牟尼画像(如图8-4),诵"异教经"等。

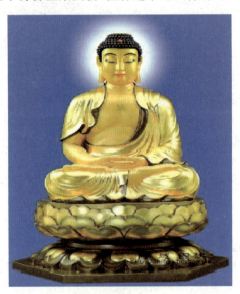

图8-4 释迦牟尼

（三）佛教的禁忌

1. 佛教本身戒律 佛教的禁忌一方面来自于佛教本身的戒律，即五戒：不杀生、不偷盗、不邪淫、不饮酒、不妄语等。

2. 饮食方面的禁忌 佛教规定出家人饮食方面的禁忌很多，其中素食是最基本、最重要的一条。素食的概念包括不吃"荤"和"腥"。

3. 个人生活方面的禁忌 佛教在个人生活方面的禁忌主要有：不结婚，不蓄私财等。对于在家的居士，佛教只要求在每月一定的日子里实行一种克制的生活，即不涂香装饰，不观听歌舞剧，不睡高床。

二、基　督　教

基督教是世界上最大的宗教。相传，在公元 1 世纪由巴基斯坦撒勒人耶稣（如图 8-5）所创立，又称耶稣教。基督教徒相信耶稣是上帝派来的儿子，他的到来就是为了把人从错误和罪恶中拯救出来。后来，因传说救世主被钉死在十字架上，后人因此而崇拜十字架。基督教分为多教派，主要有天主教（中文也可译为公教、罗马公教）、东正教、心教（中文常称基督教）三大派别。在信仰、教义方面都存在差异，其习俗也不尽相同，但是所有的教徒都信仰耶稣的教义。

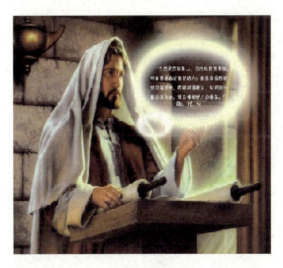

图 8-5　耶稣

（一）基督教的某些习俗礼仪

1. 称谓 基督教会的神职人员，一般都以他们所任的职位相称呼，前面冠之以姓如某某主教、某某牧师、某某神父、某某长老等。基督教徒之间称平信徒，在我国习惯称教友。基督新教信徒之间可称兄弟姐妹，因为大家都是上帝的儿女；也可称同道，因为都信奉耶稣所传的道。

按其职称称呼天主教最高首领称为教皇或者教宗；最高级主教称为枢机主教（俗称红衣教主）；管理一个教省的负责人叫做大主教；管理一个教区的负责人叫做主教；管理一个堂区的负责人叫做神甫（司铎）；离家进修会的男教徒称为修士；离家进修会的女教徒称为修女。东正教最高首领称为牧首；重要城市的主教称都主教；地位略低于都主教的叫做大主教；教堂负责人叫做主教或者神甫。新教称教区负责人为主教；教堂负责人为牧师；离家进修会的男教徒称为修士;离家进修会的女教徒称为修女。

2. 洗礼 是基督教的一种入教仪式。有两种洗礼仪式即注水洗礼和浸水礼:①注水洗礼,由主礼者(神父或牧师)给受洗者额上点注少量的水,让其自然流下;②浸水礼,由主礼者口诵规定的诗文,引领受洗者全身浸入水中片刻。基督教徒认为这是耶稣立定的圣事,可赦免入教者的"原罪"和"本罪",并赋予"恩宠"的印号,使其成为教徒。

3. 礼拜、唱诗 是基督教的主要活动。礼拜每周1次,通常于每周日在教堂中举行,由神父或牧师主礼。礼拜的主要内容包括祈祷、读经、唱诗、讲道和祝福等项。因基督教认为耶稣是在星期日复活的,因此称之为"主日",并在该日举行礼拜。除星期日公众礼拜外,还有一些特殊的礼拜,如结婚礼拜、丧事礼拜、感恩礼拜等。在礼拜时,教堂内常置有传递收捐袋或奉献箱,信徒可随意投钱于其中,作为对上帝的奉献。

唱诗是基督教举行礼拜仪式时所唱赞美上帝的诗歌,这些赞美上帝的诗歌,大多有高音、中音、次中音、低音四部,供四部合唱之用。

4. 祈祷 是指教徒们向上帝和基督耶稣的认罪、感谢、祈求和赞美等。依各人的信仰习惯,祈祷方式各种各样,有不出声的心祷和出声的口祷;有个人单独进行的"私祷"和集体一齐的"公祷"等。祈祷完毕,颂称"阿门",意为"真诚",表示"唯愿如此,允获所求。"

5. 十字架 是基督教信仰标记。相传,耶稣是替世人赎罪被钉在十字架上而死(如图8-6),因此崇拜十字架为信仰的标记。

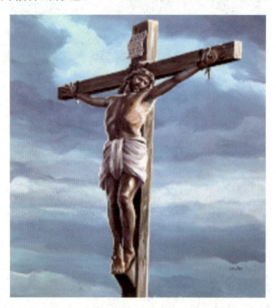

图 8-6 十字架

6. 阿门 是基督教仪式中的常用语,意为"真诚",表示希望所有一切的祈祷如愿以偿。

7. 讲道 是指举行公众崇拜仪式时,神父或牧师对圣经进行讲解。

8. 忏悔 又称告解,这是基督教徒单独向神职人员表白自己的过错或罪恶,并有意悔改,神职人员听后要对其劝导,并对此忏悔内容予以保密。

9. 终敷 教徒临终前,神职人员为其敷擦"圣油",赦免一生的罪过,以安心见上帝。

10. 守斋 基督教徒每周五及圣诞节前夕(12月24日),只食素菜和鱼类,不食其他肉类。天主教还有禁食的规定,即在耶稣受难日和圣诞节前一天,只能吃一顿饱饭。

11. 圣餐　是基督教徒们在礼拜后领吃面食和酒,并进行祈祷,以纪念耶稣的最后晚餐。据《新月圣经》记载,耶稣与十二门徒进行最后晚餐时,拿起吃的饼和喝的酒向诸门徒祝福,分给他们说:"这饼是我的身体,这酒是我的血,我的身体和血是为众人免罪而舍弃和流出来的。"他同时指出,要后世信奉基督教的人也这样做。因基督教派不同所举行仪式有所差异。

12. 婚配　基督教徒结婚可在教堂举行,由神父或牧师主礼,询问男女双方是否愿意结为夫妇。在双方肯定回答后,主礼人诵念规定的祈祷经文,宣布他们结为合法夫妻。

13. 入教堂礼仪　人们进入教堂前应注意衣着要整洁,不能穿露肩、露背、露胸的小背心、吊带装,也不可以穿超短裙、短裤等;不可以穿拖鞋进入教堂。戴帽子的人士,进教堂前应脱帽。如果着装不庄重,您可能会被拒绝进入教堂。在教堂内或教堂周围区域,应避免做出干扰他人的一切行为,保持安静。

(二) 基督教的主要节日

1. 圣诞节　是基督教最重要的节日,也是欧美各民族最重要的节日,为纪念耶稣诞辰日而设立,定于 12 月 25 日为圣诞节,它的节期从 12 月 24 日的下午至次年的 1 月 6 日。

圣诞节的庆祝活动从 12 月 24 日日落正式开始,此夜称"圣诞夜"。当夜是个狂欢夜,家家户户都要摆上五光十色的圣诞树,并点燃圣诞蜡烛,表示喜庆,象征幸福和光明;同时举行圣诞礼拜,演出圣诞剧,再现耶稣诞生的情景等。圣诞节当日,教徒们扮演圣诞老人分送礼物、装饰圣诞树,以增加节日气氛。

2. 受难节　是纪念耶稣受难的节日。据《圣经·新约全书》:耶稣于复活节前三天即星期五被钉在十字架上而死。这天在犹太教的安息日前一天,因此规定复活节前二天为受难节。基督教多数教派都纪念这一节日。

西方各国由于习俗不同,对于耶稣受难日,有的认为这是个不吉利的日子,因此他们有很多禁忌;也有的认为这一天对某些事来说,却是一年中最适宜的,如这一天给婴儿断奶会给孩子带来幸福的机会等。另外许多地方,不同教派都会在耶稣受难这一天举行联合礼拜,表示团结。

3. 复活节　为纪念耶稣在十字架上死后三天又复活的神奇事迹,是基督教日历上最重要的节日。复活节的日期是每年春分后第一个圆月后的第一个星期日,一般在 3 月底或 4 月初。基督教多数教派都纪念这个节日,庆祝活动的具体内容各地不一,最流行的吃复活蛋,以象征复活和生命。

在复活节的晚上,各家都要举行复活节晚宴,晚宴传统的主菜是羊肉和熏火腿。因为基督教徒把羔羊看做是耶稣现身的象征,猪则看成是幸运的象征。

4. 主显节　纪念的是东方三博士对耶稣基督的朝拜,耶稣通过三个核心事件把自己显示给世人,即:贤士来朝即在耶稣诞生时,东方天空出现异星,引领东方三博士前往朝拜卧于马厩中的耶稣,献上没药、乳香和黄金三样礼物,这次显现他是基督;耶稣受洗即他开始传道受洗时,"圣灵"即鸽子,降临在他的肩上天空有"我喜欢你,你是我的爱子"的声音回响,这次显现他是上帝的儿子;变水为酒即他在参加迦纳城的婚宴时,将水变成酒,此次显现出他的荣耀。同时向世人显示主显节是神性的节日。

天主教会将 1 月 6 日确定为主显节。每年这一天,教堂都要在搭好的圣诞假山马槽中,特设三王朝圣献礼雕像作弥撒。

(三) 基督教的禁忌

1. 忌讳"十字架"的物品 在基督教国家,对一些无意形成十字架的物品都十分禁忌,认为这是不吉利的。如餐桌上交叉摆放的餐具、四人之间交叉握手、房梁与床方向正好呈垂直交叉等。

2. 忌讳数字"13" 传说耶稣受害前和弟子们共进了一次晚餐。参加晚餐的第 13 个人是耶稣的弟子犹大。就是这个犹大为了 30 块银元,把耶稣出卖给犹太教当局,致使耶稣受尽折磨。参加最后晚餐的是 13 个人,晚餐的日期恰逢 13 日又是星期日,"13"给耶稣带来苦难和不幸。从此,"13"被认为是不幸的象征。"13"是背叛和出卖的同义词。基督教徒认为"13"是不吉利的数字,开业典礼、请客吃饭等不能在 13 日,宴会上一桌不能摆 13 人,各种活动都要避开尤其是 13 日又是星期五的日子。西方人称 13 日又是星期五,是黑色的日子。在这一天,人们忌讳出门、赴宴、办重要的事或举行活动。

3. 禁忌吃动物的血 基督教徒一般忌吃动物的血,如鸡血、鸭血、羊血、猪血、牛血等。

三、伊 斯 兰 教

伊斯兰教是世界第二大宗教,相传是由麦加人穆罕默德于 1400 年前在阿拉伯创建的一种宗教。伊斯兰教徒被称为穆斯林。起初,伊斯兰教作为一个民族的宗教,接着作为一个封建帝国的精神源泉,然后又作为一种宗教、文化和政治的力量,一种人们生活的方式,在世界范围内不断发展。今日世界上的穆斯林主要分布在中东、亚洲和非洲。

(一) 伊斯兰教某些习俗礼仪

1. 称谓 伊斯兰教徒称"穆斯林"。无论在何地,教徒之间不分职位高低,互称"兄弟";对知己朋友称"哈比布"(阿拉伯语意为知心人、心爱者);在清真寺做礼拜的穆斯林,称"乡老";对于贫穷的穆斯林,称"乌巴力"(阿拉伯语意为可怜者);对于到麦加朝觐过的穆斯林,在其姓名前冠以"哈吉",这是穆斯林中十分荣耀的称谓;对于办经学教育和管理事务的穆斯林,称"社头"、"学董"、"官寺乡老";对于德高望重、有学识和有地位的穆斯林长者,尊称"筛海"、"握力"、"巴巴"等。

在中国清真寺任教职并主持清真教务的阿訇,被称为"伊玛目"或"教长";其中年长者被尊称为"阿訇老人家";对于主持清真女寺教学或教务的妇女,称为"师娘";对于在清真寺里求学的学生称"海里发"或"满拉"。

2. 清真寺 穆斯林做礼拜的地方。教徒们在走进寺院之前,需脱鞋洗脚、跪地祷告、头触地板,面对一个空的壁龛,朝着麦加城的方向(据传是穆罕默德的出生地沙特阿拉伯)。每逢星期五穆斯林必须到清真寺祈祷。

3. 圣记 伊斯兰教以希吉拉历 3 月 12 日为穆罕默德诞生纪念日。节日活动的仪式有诵经、赞圣和讲述穆罕默德的生平事迹。

4. 可兰经 称伊斯兰教的圣经。穆斯林相信"可兰经"是真主对其使者穆罕默德的直接启示。

5. 见面礼 穆斯林见面时要互致"色兰",表示平安。按照伊斯兰教习俗,问候也是有规矩的,如进门的人给房间里的人先问候,年幼的给年老的先问候,站着的给坐着的人先问候、男子给女子先问候等。男子向女子问候时,注意不要握手,并保持一定距离,以示庄重。

6. 伊斯兰教五功 伊斯兰教规十分严格,每个伊斯兰教徒必须遵奉"五功"以表示对真主的诚心。

（1）念功：即念诵"万物非主，唯有真主；穆罕默德是安拉使者"。在我国，这句话被称为"清真言"。念诵清真言，意在表示自己的信仰是向真主作证。

（2）拜功：这是穆斯林身体力行的主要攻修之一，即做礼拜。伊斯兰教规定，穆斯林在履行拜功前都必须进行沐浴，取得身心上洁净。他们每天要做五时礼拜：天亮时晨拜，中午时晌拜，下午太阳偏西时晡拜，黄昏时昏拜，入夜时宵拜；每星期五要举行一次集体礼拜"主麻拜"；每年开斋节和宰牲节要进行节日礼拜。

（3）斋功：即斋戒，在伊斯兰教每年九月全月被定为"斋月"，从每天破晓至日落，禁止饮食、房事和任何非礼行为。直到该月最后一天，看到新月日，斋月即告结束。

（4）课功：也称天课，即缴纳宗教税。这种税收是以安拉的名义征收的，用于济贫。天课是伊斯兰教具有慈善性质的一种"施舍"，每个穆斯林要根据自己财产的多少缴纳。我国穆斯林均为自愿捐奉。

（5）朝功：即称朝觐，这是真主的要求，即朝见圣地。今沙特阿拉伯境内的麦加是穆罕默德的诞生地，伊斯兰教的摇篮和圣地。伊斯兰教规定，凡身体健康、有经济条件的男女穆斯林，一生中都应去麦加（如图8-7）朝觐克尔白一次。朝觐分正朝和副朝，"正朝"（亦称"大朝"）在伊斯兰教历12月8日～12日举行，"正朝"之日为伊斯兰教的主要节日宰牲节（12月10日），是全世界穆斯林最隆重的聚会；"副朝"则不受时间限制。

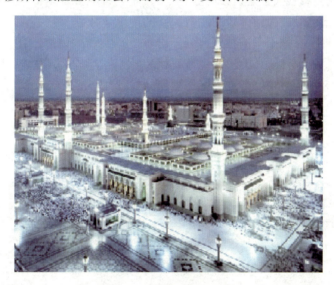

图8-7　伊斯兰教的圣地麦加

7. 衣食习俗　伊斯兰教在服饰方面基本原则是顺乎自然，不追求豪华，讲求简朴、洁净、美观。服饰的主要功能是蔽体、御寒和装饰。根据伊斯兰教义规定，衣服应遮蔽羞体（即身体不可暴露的部分），因此男、女在服饰方要求如下：女性除面部及双手外，身体其余部分如头发、皮肤均为羞体，须用服饰遮蔽，因此穆斯林妇女戴面纱或纱布盖头。同时禁忌妇女穿过分矫饰的服饰，还要避免穿戴任何有损甚至败坏妇女气质品格的服饰，培养她们自尊自爱的习惯。男性羞体从肚脐至膝盖，凡羞体之处均需遮盖。男性禁止穿戴高贵服饰与佩戴金饰。

伊斯兰教对饮食有严格的规定，要求教徒要食清洁的食物。《古兰经》禁止人们吃污秽的食物，禁食吃猪肉，他们视猪肉为秽物，不能吃、不能用手触摸，也不可用于祭神；禁食动物血,认为动物的血液乃是"嗜欲之性",也是污秽的物质;禁吃自死动物,如:打死、病死、摔死、老死、电击死等动物,其肉均不可食。禁饮酒;禁食无鳞鱼,禁食驴、骡、马、蛇、鹰、虎、豹、狼等动物的肉。

8. 入清真寺礼仪 人们进入清真寺,要注意衣着整齐、洁净,不袒胸露臂,不穿短裤、短裙,不食葱、蒜,不抽烟,不高声喧哗,更不能唱歌跳舞等。一般非穆斯林不要进入礼拜大殿,不能在里面放置有偶像的东西。

(二)伊斯兰教的主要节日

1. 开斋节 伊斯兰教历 10 月 1 日是开斋节,是伊斯兰教重要节日。教规规定,穆斯林在希吉拉历 9 月斋戒一月。斋月的最后一天寻看新月,看见新月的第二日即行开斋,同时举行各种庆祝活动。如果未见到新月,继续斋戒,顺延三天。在我国新疆地区,伊斯兰教称"肉孜节"。按伊斯兰教教法规定,每年 9 月是圣洁的月份,除病人、乳婴、孕妇、旅行者和作战在外的士兵外,其余全世界的穆斯林都必须斋戒一个月。

斋戒的目的是控制个人私欲、戒除邪念,培养坚强意志、廉洁守法,一心向往安拉。

开斋节的来历,据说,穆罕默德在传教前,每逢莱麦丹月都要去麦加近邻的希拉山洞沉思默祷。他在这个月受安拉之命为"使者",以此为斋月,是为纪念《古兰经》首次在这个月降临。同时,"斋戒能使有钱人尝尝饥饿的滋味,使其不要挥霍无度,要节衣缩食,尝到别人的痛苦"。现在开斋节已经成为信仰伊斯兰教民族的传统节日。

节日这一天,穆斯林把宰杀的牲畜肉分三份,一份送亲友,一份施舍,留一份自食,亲友间相互拜会。同时穆斯林沐浴净身,穿上节日盛装,走亲访友,互敬"塞俩目"(问候的意思),还要到清真寺参加节日集体礼拜。会礼后,穆斯林举行"团拜"仪式,互致节日快乐。青年男女往往选择这一天举行婚礼,以增添节日的气氛。庆祝活动一般要持续 3～5 天。

2. 古尔邦节 伊斯兰教历 12 月 10 日称古尔邦节或宰牲节,在清真寺举行公礼,宰牲献祭。时间是伊斯兰教教历的 12 月 10 日。

古尔邦节的传说

相传,伊斯兰教的古代先知易卜拉欣夜间梦见安拉命他宰杀爱子伊斯玛仪献祭,考验他对安拉的虔诚。易卜拉欣把刀磨得锋利。当儿子仰卧时,他把刀架在儿子的喉头却泪如溪流,伤心难抑。第一刀下去只在儿子的脖子上留下了一道白印,第二刀下去刮破了一点皮。儿子说:"我的父亲啊,你把我翻个身,让我匍匐而卧,这样你就下了决心,顺从真主的命令。"易卜拉欣听了儿子的劝言,把他翻了个身,将要行宰时,真主感动了,派天仙吉卜热依勒背来一只黑头羚羊代替了伊斯玛仪。从那以后,穆罕默德就把伊斯兰教历 12 月 10 日规定为宰牲节。

---

3. 圣纪节 伊斯兰教历 3 月 12 日为圣纪节(如图 8-8),是穆罕默德诞生和逝世的日子。穆斯林到清真寺举行圣会,集体诵读《古兰经》,宣扬穆罕默德的生平业绩,歌颂穆罕默德的高尚品德和丰功伟绩,以及他在传教中所遭遇到的各种磨难,有的还举行聚餐。我国穆斯林习惯将圣纪称为"圣会"。

(三)伊斯兰教的禁忌

1. 禁食猪肉和动物血液 伊斯兰教徒不吃猪肉,只吃牛、羊肉,也不用猪皮等制作的物品。

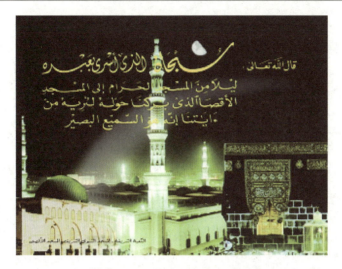

图 8-8 圣纪节

2. 禁止偶像崇拜 伊斯兰教禁止偶像崇拜,所以不应将画像、雕塑之类的物品相赠。

3. 禁止男女互相模仿打扮 伊斯兰教还禁止男女互相模仿打扮,禁止男性着装女性化、女性着装男性化。若女人有意打扮成男人样或男人有意打扮成女人样,在伊斯兰教看来实际上是男女心理的混乱和行为颓废。

4. 不得主动向伊斯兰教妇女表示热情 穆斯林妇女一般不外出参加社交活动,与外人见面要戴盖头、罩面纱。因此在交往中,不应与穆斯林女主人主动问候,或向女主人赠送礼品。

了解一些宗教的礼仪习俗,对护理不同宗教信仰的病人有很大的帮助,这也是现代跨文化护理必须学习和掌握的知识,对提高护理工作质量具有非常重要的意义。

第二节 部分国家习俗礼仪

随着世界各国人民之间相互交往日益频繁和密切,在中国学习、工作、旅游的各国友人越来越多。同时,伴随中国经济文化的发展、进步、繁荣,越来越多的中国人也开始走出国门。由于各个国家构成民族不同、文化背景不同,其习俗礼仪文化也各有区别。因此了解各国人民的习俗礼仪文化,对提高护理服务质量有着不容忽视的作用。

一、亚 洲

亚洲是多个世界文明古国所在地,又是世界三大宗教发源地,对世界文明的发展有着重大的影响。亚洲各国都有着各自悠久的文化传统,且有一个共同特点,就是十分注重交际礼仪。

(一)印度

1. 基本概况 印度的正式名称是印度共和国,它位于南亚次大陆,是全世界人口排名第二大国。印度有多种宗教,居民大多数信奉印度教,它是印度最主要的宗教,教徒对所信仰的宗教皆十分虔诚。

在印度,荷花为国花,菩提树为国树,珍珠为国石,月亮是一切美好事物的象征。印度人崇拜蓝孔雀、黄牛,它们被神化,前者被视为吉祥如意,后者则受人们崇拜。

印度全国一共有 179 种语言,印地语为该国国语,英语则为官方语言。

2. 社交礼仪　在印度,人们在交际应酬中所用的较具特色的见面礼有以下三种。①贴面礼:与客人见面时,将自己的鼻子与嘴巴紧贴在对方的面颊上,口诵"嗅一嗅我"。②摸脚礼:是印度礼遇最高的见面礼。当晚辈拜见长辈时,首先弯腰用右手触摸长辈脚部,然后再去回摸一下自己的前额,表示自己的头部接触了对方的脚部。妻子送丈夫出远门,最高礼节是摸脚跟和吻脚。③举手礼:即合十礼的一种变通,行礼时,当一手持物,难以双手合十时,则举起右手,指尖向上,掌心向内,向交往对象致敬。与此同时,还要问候对方"您好"。

握手礼在印度也非常流行,但是一般情况下,妇女不习惯同异性握手。同时不能使用左手与人相握。

在见面和告别时,印度人最常用的问候语是"那摩斯戴",印度语意为"您好"。

迎接贵宾时,印度人献上花环。花环大小视客人的身份而定,献给贵宾的花环既粗又长,超过膝盖;给一般客人的花环仅到胸前。到印度居民家里做客带些水果、糖果,给主人的孩子们作礼品。

3. 服饰礼仪　印度人的着装讲究朴素、清洁。在一般场合,男子的着装往往是上身穿一种宽松的圆领长衫,即"吉尔达",下身则穿一种以一块白布缠绕在下身、垂至脚面的围裤,即"陀地"。在极其正规的活动中,他们则习惯于在"吉尔达"之外再加一件外套。妇女最具民族特色的服装是纱丽。它是一块丝制长巾,披在内衣之上,像一件长袍,纱丽色彩鲜艳,图案优美,非常漂亮。

外出参与正式场合,印度人大部分都不露出头顶,因此妇女头披纱巾。男子根据宗教信仰的不同,头上佩戴物品各异。印度教教徒戴白色船形帽,伊斯兰教教徒戴伊斯兰小帽,锡克教教徒头上包裹一块头巾。

印度妇女,大都习惯在自己的前额上点上一个红色"吉祥痣"。过去它表示妇女已婚,如今主要用于装扮。"纱丽"和"吉祥痣",可以说是印度妇女穿着打扮上的两个独特之点。

由于宗教方面的原因,印度的男锡克教教徒还有不剃须、不理发、夹发梳、配短剑、戴铁手镯的习惯。

4. 餐饮礼仪　印度人喜欢分餐进食,主食米饭,在饮食方面最大特点就是吃素食的人特别多,而且社会地位越高的人越忌荤食。根据教规,印度教教徒和锡克教教徒不吃牛肉,伊斯兰教教徒不吃猪肉等。在一般情况下,许多印度人不吃蛇肉、木耳、蘑菇和竹笋等,还有许多印度人甚至不吃鸡蛋。大多数印度人都不吸烟。

平时印度人不爱喝汤,也不喜欢饮酒。白开水被认为是最佳的饮料。在喝茶时,他们往往将茶放入盘中,用舌头舔饮。

印度人就餐时,一般不用任何餐具,而习惯用右手抓食。平时印度人习惯用右手拿食物、敬茶和礼品,不用左手,也不用双手。印度教教徒最忌讳在同一个容器取用食物,也不吃别人接触过的食物,甚至别人清洗过的茶杯,他们也要自己洗涤一遍后才能使用。

5. 习俗禁忌　印度人用摇头表示赞同,点头表示不同意,手抓耳朵表示自责等。跟别人打交道印度人讲究态度谦虚,不摆架子,声调平和,音量较小。在他们看来,在外人面前张牙舞爪,高声喧哗等有失教养。

印度人忌讳弯月、白色图案,忌讳送人百合花。"1"、"3"、"7"三个数字,均被视为不吉利。在印度的某些部族里,眼镜蛇被看做"神的朋友",因此也被膜拜。但是印度人不喜欢龟、鹤等图案。

(二) 日本

1. 基本概况　日本的正式名称是日本国,它位于亚洲东部,太平洋西侧的一个群岛性国家。日本人的生活习惯虽与中国的习俗有许多相似之处,但是在一些方面存在很大差异。日本的主要宗教是神道教和佛教,神道教是日本固有的宗教,它在日本人的日常生活中,尤其在礼仪习俗方面,影响甚大。在日本,大部分人们都信奉该教。

在日本,樱花为国花,水晶为国石,猕猴和绿雉被定为国宝和国鸟。同时,他们对鹤和乌龟也有好评,认为两者是长寿、吉祥的代表。日本人大多喜爱白色与黄色。

日本的国语是日语。

2. 社交礼仪　日本是一个注重礼仪的国家,在日常生活中人们都爱以鞠躬作为见面礼节。在行鞠躬礼时,行礼者必须毕恭毕敬。初次见面,向对方鞠躬 90°,而不一定握手;老朋友或比较熟悉的人就主动握手,甚至拥抱;女宾时,一般只鞠躬而不握手,只有女方主动伸手才可以握手。

称呼日本人,可称之为"先生"、"小姐"、"夫人",也可在其姓氏之后加上一个"君"字,尊称为"某某君"。"先生"的称呼,一般只用来称呼教师、医生、年长者、上级或有特殊贡献的人。如果对一般人称呼"先生",会让他们感到难堪。

在日本民间,尤其是在乡村之中,人们在送别亲友时,妇女行跪礼,即屈膝下跪;男子行摇屐礼,即手持木屐在空中摇动。

日本人与他人初次见面时,通常都要互换名片,否则即被理解为不愿与对方交往。因此将日本人见面礼节归纳为"鞠躬成自然,见面递名片"。日本人外出身上一般都会带上好几种印有自己不同头衔的名片,以便在交换名片时因人而异。

日本人交际中对清洁十分重视,对他们来说,每天必须洗澡,而且还有请人一起去洗澡的习惯。他们认为这一做法可以使人减少束缚,坦诚相交。

3. 服饰礼仪　日本人注意穿着打扮,平时穿着大方整洁。在正式场合中,男人大多穿成套深色西服,女人穿和服。和服为日本民族服装,日本人在举行婚礼、庆祝重要节日等活动时常穿和服,以示庄重。

与日本人交往时,衣着上必须注意四点:①日本人认为衣着不整齐便意味着没教养,或不尊重交往对象;②到日本人家里做客时,进门前要脱下大衣、风衣和鞋子;③拜访日本人时,未经主人许可,而不能自行脱去外衣;④参加庆典或仪式时,不论天气多么热,都要穿套装或套裙,否则会被日本人认为失礼。

4. 餐饮礼仪　在饮食方面,日本饮食被称之为和食或日本料理。和食以大米为主,讲究清淡、味鲜,忌讳油腻。日本人饮食禁忌不是很多,主要禁忌肥猪肉和猪的内脏;也有一些人不喜欢吃鸭肉和羊肉。日本人用餐时,要摆上一张矮桌,男子盘腿坐于地上,女子则跪坐而食。日本人在宴客时,大都忌讳将饭盛得过满,并且不允许一勺盛一碗饭。作为客人,不能仅吃一碗饭。否则,被视为宾主无缘。

日本人非常爱喝酒,常常同中国人一样"无酒不成席"。日本人敬酒方式是敬酒一方持酒瓶,不断地为对方斟满酒,他自己却不喝。为了表示诚意,往往要跪在被敬者面前,低头鞠躬表示敬意,直到对方被他灌醉。由于日本人酷爱喝酒,即使喝得大醉,也不为失礼。

日本人爱好饮茶,重视茶道。饮茶时要求优雅自然的环境,而且还有一整套的点茶、泡茶、献茶、饮茶具体方法。给他人斟茶以半杯为敬,一般不再续茶。茶道会多为款待尊贵客人而举行,正式茶道会要在专用茶室中举行。由于茶道仪式十分烦琐,因此精于茶道被认为是对一个人的身份、修养的肯定。

5. 习俗禁忌 日本人对荷花和金色的猫、狐狸、獾极为反感,荷花仅用于丧葬活动,而认为金色的猫、狐狸和獾是"晦气"、"贪婪"与"狡诈"的化身。讨厌绿色和紫色,因为这些颜色都具有不详与悲伤的意味。

日本人敬重数字"7",可是对于"4"(在日语中与"死"谐音)与"9"(与"苦"发音相似)却视为不吉。在三人并排合影时,日本人谁都不愿在中间站立,他们认定被人夹,是不祥的征兆。

日本人睡觉的朝向是很讲究的,最忌讳头朝北,"北枕"意味着死亡,因为死人停尸时都是头朝北的。

(三)韩国

1. 基本概况 韩国的正式名称是大韩民国。它位于亚洲东北部的朝鲜半岛的南部。韩国主要是韩族人(朝鲜族)。韩国主要的宗教是佛教,除此之外,有一些韩国人信奉儒教、天道教或天主教。

在韩国,木槿花被定为国花,松树为国树,喜鹊为国鸟,老虎为国兽。

韩国的官方语言是韩语,即朝鲜语。

2. 社交礼仪 在人际交往中,韩国人的常规礼仪保留了自己的民族特点,同时受到了西方文化与中国儒家文化的双重影响。在一些正规的交际场合,韩国人一般采用握手作为见面礼节。在行握手礼时,他们讲究使用双手或单独使用右手。当下属、晚辈与上级、长辈握手时,后者伸出手来之后,前者须先以右手握手,随后再将自己的左手轻置于后者右手之上,此法表示自己对对方的特殊尊重。

韩国女性在一般情况下不与男子握手,而用鞠躬或点头致意代替。小孩向成年人所行见面礼,也是如此。称呼他人时,韩国人爱用尊称和敬语,很少直接叫出对方的名字。

在韩国,妇女十分尊重男子。双方见面的时候,女性总会先向男性鞠躬、致意问候。男女同座时,往往男子在上座,妇女在下座。

3. 服饰礼仪 在人际交往中,韩国人着装讲究朴素整洁,并较为庄重保守。韩国本民族服装,男士为高雅长袍,女士则为轻盈的阔裙。在商务活动中,韩国男人都会穿深色的西装套服。

在特定场合,尤其是在逢年过节的时候,韩国人往往会穿自己本民族的传统服饰。

4. 餐饮礼仪 韩国人的饮食品味偏清淡,不喜油腻,在一般情况下以辣和酸为主要特点。他们的主食是米饭、冷面,不吃粥。韩国传统菜肴是辣泡菜。

用餐的时候,韩国人用筷子。关于筷子的使用非常讲究,与长辈同桌就餐时不许先动筷子,不可用筷子对别人指指点点,用餐完毕后要将筷子整齐地放在餐桌上。吃饭时不宜边吃边谈,高谈阔论。吃东西时,嘴里响声要小,否则是非常丢人的。

5. 习俗禁忌 韩国人的民族自尊心很强,倡导使用国货,反对崇洋媚外。如穿着一身外国名牌的人,往往会被韩国人看不起。向韩国人馈赠礼品时,宜选择鲜花、酒类或工艺品。

韩国人对数字"4"(发音与"死"相同)和"13"(受西方影响)十分厌恶。

"四"的忌讳

　　韩国人普遍忌"四"字。因韩国语中"四"与"死"同字同音,传统上认为是不吉利的,因此在韩国没有四号楼、四层楼、四号房,军队里没有第四师,宴会厅里没有四桌,敬酒不能敬四杯,点烟不能连点四人。

二、非　洲

(一) 埃及

1. 基本概况　埃及的正式名称叫阿拉伯埃及共和国。它是世界上四大文明古国之一,它位于中东地区,地跨亚、非两大洲,大部分国土位于非洲的东北部。绝大多数居民是阿拉伯人。埃及的主要宗教是伊斯兰教,居民大多数信奉伊斯兰教。

　　莲花被定为国花,猫为国兽,橄榄石为国石。埃及人喜欢美丽华贵的仙鹤,认为它代表喜庆与长寿。埃及人最喜欢的颜色是绿色和白色,分别代表"吉祥之色"和"快乐之色"。

　　埃及的国语是阿拉伯语。

2. 社交礼仪　在人际交往中,埃及人所采用的见面礼节,有握手礼或亲吻礼。行握手礼时,忌讳用左手相握。行亲吻礼时,会根据交往对象的不同,采用不一样的亲吻方式。常见的亲吻形式有三种:①吻面礼,它一般用于亲友之间,尤其是女性之间;②吻手礼,它向尊长表示敬意或是向恩人表示致谢;③飞吻礼,它多见于情侣之间,埃及人跟交往对象行过见面礼后,常用的问候语有"祝您平安"、"真主保佑你"、"早上好"、"晚上好"等。

　　埃及人热情好客,家中来客,会令其十分愉快。到埃及人家中做客,应注意以下三点:①事先预约,并以主人方便为宜;②通常穆斯林家里的女性,尤其女主人是不待客的,故不要对其打听或问候;③就座之后,切勿将足底朝外,更不要朝向对方。

3. 服饰礼仪　在大城市,尤其是在政界、军界、商界、教育界等埃及人的穿着打扮早已与国际潮流同步。如西服、套装、连衣裙、夹克衫等,在埃及处处可见。在乡村的居民,平时主要穿着阿拉伯民族的传统服装——阿拉伯大袍。同时还要头缠长巾或罩上面纱。而乡村妇女喜欢佩戴首饰,尤其佩戴脚镯。

4. 餐饮礼仪　在饮食方面,埃及人对此极为讲究。他们的主食为面包,并喜欢同"煮豆"、"白奶酪"、"汤类"一齐食用。在肉食方面,以羊肉、鸡肉、鸭肉、土豆等较受欢迎。在饮料方面,埃及人喜欢酸奶、红茶和咖啡,不喝酒。饮茶聊天是埃及人的一大乐趣。

　　埃及人家中来了客人,主人便送上茶水,并挽留客人用餐。对于主人的茶水,客人必须喝光。杯中如有余茶,会触犯埃及人的禁忌。用餐的时候,埃及人多用手取食,但不能用左手取食,不能在用餐时与别人交谈,用餐之后,要洗手。

5. 习俗禁忌　埃及人讨厌猪和大熊猫。他们讨厌色彩是蓝色和黄色,并认为蓝色是恶魔,黄色是不幸的象征,只在遇丧事时才穿黄衣服。

　　埃及人喜欢数字"5"和"7"。在他们看来,"5"代表吉祥,"7"意味完美。对于信奉基督教的科普特人而言,"13"则是令人晦气的数字。

　　在埃及民间,人们非常忌讳针,因为它是贬义词,并在每日下午3~5时是严禁买针和卖针的时间,以避免"灾祸"、"贫苦"。

(二) 南非

1. 基本概况　南非的正式名称是南非共和国。它位于非洲大陆的最南端。人口分黑人、白人、有色人和亚洲人等四大种族,其中黑人是南非人的主体。该国主要宗教是基督教。

在南非,帝王花(又称菩提花)被定为国花。

南非是非洲大陆经济最发达的国家,其矿产资源丰富,是世界五大矿业国之一,其中黄金、钻石等储存量和出口量均居世界首位。

在语言方面,英语和南非荷兰语为通用语言。

2. 社交礼仪 南非的社交礼仪"黑白分明",主要指的是南非黑人和白人所遵从的礼仪差别很大。在人际交往中,南非的黑人往往会感情外露,形体语言十分丰富;而南非的白人则大多显得较为矜持,他们讲究的是喜怒不形于色。

在社交场合,以目前而论,南非人所采用的见面礼节主要是握手礼,他们称呼交往对象主要是"先生"、"小姐"或"夫人"。讲究"绅士风度"、"女士优先"、"守时践约"等基本礼仪。

南非作为一个独立民族,南非黑人有着自己的个性和尊严。在日常交往中,要对他们特殊的社交礼仪表示认同和尊重。比如,在行见面礼时,有些黑人会行拥抱礼,有些黑人会行亲吻礼,还有些则会行一种形式独特的握手礼,即先用左手握住自己右手的手腕,然后再用右手与人相握;在迎送客人时许多地方的黑人往往会集体出动,列队相迎,载歌载舞、欢呼狂啸,并习惯于赠予贵宾鸵鸟毛或孔雀毛,客人们要高高兴兴地将这些珍贵的羽毛插在自己的头发上或帽子上。

3. 服饰礼仪 在正式场合,南非人都讲究着装端庄、严谨,服装式样保守、色彩偏深的套装或裙装。在日常生活中,南非人大多爱穿休闲服,喜爱白衬衫、牛仔裤、西短裤。南非黑人穿这类服装,不分男女老幼往往偏爱色彩艳丽的,尤其爱穿花衬衫。

南非黑人通常喜欢穿着本民族服装。不同部族的黑人,着装有不同特色。如有的部族黑人,喜欢上身赤裸,仅在腰间围一块腰布;有的部族黑人,则喜欢用兽皮作为斗篷,将自己从头到脚遮在里面。

4. 餐饮礼仪 在饮食习惯上,南非人同样是"黑白分明"的。在一般情况下,南非黑人以玉米、薯类、豆类为主食,他们喜欢牛肉和羊肉,但一般不吃猪肉,也不太吃鱼。而当地白人以吃西餐为主,他们经常吃牛肉、鸡肉等,并且爱喝咖啡和红茶。南非著名的饮料是"南非国饮"的如宝茶,它深受南非各界人士的喜爱,与钻石、黄金一起被称为"南非三宝"。

三、欧　洲

(一) 英国

1. 基本概况 英国的全称是大不列颠及北爱尔兰联合王国,它位于欧洲西部,是由大不列颠岛、爱尔兰岛的东北部及其周围一些小岛所组成的岛国。绝大多数居民信奉基督教,少数信奉天主教。

在英国,玫瑰被定为国花,知更鸟(亦称红胸鸲)为国鸟,钻石为国石。英国人喜欢的动物是猫和狗,偏爱的色彩是蓝色、白色和红色。

在英国,官方语言和通用语言均为英语。

2. 社交礼仪 英国人讲究文明礼貌,注重礼节和自我修养。在待人接物方面,他们为人处世较为谨慎和保守。对待新生事物,英国人往往都会持观望态度。在交际应酬中,他们轻易不会与别人一见如故,更不会立即称兄道弟,推心置腹,他们在待人接物上讲究含蓄与距离。从总体上讲,英国人性格内向,不善表达,不爱张扬。

英国人在人际交往中崇尚宽容和容忍。与他人交往时,英国人一般都非常善解人意,懂得体谅人、关心人、尊重人。他们不爱与他人进行无意义的争论,而且极少在他人面前使性子、发脾气。英国人在正式场合注重礼节和风度,在社交场合,他们强调"绅士风度"。

在交际活动中,英国人使用最多的见面礼节是握手礼。他们喜欢握手时简短、有力、毫无拖延之意。英国人待人彬彬有礼,讲话十分客气,"谢谢"、"请"字不离口。请他们办事时说话要委婉,不要使人感到有命令的口吻,否则可能会使你遭到冷遇。英国人时间观念很强,请英国人吃饭或拜会,不可临时邀请或出访,必须预先约定,并准时到达,最好提前几分钟到达。因为他们相处之道是严守时间,遵守诺言。

在英国,尊重妇女是体现绅士风度的一个重要方面,在通常的情况下,英国人总是把女子放在优先考虑的地位。如走路时,妇女先行,乘电梯妇女先进;参加宴会时,丈夫通常要协同妻子参加各种社交活动,并总是先将妻子介绍给贵宾认识;宴会开始时,男士们要为女士们拉开椅子,帮助女士入座。

3. 服饰礼仪　在穿戴上,英国人是最讲究的,他们十分注重衣着。参加社交应酬时,英国绅士要穿燕尾服,头戴高筒礼帽,手持文明棍或雨伞,这是他们的"标准行头";女士则穿深色的套裙或素雅的连衣裙。庄重、肃穆的黑色服装往往是英国人的优选。

英国最传统的民族服装,男子所穿的"基尔特",它是一条由腰至膝的花格子短裙,穿时,要配上很宽的腰带,并在裙前系上一小块椭圆形的垂巾。每逢喜庆聚会时,在苏格兰,男人都要穿上"基尔特",以寄托自己强烈的民族感情。

4. 餐饮礼仪　英国人的饮食具有"轻食重饮"的特点。所谓"轻食",主要是饭菜简单,日常的饮食基本上没有多大的变化,除了面包、牛肉、火腿之外,平时就是土豆,但是吃饭的规矩复杂。吃饭时,身子坐直,不准滔滔不绝地与他人交谈,以免影响进食。喝汤时最好不发出声响,并用匙的一侧从里往外舀,不能端着汤盆把剩下的汤全喝完。英国人在生活之中非常"重饮",英国名气最大的饮料是红茶和威士忌。绝大多数英国人嗜茶如命,他们早上未起床前喝一杯"被窝茶";上班期间去"休茶";在午餐与晚餐之间,喝"下午茶"。在饮茶时,他们首先要在茶杯里倒一些牛奶,然后才依次冲茶,加糖。如果先倒茶再冲牛奶,会被视为无教养。

英国人习惯于在酒吧饮酒,因此英国的酒吧比比皆是,成为英国人社交的主要场所之一。

5. 习俗禁忌　英国人十分忌讳百合花、菊花,因为它们是死亡的象征。英国人不喜欢大象和黑色猫,他们非常忌讳数字是"3"、"13"与"星期五",当"13"与"星期五"恰巧碰在一起时,他们会产生大难临头之感。

在人际交往中,凡涉及私生活的服饰、香水、肥皂,带有公司标志与广告的物品,不宜送给英国人。巧克力、鲜花、威士忌、工艺品以及音乐会票是送给英国人的首选。

在英国,动手拍打他人,跷起二郎腿,右手中指与食指构成"v"形,且手背向外的手势等都是失礼的行为。

(二)德国

1. 基本概况　德国的全称是德意志联邦共和国,它位于欧洲中部,德国主体民族是德意志人,此外还有少量的丹麦人、吉普赛人、索布人等。约 50% 的德国居民信奉基督教,46% 的居民信奉天主教。

在德国,矢车菊被定为国花,白鹳为国鸟。德国人比较喜欢黑色、灰色。

德国官方语言是德语。

2. 社交礼仪 在人际交往中,德国人见面称呼具有鲜明特点,对德国人称呼不当,往往会令对方大为不快。在一般情况下,切勿直呼德国人的名字,可称其全称或仅称其姓。与德国人交谈时,切勿疏忽对"您"、"你"这两种人称代词的使用。对初次见面的成年人或老年人,称"您"表示尊敬;对熟人、朋友、同龄者,称"你"表示地位平等、关系密切。

在社交场合,德国人通常采用握手礼作为见面礼节,握手时务必要坦然注视对方;握手的时间稍长一些,晃动的次数稍多一些,所用的力量稍大一些。此外,德国人与亲朋好友见面时施拥抱礼、亲吻礼。有些上了年纪的人相逢时,还习惯于脱帽致意。

面对陌生人,他们通常不拘言笑,不尚清谈,不爱主动上前与之结识。因此与德国人交朋友虽说存在一定难度,一旦成为朋友,双方通常不易分手或反目。德国人天性淳朴,乐于助人。他们对于有求于己的人,往往能做到有求必应,不厌其烦。

3. 服饰礼仪 德国人在穿着打扮上的总体风格是庄重、整洁、朴素。他们不喜欢穿着过分鲜艳花哨的服装,不容易接受过分前卫的服装,并对服装不洁、衣冠不整者难以容忍。一般情况下,他们的衣着较为简朴。男士大多爱穿西装、夹克,并喜欢戴呢帽。妇女们则大多爱穿翻领长衫和色彩、图案淡雅的长裙。

在正式场合露面时,他们必须穿戴整整齐齐,衣着一般多为深色。在商务交往中,他们讲究男士穿三件套西装,女士穿裙式服装。在日常生活中,德国妇女的化妆以淡妆为主,对于浓妆艳抹者,德国人往往是看不起的。

4. 餐饮礼仪 德国人的饮食是十分讲究的。一般情况下,德国人的餐桌上的主角是肉食。在肉类方面,德国人最爱吃猪肉,其次是牛肉。他们喜油腻之物,用猪肉制成的各种香肠,令德国人百吃不厌。

在饮料方面,德国人最欣赏的是啤酒,对咖啡、红茶、矿泉水,也很喜欢。

一日三餐中,德国人最重视晚餐。用餐时,盘中不宜堆积过多的食物,吃鱼用的刀、叉,不得用来吃肉或奶酪。若同时饮用啤酒与葡萄酒,先饮啤酒,后饮葡萄酒,否则被视为有损健康。另外,德国人忌吃核桃。

5. 习俗禁忌 在德国,不宜随意送玫瑰或蔷薇,前者表示求爱,后者专用于悼亡。对于数字"13"和"星期五",德国人极度厌恶。

向德国人赠送礼品时,不宜选择刀、剪、剑等。用褐色、黑色、白色的包装纸和彩带包装、捆扎礼品,也是不允许的。

在公共场合窃窃私语,德国人认为是十分无礼的。

(三) 法国

1. 基本概况 法国的全称是法兰西共和国,它位于欧洲西部,西部面临大西洋。其主体民族是法兰西人,还有布列塔尼人、巴斯克人等。绝大多数居民信奉天主教,还有少数人信奉基督教、犹太教或伊斯兰教。

在法国,鸢尾花被定为国花,公鸡为国鸟,珍珠为国石。法国人喜欢蓝色、白色和红色。

法国的国语是法语。

2. 社交礼仪 法国人天性浪漫、诙谐幽默、热爱社交、善于交际,对他们来说,社交是人生的重要内容。法国人在人际交往中大都爽朗热情、善于雄辩、幽默风趣,讨厌不爱讲话的人,对于愁眉苦脸者也是难以接受的。法国人受传统文化的影响,不仅爱冒险,而且喜欢浪漫的经历。

在人际交往中,法国人讲究骑士风度,尊重妇女。法国人认为充当"护花使者"是男人的天职与荣幸。见面时所采取的礼节主要是握手礼、拥抱礼和吻面礼。吻面礼使用最多、最广泛,意在表示亲切友好。

3. 服饰礼仪　法国人对于衣饰的讲究,是世界上最为有名的。在正式场合,法国人通常穿西装、套裙或连衣裙。颜色多为蓝色、黑色或灰色,质地则多为纯毛。出席庆典仪式时,一般要穿礼服,男士穿着配以蝴蝶结的燕尾服或黑色西装套服;女士穿着连衣裙、单色礼服或小礼服,并配薄纱面罩、手套。

对于衣着打扮,法国人认为重在搭配。选择发型、眼镜、手袋、帽子、鞋子和手表时,都十分强调要与自己的着装协调一致。

4. 餐饮礼仪　法国人十分讲究饮食,并且人人喜欢以美食家自居。在西餐之中,法国菜是最讲究的。平时,法国人爱吃面包和奶酪。待客之时,他们往往拿出各式各样的奶酪请客人品尝。肉食方面,以牛肉、猪肉、鸡肉、蜗牛、鹅肝和鱼子酱为主,不吃宠物、肥肉、肝脏之外的动物内脏、无鳞鱼和带刺带骨的鱼。

法国人的餐桌上,酒水贵于菜肴。正式的宴会上,有"交谈重于一切"之说,他们将宴会视为交际场合,因此宴会大都时间较长,在用餐时只吃不谈,是不礼貌的。用餐时,两手允许放在餐桌上,但却不许将两肘支在桌子上。

5. 习俗禁忌　法国人反感仙鹤、孔雀和大象,他们将仙鹤视为淫妇的化身,孔雀被看做祸鸟,大象象征笨汉。法国人对核桃十分厌恶,认为它代表不吉利。对黑桃图案,也深为厌恶。法国人忌讳的色彩是黄色与墨绿色,忌讳的数字是"13"和"星期五"。向法国人赠送礼品时,不宜以刀、剪、剑和餐具或是带有明显广告标志的物品作为礼物。

(四) 俄罗斯

1. 基本概况　俄罗斯的全称是俄罗斯联邦,它位于欧洲东部和亚洲北部,是国土面积最大的国家。其主体民族是俄罗斯人,还有乌克兰人、犹太人等。俄罗斯人最主要的宗教是东正教,绝大多数居民信奉此教。

在俄罗斯,太阳花被定为国花。俄罗斯人普遍喜欢红色。

俄罗斯的官方语言是俄语,德语和法语也较为普及。

2. 社交礼仪　俄罗斯人性格开朗豪放,他们注重礼貌,见面时互相致意问好,行握手礼。但对于熟悉的人,尤其是久别重逢时,他们大多与对方热情拥抱。迎接贵宾之时,俄罗斯人通常会献上"面包和盐",这是给予对方的一种极高的礼遇,来宾必须对其欣然笑纳。与他人相见时,俄罗斯人通常都会问候"早安"、"午安"或"日安"。

3. 服饰礼仪　俄罗斯人大都讲究仪表、注重服饰。在俄罗斯民间,已婚妇女必须戴白色为主的头巾,未婚姑娘戴帽子,不戴头巾。在城市里,俄罗斯人多穿西装或套裙。外出上班或参加社交时,俄罗斯人一般都会衣冠楚楚,妇女还会认真地化妆。前去拜访俄罗斯人时,进门之后请立即自觉脱下外套、手套和帽子,并摘下墨镜,这是一种礼貌。

4. 餐饮礼仪　在饮食习惯上,俄罗斯人以面包食为主,他们最爱吃黑麦烤制的面包。俄罗斯的特色食品还有鱼子酱、酸牛奶、酸黄瓜等。在饮料方面,俄罗斯人喜欢冷饮,爱吃冰淇淋。饮酒时,喜欢烈性酒,且酒量很大。用餐时,俄罗斯人多用刀叉、盘子,而不用碗,他们忌讳用餐发出声响。当他们将手放在喉部,表示已经吃饱。

5. 习俗禁忌　拜访俄罗斯人时,赠以鲜花最佳,但送女士的鲜花宜为单数。他们主张

"左主凶,右主吉",因此不允许以左手接触别人或递送物品。他们讨厌黑色,因为黑色用于丧葬活动。他们偏爱数字"7",认为它是成功、美满的预兆,对于"13"和"星期五",则十分忌讳。俄罗斯人非常崇拜盐和马,对兔子和黑猫十分厌恶。

四、美　洲

(一) 美国

1. 基本概况　美国的全称是美利坚合众国,它本土位于北美洲的中部。美国居民以白人为主,其次是黑人,还有少量的土著居民以及亚洲人、南美人。美国的主要宗教是基督教,其次是天主教。目前大部分居民信奉基督教,小部分居民信奉天主教。

在美国,玫瑰花被定为国花,山楂树为国树,白头雕为国鸟,蓝宝石为国石。美国人最喜欢的色彩是白色。

美国的官方语言是英语。

2. 社交礼仪　美国人性格外向,热情直爽,不拘礼节。美国人的见面礼节非常简单,一般情况下,同外国人见面,美国人常以点头微笑为礼,或者向对方"嗨"上一声作罢。若不是亲朋好友,他们一般不会主动与对方亲吻、拥抱。

在正式场合下,最普通的见面礼是握手。行礼时,男女之间由女方先伸手,且男子握女子的手不可太紧,如果对方无握手之意男子只能鞠躬致意。日常交往中,多数美国人喜欢他人直接叫自己的名字,这是亲切友好的表示。而不爱用先生、夫人、小姐之类的称号,认为那样太郑重其事了。

在美国,访问前必须先预约,最好在抵达前,先通个电话告知。如到美国人家里去拜访,贸然登门是失礼的。即便是给亲朋好友送礼,如果他们事先不知道的话,也不要直接叩门,最好把礼物直接放在家门口,再通知他自己去取。如夜间客人来访,不能穿睡衣迎客。

到朋友家做客时,必须预备小礼物送给主人,如需要打长途电话要经主人同意,离开时留下电话钱。可以说:"送一点钱给孩子买糖果吃"。

美国社会有付小费的习惯,凡是服务性项目均需付小费,客房服务、旅馆门卫等,需付不低于1美元的小费,在饭店吃饭结账时自己给服务员留下10%～20%的小费。

3. 服饰礼仪　总体而言,美国人平时穿着崇尚自然、偏爱宽松,体现个性,这些是美国人穿着打扮的基本特征。他们穿着以宽大舒适为原则,自己喜欢什么就穿什么,别人是不会议论或讥笑的。接见重要客人时,要讲究服装,注意整洁,穿西装较好。特别是鞋要擦干净,手指甲清洁。

在正式场合,美国人比较讲究礼节。男士都穿颜色较深的西装,打领带,给人一种沉稳可靠的印象;女士穿套裙,颜色多为深蓝色、灰色等稳重之色为主。

4. 餐饮礼仪　美国人饮食习惯的共同特征是:喜食"生"、"冷"、"淡"的食物。不可以讲究形式与排场,而强调营养搭配。美国人以食用肉类为主,他们最爱牛肉,其次鸡肉、鱼肉等也受欢迎。在饮料方面,新鲜的牛奶果汁是他们每天的必饮之物。用餐时,美国人一般以刀叉取用,他们习惯于用左手持叉,右手持刀,将菜切割完毕,然后,放下餐刀,将餐叉换到右手,右手持叉而食。

5. 习俗禁忌　美国人忌问他们的年龄、妇女婚否、东西的价钱、个人收入和财产状况。忌送带有公司标志的礼物,有做广告的嫌疑。忌讳数字"13"、"3"和"星期五"。美国人讨厌蝙蝠,视其为吸血鬼与凶神。

（二）加拿大

1. 基本概况　加拿大位于美洲北部,地广人稀。其国土面积是名列世界第二的大国。它是一个"移民之国",加拿大国民主体是由英、法两国移民的后裔构成的。加拿大主要宗教是天主教和基督教,47.3%的居民信奉天主教,41.2%的居民信奉基督教。

在加拿大,枫叶被定为国花,枫树为国树。加拿大人广泛喜欢红、白两种色彩。

加拿大的官方语言是英语和法语并用,实行的是"双语制"。

2. 社交礼仪　加拿大人性格热情,对人朴实而友好,容易接近,易于相处,人们相遇时,都会主动向对方打招呼、问好。即使双方互不相识,通常也会这样做。要是相识的人重逢时,则双方都会显示出更大的热情,他们除了互致问候,彼此一定还要热烈握手。

加拿大人时间观念强,约会要事先约定,准时赴约。相互交往中应有目的,不随便送礼。如结婚、生日等日子都要送礼。送礼时,讲究礼品包装。接受礼品者应当面打开并致谢。

加拿大国民主体是由英、法两国移民的后裔所构成的。一般而论,英裔加拿大人大多讲英语,信奉基督教,性格上相对内向、保守一些。而法裔加拿大人大多讲法语,信奉天主教,性格上较为开朗而奔放。因此与加拿大人打交道时,对这一特点加以注意。

3. 服饰礼仪　加拿大人的衣着和美国人相近,但又不像美国人那样随便。正式场合下,他们着装整洁、讲究。男子穿西装、女子穿裙装。女子服装不太讲究面料,但讲究颜色协调、款式新颖、舒适方便。每逢节假日,尤其在欢庆本民族的传统节日时,加拿大的各民族人民大都穿着自己的传统民族服装。

4. 餐饮礼仪　加拿大人在饮食上有一大独特之处,是他们特别爱吃烤制食品,烤鸡、烤牛排、烤土豆都是他们所喜欢吃的。总体上讲,加拿大人以肉食为主,特别爱吃奶酪和黄油。在饮品方面,咖啡、红茶、牛奶、果汁等都会受到他们的欢迎。此外,加拿大人还爱喝清汤、麦片粥。他们喝酒不多,以白兰地、香槟酒为最爱。

5. 习俗禁忌　在加拿大,白色百合花用于丧葬,不能作为一般礼品送人。他们忌讳数字"13"和"星期五";忌说"老";忌谈论个人私事等。在颜色方面,他们一般不喜欢黑色和紫色。

（三）巴西

1. 基本概况　巴西的全称是巴西联邦共和国,它位于南美洲的东部,是整个拉丁美洲国土面积最大的国家。巴西主体人种以白人为主,其次还有黑人及土著人。巴西的主要宗教是天主教,绝大多数居民信奉天主教。

在巴西,卡特兰被定为国花。

巴西官方语言是葡萄牙语,是世界上讲葡萄牙语人数最多的国家。

2. 社交礼仪　从民族性格来讲,巴西人比较直率,他们认定,一个人假如喜欢另一个人,那么跟他打交道时,应当面含喜色,并在自己的言行举止上表现得热情洋溢。如果面无笑容,态度冷淡,那是向对方暗示:"我一点也不喜欢你"或"我不愿和你待在一起"。因此同巴西人交往应加以注意;在巴西人看来,能说会道,妙语连珠,快人快语,是一种本领,因此他们待人接物时大都活泼好动,幽默风趣,爱开玩笑。

目前在社交场合,巴西人通常以拥抱或亲吻作为见面礼节,只有在十分正式的场合,他们才相互握手。

3. 服饰礼仪　在一些正式场合里,巴西人穿着十分讲究。他们不仅讲究穿戴整齐,而且还主张在不同场合里,人们的着装应有所区别。在重要的政务、商务活动中,巴西人主张一定要穿西装或套裙。在一般公共场合,男士至少要穿短衬衫、长西裤,女士则最好穿高领带袖长裙。相对而言,巴西妇女的着装更加时髦一些,他们喜欢色彩鲜艳的时装。在一般情况下,巴西妇女大都喜欢赤脚穿鞋。

4. 餐饮礼仪　巴西人平时主要吃欧式西餐,他们以肉食为主。人们最爱吃牛肉,尤其爱吃烤牛肉,喜欢饮咖啡、红茶和葡萄酒。

5. 习俗禁忌　由于宗教方面的原因,巴西人忌讳"13"这一数字。忌讳紫色和棕黄色,因为他们代表悲伤和凶丧。同时表示"ok"的手势,在巴西人看来,是非常下流的。跟巴西人打交道时,不宜向其赠送刀子或手帕。

五、大 洋 洲

澳大利亚

1. 基本概况　澳大利亚的全称是澳大利亚联邦,它位于南半球,地处太平洋和印度洋之间,四面临海。在全国居民中,绝大多数是英国移民的后裔,其次是欧洲各国移民的后裔、华人和当地土著居民。澳大利亚的主要宗教是基督教,全国居民绝大多数都是基督教徒。

在澳大利亚,金合欢花被定为国花,桉树为国树,蛋白石为国石。澳大利亚人最喜欢的动物是袋鼠与禽鸟,前者被视为澳洲大陆最早的主人;后者则是澳大利亚的国鸟。

澳大利亚官方语言是英语。

2. 社交礼仪　澳大利亚人际交往中一个基本特点是"亦英亦美",以"英"为主,因为澳大利亚的社交礼仪在主流方面,深受英国的影响。澳大利亚人在人际交往中表现得质朴、开朗、热情。见面时他们所行礼节有拥抱礼、亲吻礼、合十礼、鞠躬礼、拱手礼、握手礼和点头礼,而土著居民在见面时所行的勾指礼,极具特色。相见双方各自伸出手来,令双方的中指紧紧勾住,然后再轻轻地往自己身边一拉,以示相亲、相敬。在公共场合,他们爱跟陌生人打招呼、聊天,并且爱请别人到自己家里作客,体现了澳大利亚人热情、朴实无华的特征。

3. 服饰礼仪　澳大利亚人平时一般着装比较休闲,如夹克衫、牛仔裤,或者 T 恤衫、短裤等是常选。而在极为正式的场合要穿西装、套裙。在澳大利亚的达尔文市,当地居民的穿着自成一体,这种穿法,叫"达尔文装"。而土著居民平时习惯于赤身露体,至多在腰间扎上一块围布遮盖而已。

4. 餐饮礼仪　澳大利亚人的饮食也以西餐为主,澳大利亚人大都爱吃牛羊肉,他们的主食是面包,爱喝的饮料有牛奶、咖啡、矿泉水与啤酒等。

5. 习俗禁忌　在澳大利亚人眼里,兔子是一种不吉利的动物。对于数字"13"与"星期五"极为反感。不喜欢听"外国"或"外国人"的称呼。在公共场所大声喧哗者,尤其是门外高声喊人的人,是他们最看不起的。最令澳大利亚人不满的是议论种族、工会、宗教和个人私生活以及等级、地位问题。

（柳　敏）

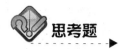

思考题

1. 你是无神论者,来到信奉宗教的国家或地区,进入教堂或寺庙,信徒们有的虔诚膜拜,有的焚香叩头,你该怎么办?

2. 有些地区或民族,为了表示待客热情,宴请时非让客人喝酒喝醉才认为够朋友,而你不能喝酒,也不愿喝酒失态,你该怎么办?

护理礼仪教学大纲（参考）

（供五年一贯制护理学专业用）

一、课程性任务

护理礼仪是护理专业一门必修的人文课程。内容主要从护理人员的仪容礼仪、举止礼仪、服饰礼仪、语言礼仪、工作礼仪、生活社交礼仪、多元文化习俗礼仪等方面介绍了护理工作人员应当具备和掌握的礼仪常识及人文知识,本课程还重视强化礼仪和人文知识的实训技能训练,在相关章节中都设计了实践技能的训练内容。本课程的任务是使学生了解礼仪的基本常识及多元文化的习俗礼仪,重视人文关怀在护理工作中的重要意义,学习培养良好的礼仪修养,全面提高综合素质,将礼仪规范应用于护理工作中,尊重不同文化背景人群的服务需求,提高服务质量,适应以健康为中心的现代医学模式的发展。

二、课程目标

1. 了解礼仪的基本常识及有关多元文化习俗礼仪。
2. 熟悉护理工作礼仪的原则和规范。
3. 掌握礼仪常识在护理工作中的应用。
4. 学会从事护理工作所必需的礼仪文化知识。
5. 熟练掌握在护理工作环境中提供优质礼貌服务的技能。
6. 具有认真、严谨、刻苦、勤奋的学习态度。
7. 具有良好的礼仪修养素质和高度的责任心、同情心、爱心和团结协作精神。

三、课 时 安 排

教学内容	学时		
	理论	实践	总学时
1. 绪论	2		2
2. 仪容礼仪规范	2	2	4
3. 举止礼仪规范	2	4	6
4. 服饰礼仪规范	2	2	4
5. 语言礼仪规范	2	2	4

续表

教学内容	学时		
	理论	实践	总学时
6. 生活社交礼仪规范	4	2	6
7. 护理工作礼仪规范	4	2	6
8. 多元文化习俗礼仪	4		4
合　　计	22	14	36

四、教学内容和要求

单元	教学内容	教学要求	教学活动参考	参考学时	
				理论	实践
一、绪论	(一)礼仪发展简史		理论讲授	2	
	1. 礼仪的起源	了解	多媒体演示		
	2. 礼仪的发展	了解			
	(二)礼仪概论				
	1. 礼仪的概念	掌握			
	2. 礼仪的作用	掌握			
	3. 礼仪的基本原则	掌握			
	(三)护理职业礼仪培养的意义				
	1. 加强职业道德修养	熟悉			
	2. 提高个人人格魅力	熟悉			
	3. 培养良好的心理品质	熟悉			
	4. 丰富人文学科知识	熟悉			
二、仪容礼仪规范	(一)头面仪容		理论讲授	2	
	1. 头发	熟悉	多媒体演示		
	2. 面容	熟悉	角色扮演		
	3. 化妆	熟悉			
	(二)表情仪容				
	1. 眼神	了解			
	2. 笑容	掌握			
	(三)护理人员工作仪容礼仪				
	1. 护士仪容礼仪的基本原则	熟悉			
	2. 头面修饰	熟悉			
	3. 身体修饰	熟悉			

单元	教学内容	教学要求	教学活动参考	参考学时 理论	参考学时 实践
	4. 表情表露	掌握			
	(四)仪容礼仪实训				
	1. 表情仪容的训练	学会			
	2. 基本化妆技巧	熟练掌握			2
			技能实践		
			技能实践		
三、举止礼仪规范	(一)基本仪态举止		理论讲授	2	
	1. 手姿	了解	多媒体演示		
	2. 站姿	掌握	角色扮演		
	3. 坐姿	掌握			
	4. 行姿	掌握			
	5. 蹲姿	熟悉			
	6. 行礼	掌握			
	(二)护理人员举止礼仪规范				
	1. 基本要求	掌握			
	2. 护理工作中常见举止礼仪规范	掌握			
	(三)举止礼仪实训				
	1. 基本仪态训练	学会	技能实践		
	2. 行礼训练	熟练掌握	技能实践		4
	3. 工作举止礼仪训练	熟练掌握	技能实践		
四、服饰礼仪规范	(一)着装		理论讲授	2	
	1. 着装的基本原则	了解	多媒体演示		
	2. 不同场合的着装	掌握	角色扮演		
	3. 着装的注意事项	熟悉			
	(二)配饰				
	1. 装饰类配饰的使用	了解			
	2. 实用性配饰的使用	熟悉			
	(三)护士服饰礼仪规范				
	1. 工作着装	掌握			
	2. 非工作着装	熟悉			

续表

单元	教学内容	教学要求	教学活动参考	参考学时	
				理论	实践
	(四)服饰礼仪实训				2
	1. 工作着装训练	熟练掌握	技能实践		
	2. 非工作着装	学会	技能实践		
五、语言礼仪规范	(一)语言基本礼仪规范		理论讲授	2	
	1. 礼貌用语	掌握	多媒体演示		
	2. 文明用语	熟悉	角色扮演		
	3. 书面用语	了解			
	4. 电话用语	掌握			
	(二)言谈的技巧				
	1. 恰当选题	熟悉			
	2. 准确表达	熟悉			
	3. 其他言谈技巧	了解			
	(三)护理工作语言规范				
	1. 工作语言规范	掌握			
	2. 行业用语	熟悉			
	(四)语言礼仪规范实训				2
	1. 言谈技巧训练	学会	技能实践		
	2. 行业用语训练	熟练掌握	技能实践		
六、生活社交礼仪规范	(一)见面礼仪		理论讲授	4	
	1. 称谓礼仪	了解	多媒体演示		
	2. 介绍礼仪	熟悉	角色扮演		
	3. 致意礼仪	熟悉			
	(二)交往礼仪				
	1. 接待礼仪	熟悉			
	2. 乘车礼仪	了解			
	3. 馈赠礼仪	了解			
	(三)庆典礼仪				
	1. 开幕式	了解			
	2. 签字仪式	了解			
	3. 毕业典礼	了解			
	(四)公务礼仪				
	1. 办公礼仪	熟悉			

续表

单元	教学内容	教学要求	教学活动参考	参考学时 理论	实践
	2. 会议礼仪	熟悉			
	3. 参观礼仪	熟悉			
	(五)求职礼仪				
	1. 书面求职礼仪	掌握			
	2. 求职面试礼仪	掌握			
	(六)社交礼仪实训				2
	求职面试摸拟实训	熟练掌握	技能实践		
七、护理工作礼仪规范	(一)常规护理工作礼仪		理论讲授	4	
	1. 护理工作礼仪的基本原则	掌握	多媒体演示		
	2. 护理操作中的礼仪规范	掌握	角色扮演		
	3. 常用护理操作礼仪范例	了解			
	(二)不同岗位护理工作礼仪				
	1. 门诊护士工作礼仪	掌握			
	2. 急诊护士工作礼仪	掌握			
	3. 病房护士工作礼仪	掌握			
	4. 手术室护士工作礼仪	掌握			
	(三)护理工作礼仪实训				2
	1. 门诊护士工作礼仪训练	熟练掌握	技能实践		
	2. 急诊护士工作礼仪训练	熟练掌握	技能实践		
	3. 病房护士工作礼仪训练	熟练掌握	技能实践		
	4. 手术室护士工作礼仪训练	熟练掌握	技能实践		
八、多元文化习俗礼仪	(一)主要宗教习俗礼仪		理论讲授	4	
	1. 佛教	了解	多媒体演示		
	2. 基督教	了解			
	3. 伊斯兰教	了解			
	(二)部分国家习俗礼仪				
	1. 亚洲	了解			
	2. 非洲	了解			
	3. 欧洲	了解			
	4. 美洲	了解			
	5. 大洋洲	了解			

五、大 纲 说 明

(一)本教学大纲为五年一贯制护理专业教学使用。课程总学时为 36 学时,其中理论教学 22 学时,实践教学 14 学时。

(二)理论教学要求分为掌握、熟悉、了解三个层次。"掌握"指学生对所学知识熟练应用,能综合分析和解决临床护理工作的实际问题,"熟悉"是指学生对所学的知识基本掌握,"了解"是指学生对学过的知识点能记忆和理解。实践的教学要求分为熟练掌握和学会两个层次。"熟练掌握"是指学生能独立、正确、规范地完成所学的技能操作,并能熟练应用,"学会"是指学生能基本完成操作过程,会应用所学的技能。

(三)教学建议

1. 理论教学活动要做到理论联系实际,通过讲授、演示、角色扮演等形式进行,积极采用多媒体等现代化教学手段以增强教学效果。

2. 实践教学可适当安排临床见习或社区见习,以增强学生的理解能力和实际操作能力。在教学中始终贯穿职业礼仪修养素质的教育,突出以病人为中心的整体护理理念,使学生理解礼仪修养规范是为临床护理提供优质服务,实现病人满意服务的一项重要举措。

3. 学生的知识能力水平的考核,可采用实践考核与书面考核相结合的形式。重点考核学生对礼仪常识、护士形象礼仪、护士工作礼仪等知识的理解和应用能力。

参 考 文 献

1. 刘桂瑛. 护理礼仪. 北京：人民卫生出版社，2004.

2. 刘宇. 护理礼仪. 北京：人民卫生出版社，2006.

3. 梁新，韦振墨，吕麟. 礼仪规范教程. 北京：航空工业出版社，2009.

4. 金正昆. 服务礼仪教程. 北京：中国人民大学出版社，1998.

5. 金正昆. 国际礼仪. 北京：北京大学出版社，2005.

6. 刘莹. 实用护士礼仪学. 北京：科学技术文献出版社，2005.

7. 黄建萍. 临床护理礼仪. 北京：人民军医出版社，2007.

8. 姜晓敏. 人际沟通与礼仪. 上海：华东师范大学出版社，2006.

9. 耿洁. 护理礼仪. 北京：人民卫生出版社，2008.

10. 蔡践. 礼仪大全. 北京：当代世界出版社，2007.

11. 王燕. 护理礼仪与人际沟通. 北京：人民卫生出版社，2010.

12. 邱萌. 当代护士礼仪. 南京：江苏大学出版社，2007.

13. 陈萍. 最新礼仪规范. 北京：线装书局，2004.

14. 冷晓红. 人际沟通. 北京：人民卫生出版社，2006.

15. 周郁秋. 护理心理学. 北京：人民卫生出版社，2007.

16. 孙福川. 医学伦理学. 北京：人民卫生出版社，2007.

17. 杨莊，王刚. 商务礼仪教程. 北京：人民交通出版社，2007.

18. 李晓松. 基础护理技术. 北京：人民卫生出版社，2004.